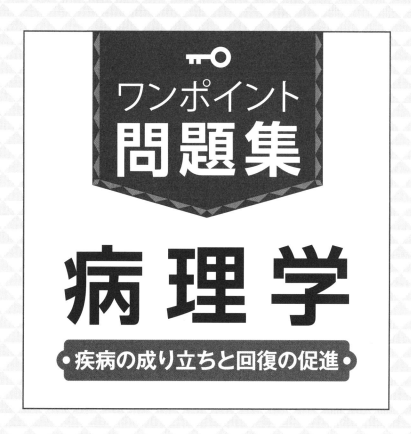

ワンポイント
問題集

病理学

●疾病の成り立ちと回復の促進●

著者

岡田英吉

富山市医師会健康管理センター　臨床検査部病理診断科・病理診断部長

SCIO
Publishers Inc.
サイオ出版

*********************** **は じ め に** ***********************

　このたび自著の『図解ワンポイント病理学』に準拠した問題集である『ワンポイント問題集 病理学』を出版致しました。

　いうまでもなく病理学の知識は人体の疾病を理解するためには最も基礎的なものです。そのため、疾病をもった人々を対象とする看護師を含むすべての医療従事者にとって、その知識は必須です。

　この大切な病理学の学習においては教科書にしたがって勉強することは最も基本的なものです。しかし、教科書で勉強したあとに問題集を用いて自分の知識の確かさや理解の程度を確認することも非常に有用です。

　さらに、その問題集が、自分の勉強した教科書とペアとなったものがあれば非常に効率的であると考えられます。そのような考えに従ってこの問題集は編成されました。

　『図解ワンポイント病理学』とこの問題集を併用して、自分の勉強した病理学の知識を効率よく確認・補強できることを願っています。

2020 年 12 月

岡田　英吉

Contents

Contents

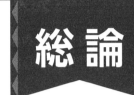

総 論

問題1 先天異常

> 次の文章の空欄に、適切な語句を語句群より選び、記入しなさい。
> [語句群] 染色体　形態　機能　配偶子　遺伝子　胎芽　胎児

- ヒトの個体は、出生時にさまざまな形質の偏位をもっているのが普通である。この偏位の程度が正常範囲を超えて大きい場合、これを**先天異常**とよんでいる。この異常は、① ＿＿＿＿**異常**すなわち外表や内臓の形の異常であったり（これをとくに**先天奇形**という）、② ＿＿＿＿**異常**すなわち物質代謝や精神・運動能力の異常であったりする。

- 先天異常はその病因の局在や異常の形成時期によって、③ ＿＿＿＿**病**（DNA分子のレベルで異常がある）、④ ＿＿＿＿**病**（染色体異常ともよばれ、染色体の数や形に異常がある）、⑤ ＿＿＿＿**病**（受精から胎齢3か月の終わりまでの胎芽期に形成される異常）、⑥ ＿＿＿＿**病**（胎齢4か月以後でも形成される異常）に分類される。

- 先天異常の発生率は総出産数の約1％といわれているが、異常が重症の場合は流産によって胎児が妊娠4か月以前に失われてしまい、出産に至らない例が多いと考えられる。そのため、実際の頻度はそれよりかなり高いと考えられている。

- 先天異常の原因は大きく分けて3つある。①遺伝的要因として、個体がもっている遺伝情報に異常がある場合（⑦ ＿＿＿＿**異常**や遺伝子異常）、②環境的要因として、胎児の発生・発育中に主として母体を介して加わった環境因子（生物学的因子、化学的因子、物理学的因子）に由来する場合、③あるいはその両者が関与する場合がある。

- 妊娠中、胎児に先天異常があるかどうかを検査する場合がある。胎児の奇形に関しては、X線や超音波による画像診断が行われる。染色体や遺伝子の異常に関しては、羊水を採取し、その中に含まれる胎児由来の細胞や胎盤の絨毛細胞を、染色体分析やDNAの解析によって調べることができる。この診断を**出生前胎児診断**という。

- 出生後には先天性代謝異常や内分泌疾患の早期発見を目的として、すべての新生児に対して検査を行う**新生児マススクリーニング検査**が施行されている。この際、検体は足底部から採取した血液を使用する。

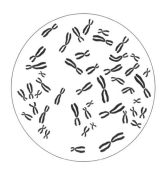
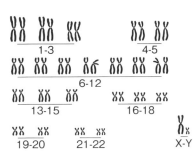

図 1-1　ヒトの染色体（男性）

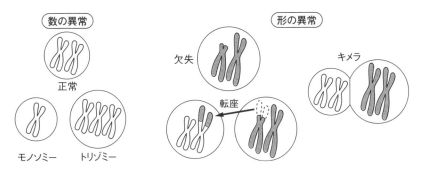

図 1-2　染色体異常

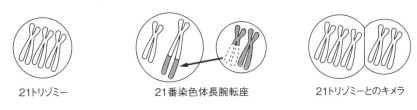

21トリゾミー　　　　　21番染色体長腕転座　　　21トリゾミーとのキメラ

図 1-3　ダウン症候群の染色体異常

問題2 染色体異常（配偶子病）

次の文章の空欄に、適切な語句を語句群より選び、記入しなさい。

[語句群]　XX　XY　モノソミー　トリゾミー　欠失　キメラ　転座　猫鳴き
ターナー　エドワーズ　ダウン　クラインフェルター　パトー

● ヒトの体細胞の染色体は、22対（44本）の**常染色体**と1対（2本）の**性染色体**からなっている。常染色体は大きいものから小さいものまで順番に1番から22番までの番号が付されている。性染色体は男性が①＿＿＿＿＿**型**で、女性は②＿＿＿＿**型**である。

● この染色体の状態を46-XYおよび46-XXと表現する。先天異常の成因となる遺伝的要因のなかで、染色体の形態に異常を認めるものが**配偶子病**あるいは**染色体異常**である。

- 染色体の形態異常には、数の異常、形の異常、およびキメラがある。染色体の数の異常のうちで最も多くみられるものは③＿＿＿＿＿＿＿＿＿とよばれるもので、正常では同じ染色体が1対2本ずつあるはずのものが3本存在する。減数分裂の際に相同染色体が2本ずつに分離するはずのものが、3本と1本に分離してしまったために生じた染色体異常である。1本のみの場合は④＿＿＿＿＿＿＿＿である。

- 形の異常としては染色体の一部が欠損している⑤＿＿＿＿＿、さらにその取れた部分が他の染色体に結合した状態の⑥＿＿＿＿＿などがある。⑦＿＿＿＿＿＿＿＿とは、1つの個体のなかに異なる2種類の染色体をもった細胞がある状態である。

- 常染色体の数の異常で最も頻度の高い異常は、21番目の染色体のトリソミー（21-トリソミー）によって起こる⑧＿＿＿＿＿＿＿症候群で、症状は特有の平坦な顔貌（眼瞼のヒダとつり上がった眼裂、低い鼻など）、猿線とよばれる手掌の皺、精神発達遅滞などを呈する。心奇形を合併することが多く、また細菌感染を受けやすく、白血病となる頻度も高い。純粋のトリソミーでなくても、21番目の染色体の長腕の一部が転座によって余計に導入された場合や、キメラの成分として21-トリソミーを含んでいる場合にも発症する。

- その他の常染色体異常には、18-トリソミーによる⑨＿＿＿＿＿＿症候群や、13-トリソミーの⑩＿＿＿＿＿＿症候群、5番染色体の単腕部分欠損による⑪＿＿＿＿＿＿症候群などがあり、いずれも重症の多発性の奇形や精神発達遅滞を呈する。

- 性染色体異常は、外見は男性型であったり女性型であったりするが、いずれも性器の形成不全があり、不妊症を訴えることが多い。知能障害を伴うこともあるが、軽症であることが多い。

- ⑫＿＿＿＿＿＿症候群：性染色体がX染色体のモノソミー、つまり1本のみである。これをXO型と表現する。2本あってもそのうち1本の単腕が欠損していたり、XO型とXX型のキメラの場合もある。外見は女性型であるが、女性内性器の形成不全や欠損があるために2次性徴が現れず、不妊症を呈する。低身長と翼状頸とよばれる肩から首へのヒダが身体的特徴である。

- ⑬＿＿＿＿＿＿＿症候群：性染色体がXXY型やXXXY型をとる異常である。外見は男性型であるが、男性性器の形成不全があり、男性不妊を呈する。乳腺が大きくなる女性化乳房が現れることもある。

問題3 遺伝子病

> 次の文章の空欄に、適切な語句を語句群より選び、記入しなさい。
> [語句群] マルファン　大腸腺腫　高コレステロール血　脊髄性筋萎縮
> 血友病　赤緑色覚異常（色盲）　筋ジストロフィー

● 遺伝子病は、その異常が1個の遺伝子に依存するか、あるいは複数の遺伝子が関与するかで、**単因子遺伝病**と**多因子遺伝病**に分類される。単因子遺伝病は、さらに常染色体優性（顕性）遺伝病、常染色体劣性（潜性）遺伝病、X染色体連鎖劣性（潜性）遺伝病に分類される。

● **常染色体優性（顕性）遺伝病**では、染色体の形や数に異常は検出できないが、異常の原因となる病的遺伝子は常染色体上にある。遺伝の形式は優性（顕性）遺伝である。すなわち、相同染色体のうち両方に病的遺伝子がある場合（**ホモ接合**）はもちろんのこと、一方のみに存在する場合（**ヘテロ接合**）でも発病する。片親が病的遺伝子をホモ接合でもっている場合は、男女の区別なく子どもに100%の確率で遺伝する。片親がヘテロ接合の場合は、50%の割合で子どもに発病する。

● このタイプの疾患には、①**家族性**＿＿＿＿＿＿＿＿＿＿＿＿＿＿**症**（低比重リポタンパク受容体の構造遺伝子の異常によりコレステロールの代謝が障害されて、血液中のコレステロールの濃度が高くなる病気）、
②＿＿＿＿＿＿＿＿＿＿**症候群**（結合組織の基質を構成するタンパク質であるフィブリリンの構造遺伝子の異常により、全身の結合組織の脆弱性がある。そのため、やせ型の特有の体型を示し、手足が異常に長い。心血管系の脆弱性があり、解離性大動脈瘤による大動脈の破裂や弁膜の異常を生じる）、
③**家族性**＿＿＿＿＿＿＿＿＿**症**（大腸に多数のポリープを生じ、加齢に伴ってそのうちの一部が癌化する病気）などがある。

● **常染色体劣性（潜性）遺伝病**では、病的遺伝子が相同染色体の両方にある場合、すなわちホモ接合の場合のみに発症する。ヘテロ接合の場合は発症しないが、子孫に病的遺伝子を伝える可能性がある。このように症状はないものの病的遺伝子をもっているものを**保因者**とよぶ。両親とも保因者の場合は、子どもに発病者が出る確率は25%（4人に1人）である。この遺伝形式をとる疾患には、フェニルケトン尿症を含む多くの**先天性代謝異常**や
④＿＿＿＿＿＿＿＿＿＿＿＿**症**がある。

● 病的遺伝子が性染色体上にあるものが**性染色体連鎖遺伝病**である。この遺伝を示す病気はほとんどすべてX染色体上に病的遺伝子があり、大部分は**劣性（潜性）遺伝**をする。男性はX染色体を1個しかもたないため、潜性遺伝病でも病的遺伝子を1個もつだけで発病する。女性はX染色体を2個もっているので、ホモ接合の場合のみに発病し、ヘテロ接合の場合は保因者となる。

● 実際の症例では、保因者で症状のない母親から息子に遺伝して発病する場合が多い。息子の発病率は50%（2人に1人）である。異常をもった父親は、

息子に異常を遺伝させる心配はないが、娘はすべて保因者となる。この種の遺伝疾患で重要なものには、以下のようなものがある。

- ⑤＿＿＿＿＿＿＿＿＿＿＿＿＿＿：ものの形や色の濃淡はわかるが、とくに赤色や緑色の色の区別がつかない視覚多様性のことである。
- ⑥**真性**＿＿＿＿＿＿＿＿：血液凝固第Ⅷ因子の欠損のために血液が凝固しにくい。そのため出血しやすく、一度出血すると止血が難しい。
- ⑦**デュシェーヌ型**＿＿＿＿＿＿＿＿＿＿＿＿＿＿＿：全身の骨格筋が誘因なく進行性に変性・消失してゆく病気で、筋肉や神経組織に含まれるタンパク質であるジストロフィンの欠損や構造異常に由来する病気である。進行すると歩行困難、呼吸困難、心不全などで死亡する。
- 1つの遺伝子のみでは病気を起こせない効果の弱い遺伝子が、複数集まって1つの疾患を発症させるのが**多因子遺伝病**である。各遺伝子の相加効果によって発病するため、関与する遺伝子を多くもつほど重症となる。多因子遺伝病には、本態性高血圧症、2型糖尿病、多くの悪性腫瘍、統合失調症などがある。

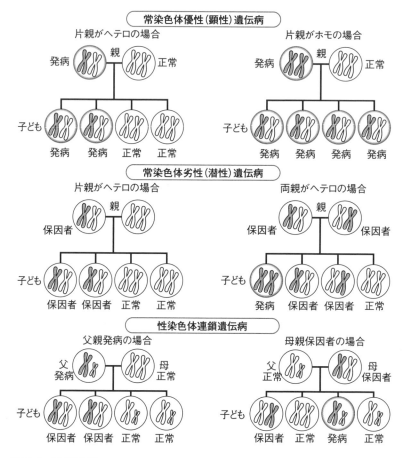

図1-4　遺伝子病

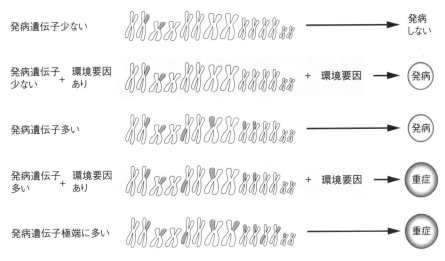

図 1-5　多因子遺伝病

問題4 環境要因による先天異常

> 次の文章の空欄に、適切な語句を語句群より選び、記入しなさい。
> [語句群] サリドマイド　ダイオキシン　有機水銀　中枢　末梢

- 環境要因の影響で先天異常を生じる危険が大きいのは、妊娠開始から3か月の最後までの胎芽期で、**臨界期**ともよばれる。この期間は、胎児の主要臓器が形成される時期に相当するためである。

- 物理的な要因としてとくに重要なのは**放射線**で、臨界期に被曝するとその影響が大きい。無脳児、小頭症、精神発達遅滞といった①＿＿＿＿＿＿**神経**の異常が起こることが指摘されている。妊娠中に原子爆弾による被曝を受けたり、診断や治療の目的で腹部に放射線を受けた例が報告されている。その他、子宮内で不自然な圧迫を受けると、四肢などの変形を生じる。

- 化学的な要因として、妊婦が**薬剤**を投与されたり、**化学物質**で汚染された場合に、先天異常の原因となることがある。薬剤で有名なのは睡眠薬の②＿＿＿＿＿＿＿＿＿＿＿によるもので、症状として上肢の低形成である**アザラシ肢症**を生じる。その他では、③＿＿＿＿＿＿＿＿汚染による**胎児性水俣病**（中枢神経障害）、ベトナム戦争時の枯れ葉剤に含まれていた④＿＿＿＿＿＿＿＿＿＿汚染による結合体（**シャム双生児**）を含むさまざまな奇形発生が知られている。

- 生物学的な要因として**ウイルス感染**が重要である。風疹ウイルスの感染を妊婦が臨界期に受けると、**先天性風疹症候群**とよばれる白内障、内耳性難聴、心奇形をもった子どもが産まれてくる。その他、胎児期（妊娠4か月以降）の感染によって先天異常を呈するものには、**先天性トキソプラズマ症**（トキソプラズマ原虫による）や**先天梅毒**（梅毒トレポネーマによる）がある。

問題5 先天奇形

次の文章の空欄に、適切な語句を語句群より選び、記入しなさい。
[語句群]　重複　単体　内臓　外表　自生体　二重体　無心体　寄生体

● 生下時から形態学的な形の異常を認めるものが**先天奇形**である。先天奇形は、1個体のなかで形態異常を認める① ＿＿＿＿＿＿**奇形**と、1つの受精卵から2個体以上の個体が形成される② ＿＿＿＿＿＿**奇形**に分類される。

● 単体奇形の発生機序は、発生すなわち受精卵が分化して器官を形成する過程の障害に起因することが多い。単体奇形は外から見える奇形である③ ＿＿＿＿＿＿**奇形**と、外からは見えにくい④ ＿＿＿＿＿＿**奇形**に分類される。例として以下のようなものがある。

● **発生の抑制**：心房中隔欠損症が代表的である。正常の心房の形成過程では心房中隔に生理的に欠損孔（2次中隔孔）の存在する時期があり、正常の発生過程ではこの欠損孔はさらに2次中隔の発達により塞がれる。しかし発生が抑制されると、この時点で形成が止まってしまうため、欠損孔が残ってしまう。

● **発生過程における融合の障害**：たとえば兎唇（としん）のように、唇はもともと左右と正中の3部分が発生の過程で癒合するが、この癒合に失敗すると唇に裂け目ができてしまう。

● **分離の障害**：気管食道瘻のように、本来1本の内胚葉性の管であったものが気道と消化管に分離することに失敗して、両者の交通部分が残ってしまう。

● **身体の方向の取り違え**：内臓逆位では身体の左右を反対方向に形成してしまう。

● 重複奇形は、完全に分離しているか、一部のみの結合しているか、さらに、それらの個体が均等の大きさ（対称）か大小の格差がある（非対称）か、という2つの観点から分類される。

● 重複奇形で最も多い⑤ ＿＿＿＿＿＿＿＿**（双胎奇形）**を例にとると、分離対称双胎奇形は1卵性の双生児で、結合対称双胎奇形はシャム双生児である。分離非対称双胎奇形の場合、小さいほうの個体は⑥ ＿＿＿＿＿＿＿＿といい、心臓がないか痕跡的で、生存はできない。結合非対称双胎奇形は、大きな部分は⑦ ＿＿＿＿＿＿＿＿、小さな部分は⑧ ＿＿＿＿＿＿＿＿とよばれる。寄生体は殿部と上顎部にみられることが多い。

2 代謝障害

問題1 萎縮

次の文章の空欄に、適切な語句を語句群より選び、記入しなさい。
[語句群]　栄養性　生理的　廃用　内分泌性　圧迫　神経性　肝臓　水頭
水腎

● いったん成熟して正常の大きさになった臓器や組織が、その実質細胞の数や
大きさの減少により容積が小さくなることを**萎縮**という。これに対してはじ
めから臓器が小さかったり形成されなかった場合は**低形成**や**無形成**といい、
萎縮とは区別している。

● 萎縮の場合は、一個一個の細胞の容積減少による場合や、細胞の数が減少し
た場合、およびその両者がみられる場合を含んでいる。原因によって萎縮は
以下のように分類される。

● ①＿＿＿＿＿＿**萎縮**：年齢の経過とともに自然に起こる萎縮である。高齢
者では加齢に伴って全身臓器の萎縮がみられるが、とくにリンパ系、内分泌
系および神経系の臓器で萎縮が目立つ。具体的には脾臓、肝臓、下垂体、甲
状腺、大脳などである。また、胸腺は思春期を過ぎれば萎縮する。年齢の経
過とともに自然に起こる萎縮である。

● ②＿＿＿＿＿＿（**飢餓**）**萎縮**：全身性の栄養失調状態では全身の臓器が萎
縮に陥り、とくに**脂肪組織**、③＿＿＿＿＿＿で目立つ。局所的には、血管の狭
窄などのために血流が徐々に低下した場合、その血管から血流を受けていた
臓器は萎縮する。

● ④＿＿＿＿＿＿（**無為**）**萎縮**：長く使われなくなった臓器は萎縮に陥る。病気
などで長期にわたり寝たきりの状態になると、足の筋肉が萎縮し、回復して
もすぐには歩けないこともある。

● ⑤＿＿＿＿＿＿**萎縮**：神経の分布が切断されると、その臓器は萎縮する。
とくに**骨格筋**は、神経の変性疾患や外傷によって**運動神経**の分布を失うと、
その分布に一致して萎縮する。

● ⑥＿＿＿＿＿＿**萎縮**：長く圧迫を受けると、その臓器は萎縮に陥る。尿管が結
石によって閉塞した場合、腎臓は拡張した腎盂に圧迫されて紙のように薄く
萎縮してしまう。この状態を⑦＿＿＿＿＿＿**症**という。また、脳脊髄液の循環
が閉塞した場合も、脳室内に貯留した脳脊髄液で脳室が拡張し、大脳が圧迫
されて萎縮に陥る。これを⑧＿＿＿＿＿＿**症**とよんでいる。

● ⑨＿＿＿＿＿＿**萎縮**：刺激ホルモンの分泌が抑制されると臓器は萎縮を

起こす。たとえば、治療の目的でステロイド剤（糖質コルチコドと同じ効果のある薬剤）を長期にわたって投与すると、脳下垂体の前葉から副腎皮質刺激ホルモン（ACTH）の分泌が抑制される。その結果、副腎は萎縮を起こす。

問題2 タンパク変性

次の文章の空欄に、適切な語句を語句群より選び、記入しなさい。

［語句群］ 動脈硬化　間質　沈着　細胞　細胞内小器官　ミトコンドリア
アミロイド　自己免疫

- **変性**とは、代謝障害が起きたために代謝しきれない異常物質が局所に出現・蓄積した状態で①＿＿＿＿＿＿＿＿ともよばれる。この異常物質は、正常の状態ではみられないものの場合と、正常でも存在するがその量が異常に多い場合とがある。異常物質がタンパク質性のものである場合がタンパク変性である。②＿＿＿＿＿＿＿＿内にみられるタンパク変性には硝子変性、類線維素変性、アミロイド変性などがある。細胞傷害時に③＿＿＿＿＿＿＿＿内にみられるものには混濁腫脹や空胞変性がある。

- **硝子変性**：**硝子化**ともよばれる。一般組織染色で用いられる色素のエオジンに薄くピンク色に染まる均質無構造な物質（**硝子様物質**）が、間質内に出現する変性である。この物質の本体は血漿タンパクに由来するものが多く、同じようにみえるが、病変の種類によってその組成は異なる。血管内から間質に浸み出して沈着する。④＿＿＿＿＿＿＿＿＿＿＿の際に毛細血管や細動脈の壁にみられるほか、線維組織の膠原線維にもみられる。

- **類線維素変性**：硝子化と同様にエオジンに染まる均質な無構造物質が沈着する変性であるが、硝子化とは異なり、リンタングステン酸ヘマトキシリン染色で濃青色に染まる。⑤＿＿＿＿＿＿＿**疾患**の病変部や**悪性高血圧症**の小動脈壁にみられる（**図3-5**）。

- **アミロイド変性**：ヘマトキシリン・エオジン染色では硝子様物質と似ていて区別がつかないが、**コンゴ赤染色**でオレンジ色に染まる⑥＿＿＿＿＿＿＿＿という異常タンパクが沈着する。化学的にはいろいろなものがあるが、免疫グロブリンのL鎖や血漿成分に由来するものが多い。多量に沈着すると実質細胞を圧迫して機能障害を起こすようになる。

- **混濁腫脹**：肉眼的に臓器が腫れて光沢がなくなるので、この名がある。顕微鏡でみると細胞が腫大し、胞体中に微細な顆粒が充満している。この顆粒は傷害されて腫大した⑦＿＿＿＿＿＿＿＿＿＿＿である。いろいろな細胞障害の際に実質細胞に起こる。

- **空胞変性**：細胞内に透明な球状物（**空胞**）が出現する。空胞の本態は、水分を貯留して膨れあがった⑧＿＿＿＿＿＿＿＿＿＿＿である。混濁腫脹と同様に細胞障害による変化であるが、さらに障害が進んだ状態である。

細動脈の硝子化

正常　　　　　　　　硝子変性

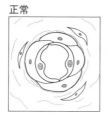

顕微鏡的多発性血管炎でみられる
小動脈の類線維素変性

正常　　　　　　　　類線維素変性

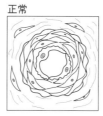

好中球の
浸潤

心臓のアミロイド変性

正常　　　　　　　　アミロイド変性

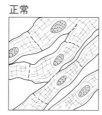

アミロイド

図 2-1　さまざまなタンパク変性

問題3 脂肪・糖原・色素変性

次の文章の空欄に、適切な語句を語句群より選び、記入しなさい。
[語句群]　グリコーゲン　メラニン　肝硬変　脂肪肝　糖尿病　糖原病
ヘモジデローシス　中性脂肪

● **脂肪変性**：脂肪代謝の障害により、細胞内に①＿＿＿＿＿＿＿＿＿が蓄積した
状態である。脂肪代謝のさかんな肝臓でみられることが多い。肝臓の高度の
脂肪変性は②＿＿＿＿＿＿＿とよばれ、肉眼的には肝臓が黄色く腫大する。
顕微鏡で見ると、滴状の脂肪が肝細胞の胞体内に認められる。中性脂肪は**ズ
ダン染色**などの脂肪染色で確認できるが、普通の組織標本では作製過程で脂
肪が失われるので、凍結切片で染色する必要がある。

● **糖原変性**：糖原すなわち③＿＿＿＿＿＿＿＿＿が沈着する。沈着部位は、先
天性の糖原代謝異常である④＿＿＿＿＿＿＿では実質細胞の胞体内である。
糖原は**PAS染色**（過ヨウ素酸シッフ反応）で陽性となる。しかし、糖原は
水溶性のためフォルマリン水溶液で組織を固定すると失われてしまうので、
アルコール固定の標本が用いられる。

● 色素変性：

・⑤＿＿＿＿＿＿＿＿＿＿＿：**ヘモジデリン**は鉄を含む代謝産物で、褐色の色
素である。出血や溶血、あるいは大量の輸血のために、赤血球が過剰に崩壊

した場合、ヘモグロビン由来の鉄がヘモジデリンに変化して、肝臓、脾臓、骨髄などの**組織球**に取り込まれた状態で沈着する。臓器は肉眼的にはレンガ色に変色するが、機能障害はあまり起こさない。

・_____⑥_____：鉄の代謝異常や吸収の異常な亢進により、ヘモジデリンが肝臓、膵臓、心筋、皮膚などの**実質細胞内**に沈着を起こす病態である。⑤と異なり臓器の障害を伴う。肝臓は___⑦___となり、膵では内分泌細胞が傷害されて___⑧___を発症する。皮膚ではヘモジデリン沈着に加えてメラニン色素の増加が起き、青銅色を呈するようになる。

・_____⑨_____：消耗色素ともよばれる古くなった**細胞内小器官**の崩壊産物で、黄褐色の色素である。**心筋細胞、神経細胞、肝細胞**などで老化や消耗性疾患の際に沈着する。

・_____⑩_____：皮膚や脈絡膜などにある黒褐色の色素である。副腎皮質機能不全のアジソン病では、メラノサイト刺激ホルモンの過剰分泌により⑩が沈着し、皮膚が黒くなる。黒子や色素母斑では、母斑細胞が⑩を産生し黒色を呈する。

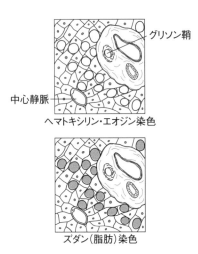

ヘマトキシリン・エオジン染色の標本で空胞状にみえる部分が中性脂肪で、同じ部分がズダン染色では赤く染まることで確認できる

図 2-2　肝臓の脂肪変性

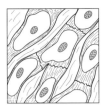

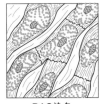

ヘマトキシリン・エオジン染色の標本で心筋細胞の核周囲に空胞状にみえるのは、グリコーゲンが溶け出して抜けた跡。同じ部分がPAS染色では顆粒状に染まるので、グリコーゲンであることが確認できる

図 2-3　Ⅱ型糖原病（Pompe 病）でみられる心筋細胞の糖原変性

問題4 石灰化・結石症

> 次の文章の空欄に、適切な語句を語句群より選び、記入しなさい。
> [語句群] 尿酸塩　ビリルビン　コレステロール　リン酸カルシウム　尿路
> 胆道　転移性　異栄養性　高カルシウム血症

● カルシウム塩が、主として①＿＿＿＿＿＿＿＿＿＿の形で組織に沈着することを**石灰化**という。石灰化を起こすと組織は硬くなり、刃物で切ることが難しくなる。その機序には、次の2種類がある。

● ②＿＿＿＿＿＿**石灰化**：血液中のカルシウムイオン濃度が異常に高くなったときに（これを③＿＿＿＿＿＿＿＿＿＿とよぶ）、過剰なカルシウムが組織に析出・沈着して起こるもの。

● ④＿＿＿＿＿＿**石灰化**：壊死や変性に陥った組織が古くなり、硬化して起こるものをいう。高カルシウム血症でなくても起こる。

● 石のように硬いかたまりが管腔をもった臓器の中にできることを**結石症**という。分泌物が固まってできることが多い。好発部位は胆嚢や胆管などの⑤＿＿＿＿＿**系**と、腎盂、尿管、膀胱などの⑥＿＿＿＿＿**系**である。⑤**系**の結石は、胆汁の成分である⑦＿＿＿＿＿＿＿、**コレステロール**およびこの両者が混合したものが固まってできる。⑥**系**の結石は尿中に含まれる⑧＿＿＿＿＿＿、シュウ酸塩、あるいはリン酸塩の固まったものである。

問題5 黄疸

> 次の文章の空欄に、適切な語句を語句群より選び、記入しなさい。
> [語句群] 肝細胞性　閉塞性　溶血性　ヘムタンパク　ヘモグロビン
> グルクロン酸　抱合型　非抱合型　直接　間接

● **黄疸**とは、血液中の**ビリルビン**の濃度が異常に高くなった結果、ビリルビンが組織に沈着した病態である。ビリルビンは橙色の物質であるため、組織は黄色を帯びた色に変化する。

● ビリルビンは赤血球に含まれる①＿＿＿＿＿＿＿＿＿＿の崩壊産物である。古くなって寿命の尽きた赤血球は、組織球に貪食されて分解される。この際、①のうち②＿＿＿＿＿＿＿＿の部分がさらに分解してビリルビンとなり、肝細胞に取り込まれる。肝細胞中では酵素の働きにより③＿＿＿＿＿＿＿＿＿と結合し、水溶性の④＿＿＿＿＿**ビリルビン**となる。胆管内に分泌されたビリルビンは、胆道系を通過して十二指腸内に排泄される。

● ④**ビリルビン**は、血清をジアゾ試薬と反応させるとすぐに陽性反応を示すので、**直接ビリルビン**ともよばれる。これに対して、まだ抱合していない状態のものは⑤＿＿＿＿＿**ビリルビン**で、アルコールで前処置をした後に

反応するので、**間接ビリルビン**とよばれる。

●黄疸の種類には次のものがある。

・⑥＿＿＿＿＿＿**黄疸**：赤血球の崩壊が過剰に起こると、多量のビリルビンが産生され、これを処理しきれなくなるため黄疸となる。この場合、グルクロン酸抱合が間に合わないため、血清中では間接（非抱合型）ビリルビンが増加する。

・⑦＿＿＿＿＿＿**黄疸**：肝細胞が破壊されるウイルス性肝炎や、薬剤性の肝障害においては、グルクロン酸抱合の能力が低下する一方で、抱合型ビリルビンの分泌障害もあるため、直接・間接両方のビリルビンが血清中で増加する。しかし、実際は直接ビリルビンが優位であることが多い。

・⑧＿＿＿＿＿＿**黄疸**：胆道系が結石や腫瘍の増殖で閉塞状態となると、胆道内に分泌された抱合型ビリルビンが血液中に吸収され、直接ビリルビン優位の黄疸が生じる。

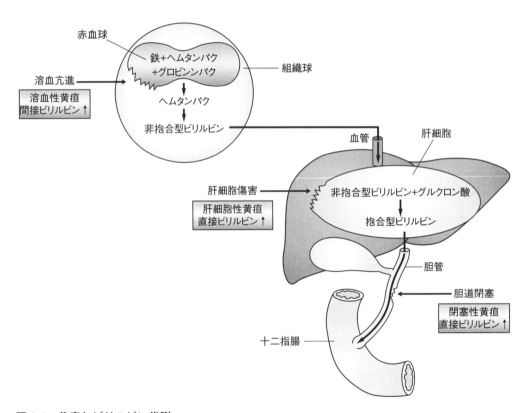

図2-4　黄疸とビリルビン代謝

問題6 糖尿病

> 次の文章の空欄に、適切な語句を語句群より選び、記入しなさい。
>
> [語句群] 血糖値 肥満 運動不足 インスリン アミロイド α β
> グルカゴン 高血糖 単因子 多因子 尿糖 ケトアシドーシス 自己免疫
> 自律神経失調症 粥状動脈硬化症 腎不全

● 血液中のブドウ糖の濃度（① ＿＿＿＿＿＿＿＿＿）は、② ＿＿＿＿＿＿＿＿＿と
③ ＿＿＿＿＿＿＿＿＿の作用によって100mg/dL前後に維持されている。

● インスリンは細胞膜にある**インスリン・リセプター**と結合することにより、
ブドウ糖の消費を促進して、血糖値を低下させる。このインスリンの作用不
足のために、血糖値が上昇する病態が**糖尿病**である。④ ＿＿＿＿＿＿＿とな
るため、尿中にブドウ糖（⑤ ＿＿＿＿＿）が検出されるようになる。

● **2型糖尿病**は**成人型糖尿病**ともよばれ、最も多くみられるタイプの糖尿病で
ある。通常、中年以後に発症する⑥ ＿＿＿＿＿＿**遺伝病**で、
⑦ ＿＿＿＿＿と⑧ ＿＿＿＿＿＿＿＿＿が発病の促進環境因子となる。高血糖の
原因は、インスリン・リセプターの減少と機能低下のためで、インスリンの
血中濃度は高値ないし正常範囲である。インスリン製剤投与のみによる治療
効果は期待できない。膵臓のランゲルハンス島には変化がみられない場合が
多いが、**β細胞**の⑨ ＿＿＿＿＿＿**変性**がみられる例もある。

● **1型糖尿病**は**若年型糖尿病**ともよばれ、発症の多くは若年で、⑩ ＿＿＿＿＿**細
胞**の消失または著減がみられる。血中インスリンの濃度が著しく低下し、イ
ンスリン製剤の投与は必須である。⑩**細胞**の障害の原因は、**ウイルス、化学
物質**あるいは⑪ ＿＿＿＿＿＿＿＿＿が関与すると考えられている。糖の代わ
りに脂肪がエネルギー源として消費され、その結果、酸性のケトン体が産生
されるため、⑫ ＿＿＿＿＿＿＿＿＿を起こしやすい。

● ブドウ糖は、高濃度になるとさまざまなタンパク質と結合して変性を起こ
す。とくに血管は直接の影響を受けやすく、**冠状動脈、脳の動脈**、および**大
動脈**の⑬ ＿＿＿＿＿＿＿＿＿＿＿が高度となる。また、細動脈や毛細血管の
硝子変性（**細動脈硬化症**）も強く現れ、**網膜**や**腎糸球体**がおかされて、失明
や⑭ ＿＿＿＿＿の原因となる。白血球の機能も障害されるため、細菌や
真菌感染を起こしやすくなる。末梢神経の変性により、**感覚障害**と
⑮ ＿＿＿＿＿＿＿＿＿＿＿がみられる。

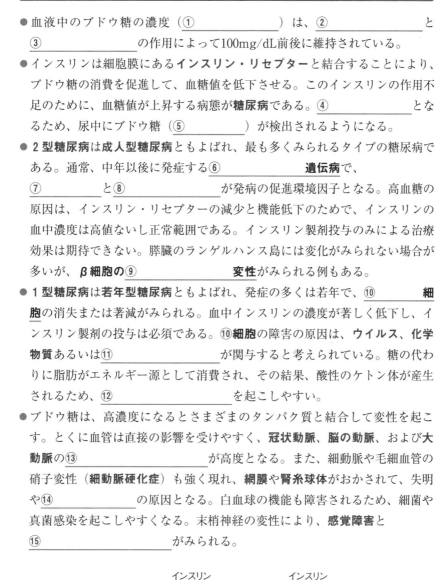

グルカゴンはグリコーゲンを分解して、血糖値を上昇させる。インスリンはブドウ糖を消費してエネルギ
ーに変える一方で、ブドウ糖を重合させてグリコーゲンを合成するため血糖値は低下する

図2-5 インスリンとグルカゴンによる血糖値の調節

問題7 その他の代謝障害

次の文章の空欄に、適切な語句を語句群より選び、記入しなさい。
[語句群] プリン体　高尿酸血症　痛風結節　アンモニア　尿毒症
血液尿素窒素、尿毒症　肝性昏睡　肝不全

- **痛風**：食品として摂取されたり、体内で崩壊した細胞に由来する核酸は分解して①＿＿＿＿＿＿＿となり、さらにこれが代謝され、最終的には尿酸となって尿中に排泄される。この代謝過程で尿酸産生の異常亢進や排泄の障害があると血液中の尿酸が異常に増加した病態（②＿＿＿＿＿＿＿）となる。その結果、尿酸の結晶が組織に析出して沈着を起こす。沈着の好発部位は関節とその周囲の結合組織で、③＿＿＿＿＿＿＿とよばれる結節状の病変をつくる。関節への沈着では関節炎を起こし、発作性の強い痛みを伴う。原発性の痛風は多因子遺伝病で、促進環境因子は核酸を多く含む食品の肉類、貝類、豆類の多量の摂取と飲酒である。2次性の痛風は細胞崩壊の亢進する疾患（**白血病、乾癬**など）で起きる。

- **肝不全**：摂取された余剰なものや不要となった生体内のタンパク質はアミノ酸に分解され、さらに代謝を受けて④＿＿＿＿＿＿＿となる。この物質は生体にとって有毒なため、主に肝臓で尿素につくり変えられる。肝機能障害が高度となった状態は⑤＿＿＿＿＿＿＿とよばれ、④の処理が十分できなくなるために高アンモニア血症を呈するようになる。アンモニアはとくに中枢神経系に対する毒性が強いため意識障害を起こす。この状態は⑥＿＿＿＿＿＿＿とよばれる。

- **腎不全**：腎臓の機能が障害されると、本来は尿中に排泄されていた老廃物が血液中に貯留し、さまざまの障害を起こしてくる（腎不全）。その内でもとくにタンパク質の分解産物である窒素化合物の排泄が障害されるので、その血液中の濃度は⑦＿＿＿＿＿＿＿（BUN）として測定され、腎障害の指標として用いられている。BUNの基準値は20mg/dL以下であり、腎機能が悪化して100mg/dL以上となると⑧＿＿＿＿＿＿＿とよばれる。

問題8 壊死とアポトーシス

次の文章の空欄に、適切な語句を語句群より選び、記入しなさい。
[語句群（複数回の使用可）] 融解　濃縮　崩壊　凝固　自己融解、乾酪　融解
壊疽　アポトーシス小体

- 細胞傷害が高度で不可逆的となった結果、生体内の一部の細胞・組織が死に陥ってしまった状態を**壊死**という。傷害は一定の領域に作用するので、ある程度まとまった数の細胞が同時に壊死に陥ることが多い。
- 壊死に陥った細胞では時間の経過とともに核は強く好塩基性に染まって収縮

し（①**核**⎯⎯⎯⎯⎯）、バラバラになり（②**核**⎯⎯⎯⎯⎯⎯）、最後には消失してしまう（③**核**⎯⎯⎯⎯⎯）。

●胞体は均質に好酸性となる。肉眼的にはタンパク質が変性し、硬くなるので④⎯⎯⎯⎯⎯**壊死**とよばれる。④に陥った組織では細胞内のライソゾームが崩壊して、消化酵素が放出され、自らの組織を分解し⑤⎯⎯⎯⎯⎯⎯⎯⎯に陥る。

●融解した細胞は異物となるので炎症反応を伴うことが多い。結核の病巣では壊死に陥った組織はクリームチーズ状を呈するため⑥⎯⎯⎯⎯⎯**壊死**とよばれ、凝固壊死の特殊な型とされている。タンパク質より脂肪成分のほうが多い脳組織や化膿菌の感染を伴った組織では、凝固壊死を起こさずに壊死組織は直接液化する。このようなものは⑦⎯⎯⎯⎯⎯**壊死**とよばれる。また、壊死に陥った組織が腐敗菌の感染を受けたものを⑧⎯⎯⎯⎯⎯とよんでいる。

●細胞死が起きて生体内から取り除かれる過程には、壊死以外に**アポトーシス**とよばれる過程がある。この過程は発生などにおいて計画的に細胞を取り除くときにみられる現象で、**プログラム化された細胞死**とよばれている。細胞死は1個1個の細胞単位で起きる。核の中のDNAはヌクレオソーム単位ごとに規則正しく分解され、細胞質も⑨⎯⎯⎯⎯⎯⎯⎯⎯とよばれる細胞膜に囲まれた小部分に分離され、最終的にはこれらの分離した小体が組織球に貪食されて処理が行われる。ライソゾームの崩壊は起きないので自己融解はみられない。したがって炎症反応を伴うことはない。

●アポトーシスは胎生期の臓器形成過程の他、ホルモン依存性の臓器の退縮、胸腺における自己反応性T細胞の除去などの生理的な状態での細胞の除去に関与している。また、ウイルス感染細胞やがん化した細胞を生体内から排除するときにもみられる。

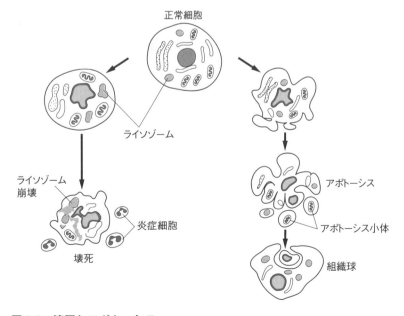

図2-6　壊死とアポトーシス

3 進行性病変

問題1 肥大と過形成

次の文章の空欄に、適切な語句を語句群より選び、記入しなさい。

[語句群]　内分泌性　作業性　乳腺症　特発性　前立腺　代償性　慢性胃炎

● 実質細胞のサイズが大きくなったために臓器が大きくなることを**肥大**とよんでいる。肥大では機能亢進を伴うことが多い。厳密な定義では、個々の細胞が大きくなるだけで細胞の数は増加していないものをいうが、広い意味では同時に細胞数の増加があってもこの用語が用いられている。肥大はその原因からみて、以下の3種類がある。

● ①＿＿＿＿＿＿＿**肥大**：通常より多くの仕事を続けた場合、それに応じて臓器の肥大が起きる。たとえば、力仕事を行う人やボディービルで筋肉を鍛えている人の筋肉には肥大がみられる。また、心臓に弁膜疾患があったり高血圧症の場合は、心臓から血液を送り出す効率が悪くなっている。必要な血液量を駆出するために心筋はより多くの仕事をしなければならない。この結果、心筋細胞は肥大を起こす。

● ②＿＿＿＿＿＿＿**肥大**：病気や手術のために片方の腎臓を失うと、残された腎臓は2倍の仕事をすることになるので肥大する。

● ③＿＿＿＿＿＿＿**肥大**：ホルモンの過剰分泌による臓器の肥大である。副腎皮質刺激ホルモンの過剰分泌により副腎皮質の肥大がみられたり、下垂体前葉からの成長ホルモンの過剰分泌により**巨人症**や**先端巨大症**がみられたりする。

● ④＿＿＿＿＿＿＿**肥大**：原因不明の肥大である。特発性の肥大型心筋症では、原因不明の心筋細胞の肥大と配列の乱れがみられる。

● **過形成**とは、実質細胞が細胞分裂を起こし、その数が増加することである。肥大と同様に作業負荷の増大やホルモンの影響でも起こるが、炎症などによる慢性刺激に反応しても起こる。胃粘膜の過形成性ポリープはその例で、⑤＿＿＿＿＿＿＿＿＿＿の炎症による刺激で粘膜上皮が過形成を起こし、隆起性病変（ポリープ）を形成する。

● 女性ホルモンの失調により、不規則な乳腺組織の過形成を認めるのが⑥＿＿＿＿＿＿＿である。また、高齢男性では男性ホルモンの失調のため、⑦＿＿＿＿＿＿＿の過形成が起こる。

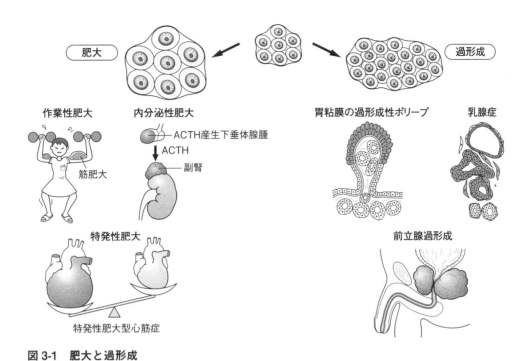

図 3-1　肥大と過形成

問題2 再生と化生

次の文章の空欄に、適切な語句を語句群より選び、記入しなさい。
[語句群]　完全　不完全　生理的　病的　尿路上皮　円柱上皮　腸上皮化生

●欠損を元と同じ種類の細胞が増殖して補充・修復することが**再生**である。再生には、古くなった細胞が生理的に脱落し、これを常に補充する
①＿＿＿＿＿＿**再生**と、病的に組織欠損が起きた場合にみられる
②＿＿＿＿＿**再生**とがある。たとえば、皮膚の表皮、粘膜上皮、血液細胞などでは生理的再生が行われている。

●また再生には、完全に元どおりに修復される③＿＿＿＿＿**再生**と、ある程度再生するが完全には元どおりにならない④＿＿＿＿＿**再生**がある。③**再生**が可能なのは再生能力の強い細胞で、①**再生**を行う細胞はすべてこれに含まれる。その他では、末梢神経線維や線維組織、脂肪組織などの結合組織も再生能力が強い。一方、腺上皮や骨格筋、平滑筋は再生能力の弱い細胞で、再生しても瘢痕を含む④**再生**となる。一般に、分化の程度が低いほど再生能力は強く、分化が高度になるほど再生能力は弱くなる。

●心筋細胞と中枢神経細胞は高度に分化した細胞であり、ほとんど再生をすることはなく、再生能力のない細胞といわれている。個体別で再生能力をみると、若い個体ほど再生能力が強く、老化するに従って再生能力は衰える。

●一度分化した細胞が、別の分化した細胞に変化する現象が**化生**である。たとえば、気管支の粘膜は多列線毛上皮からなっているが、慢性気管支炎では線

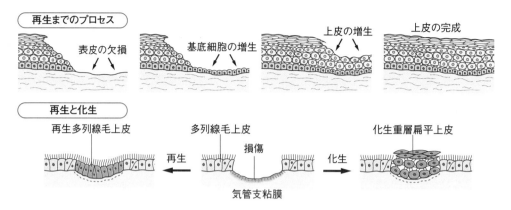

図 3-2　再生と化生

毛上皮の代わりに重層扁平上皮がみられることがある。慢性気管支炎の炎症のために何回も線毛上皮が脱落し、再生を繰り返しているうちに、より丈夫な重層扁平上皮に置き換わってしまったものと考えられる。

● 化生の種類は、変化した結果の成分に基づいて名づけられるので、この場合は扁平上皮化生とよぶことになる。その他では、子宮頚部や膵管の⑤＿＿＿＿＿＿＿＿、膀胱の⑥＿＿＿＿＿＿＿＿で扁平上皮化生がみられる。また慢性胃炎では、胃の粘膜が小腸の粘膜に置き換わる⑦＿＿＿＿＿＿＿＿がある。

● 化生は、不利な環境における組織の適応現象として起こることが多い。間葉系組織の化生としては、線維組織が骨に変化する骨化生、軟骨に変化する**軟骨化生**があるが、これらは変性の結果であって、適応とはあまり関係ない。

問題3 肉芽組織・創傷治癒・異物処理

次の文章の空欄に、適切な語句を語句群より選び、記入しなさい。
[語句群]　結合組織　肉変化　肉芽組織　白血球　マクロファージ　瘢痕　分解酵素

● 組織欠損が大きく完全再生が不可能な場合、その欠損部は、本来の組織の代わりに血管に富んだ幼若な①＿＿＿＿＿＿＿＿＿＿で補充される。この修復のために形成される結合組織が②＿＿＿＿＿＿＿＿である。②は**毛細血管と線維芽細胞**からなり、これにさまざまな程度の膠原線維の沈着と遊走細胞（③＿＿＿＿＿＿と組織球）の浸潤を伴っている。

● 肉芽は修復の経過とともに遊走細胞が消失し、毛細血管と線維芽細胞も減少して膠原線維が主体となり、最終的には収縮して④＿＿＿＿＿となる。

● 外傷による組織損傷の治癒過程（創傷治癒）は、損傷の大きさや創面の状態、個体の抵抗力など多くの因子の影響を受け、異なる治癒過程をとる。

・**第1次治癒**：組織欠損が少なく、感染もなく、創面が密着した状態での治癒

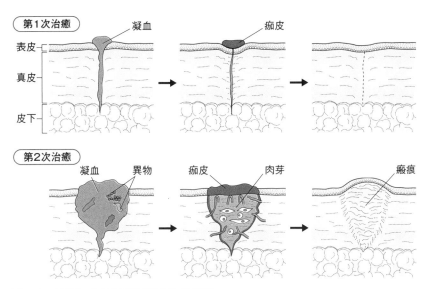

図 3-3　外傷による組織損傷の治癒過程

過程であり、外科手術のメスによる皮膚切開が典型例である。創面が密着しているため肉芽の形成が少なく、ほとんど瘢痕を残さずに治癒する。

・**第 2 次治癒**：傷口が大きく不規則な場合の治癒過程で、感染を伴う場合はさらに欠損が大きくなる。大量の肉芽が形成され、大きく欠損した組織を補充することになる。肉芽は収縮し、大きな瘢痕を残す。

● 異物とは、本来は生体内に存在しない外界から侵入した微生物や無機物をいう。また、元は生体内の構成成分であったが変化してしまった壊死組織や滲出物なども異物である。生体はこれらの異物を、さまざまなかたちで排除したり離隔をしたりする。この過程が**異物処理**である。

・**吸収**：少量の小さなものや可溶性の異物は、直接リンパ管や毛細血管に吸収されて処理される。線維素のように不溶性のものは、好中球の
⑤＿＿＿＿＿＿＿＿＿＿＿＿で融解してから吸収する。

・**貪食**：細菌などの異物は、好中球や組織球（⑥＿＿＿＿＿＿＿＿＿＿＿＿＿＿＿）などの貪食細胞に貪食されて、その胞体内で分解・処理される。

・**器質化**：吸収や貪食が困難な異物の場合は、周囲に肉芽組織を形成し、異物を取り込んだ肉芽組織や瘢痕組織を形成する。これを器質化という。肺炎が遷延して肺胞内の滲出物が器質化した場合、とくに⑦＿＿＿＿＿＿＿＿＿という用語を用いる。この場合、形成された肉芽は肺胞腔を塞いでしまい、呼吸機能に障害を残す。

・**被包化**：異物が器質化されて取り込めない場合は、周囲に肉芽組織の壁をつくって囲い込み、生体から分離するようになる。

4 循環障害

問題1 充血・うっ血・浮腫

次の文章の空欄に、適切な語句を語句群より選び、記入しなさい。

[語句群] 熱感 静脈血、動脈血 充血 うっ血 急性炎症 腹水 胸水 組織間隙 リンパ浮腫、象皮病

● **充血**：血管の末梢部、すなわち**細動脈**、**毛細血管**、**細静脈**の領域に、

① ＿＿＿＿＿＿＿＿の流入が増加した状態が**充血**である。充血があると局所は

② ＿＿＿＿＿＿＿＿と腫脹がみられ、粘膜などのような透光性のある部位では怒張した血管網を認める。末梢血管の拡張に伴う現象で、局所に物理的や化学的な刺激が加わった場合や、交感神経が緊張状態にある場合などに起こる。

③ ＿＿＿＿＿＿＿＿の場合は、とくに著明な充血を起こす。

● **うっ血**：**毛細血管**、**細静脈**、**静脈**に④＿＿＿＿＿＿＿＿がうっ滞した状態が**うっ血**である。静脈が狭窄や閉塞をきたし、静脈圧が上昇した場合にみられる。うっ血した部分は暗赤色に腫脹する。全身的なうっ血は、右心室の機能が低下して右心房の圧が上昇した場合（右心不全）に起こる。肺のうっ血は、左心室の機能の障害で生じる。うっ血が慢性に持続すると、臓器は線維化を起こして硬くなる（うっ血硬化症）。

● **浮腫**：浮腫とは、血管の中から血球成分を含まない水分が漏出し、

⑤ ＿＿＿＿＿＿＿＿に貯留した状態である。そのため、浮腫のある部分は腫脹するが、血液成分を含まないので色調の変化はみられない。発生学的に組織間隙内に2次的に形成された体腔に水分が貯留した場合も同じ意義をもつので、浮腫の一種と理解されている。胸腔内の水分貯留を⑥＿＿＿＿＿＿、腹腔内の水分貯留は⑦＿＿＿＿＿＿とよぶ。浮腫の原因は、大別すると4種類ある。

・ **静脈圧上昇**：⑧＿＿＿＿＿＿＿＿が強く起きた場合で、静脈圧が上昇するために、血管内の水分が組織間隙や体腔内に漏れ出してくる。

・ **低タンパク血症**：通常の状態では、血液中の水分は膠質浸透圧によって血管内に保持されている。低タンパク血症になると膠質浸透圧が低下し、血管内に十分に血液を保持できなくなるため浮腫となる。

・ **血管透過性の亢進**：炎症などを起こしたときに血管の透過性が亢進すると、水溶性の**タンパク質**を多く含む水分が漏れ出してくる。この場合、漏れ出した浮腫液にタンパク質が多く含まれることが他の浮腫と異なる点である。

・ **リンパ管の機能が障害された場合**：リンパ管は組織間隙内の過剰な水分を吸

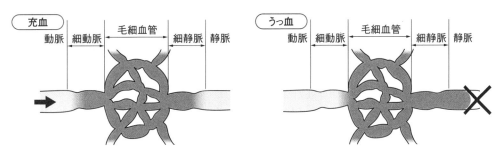

図 4-1 充血とうっ血

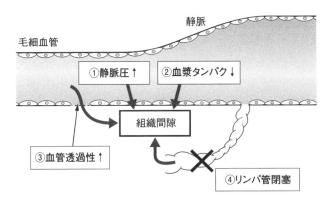

図 4-2 浮腫の発生機序

収し、静脈内に戻す働きをしている。リンパ管の閉塞などがあると、この過剰な水分が組織間隙内に貯留して浮腫が起こる。このタイプの浮腫は
⑨＿＿＿＿＿＿＿＿＿とよばれる。皮膚のリンパ浮腫が持続すると、線維組織が増加して象の足のように太くなってしまい、⑩＿＿＿＿＿＿＿とよばれる。

問題2 出血と出血傾向

次の文章の空欄に、適切な語句を語句群より選び、記入しなさい。
[語句群] 破綻 漏出性 動脈瘤、紫斑、点状 斑状 血腫 喀血 吐血
下血 出血性素因 真性血友病 播種性血管内凝固症候群
特発性血小板減少性紫斑病、白血病 壊血病

● 血液の赤血球を含む成分が、血管外へ出てくる状態を**出血**という。出血には、次の2つの種類がある。
● 血管が破れて起こる出血を①＿＿＿＿＿**出血**とよび、外傷などで血管が損傷した場合に多くみられるが、外傷によらなくても血管壁が動脈硬化などで弱くなったときにも起こる。この場合は、まず血管壁の弱い部分がふくらみ、②＿＿＿＿＿＿＿を形成し、これが最後に破裂することが多い。

- 血管は破れていなくても、主として毛細血管から赤血球が漏れ出す
  ③＿＿＿＿＿＿＿＿**出血**がある。この出血は、出血しやすい状態になったとき
  に粘膜などの毛細血管でみられる。
- 皮膚や粘膜の出血を④＿＿＿＿＿という。④のなかでも、ゴマ粒大程度まで
  の小さなものは⑤＿＿＿＿**出血**、それより大きな出血は⑥＿＿＿＿**出血**
  とよぶ。
- 出血した血液が塊状に固まったものは、⑦＿＿＿＿＿とよばれる。
- 気道からの出血は⑧＿＿＿＿＿、消化管内の血液を吐き出した場合は
  ⑨＿＿＿＿＿、便に血液が混じって出てきた場合を⑩＿＿＿＿＿という。
- 出血傾向とは⑪＿＿＿＿＿＿＿ともよばれ、非常に出血が起きやすく、
  また出血すると止まりにくい状態をいう。出血傾向の現れる原因としては、
  止血機構に異常がある場合と、血管の脆弱性に由来するものがある。
- 止血機構の異常としては⑫＿＿＿＿＿＿＿＿＿（第Ⅷ凝固因子の欠損）、重症
  の肝障害（凝固因子全般の産生障害）、
  ⑬＿＿＿＿＿＿＿＿＿＿＿＿＿＿（DIC）（微小血栓形成に伴う凝固因子の
  消費による減少）などの血液凝固因子の異常、**特発性血小板減少性紫斑病**や
  ⑭＿＿＿＿＿＿＿＿などのような血小板の機能異常や減少、あるいは**線維素溶
  解亢進**などがある。
- 血管の脆弱性による出血傾向はビタミンCの欠乏による⑮＿＿＿＿＿＿や
  血管炎を起こす**シェーンライン・ヘノッホ紫斑病**などでみられる。

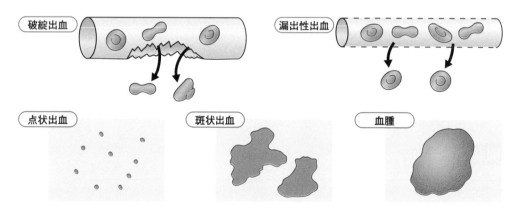

図 4-3　出血の種類

問題3 血栓症・塞栓症

次の文章の空欄に、適切な語句を語句群より選び、記入しなさい。

[語句群] 壁在 閉塞性 白色 赤色 フィブリン 器質化 再疎通 腫瘍
脂肪 血栓 ガス 空気

● 通常、血液凝固が起こらないはずの血管内腔や心腔内で、血液が凝固した病的状態が血栓症である。その凝血塊そのものは**血栓**とよばれる。血栓は、血管内面や心内膜の一部に固着して小さなものが形成され、これが大きく育っていく。大きくなると血管の内腔を狭めたり（狭窄）、完全に塞いでしまい（閉塞）、血流を障害する。

● 内腔を完全に塞がない程度の血栓を①＿＿＿＿＿＿＿**血栓**、内腔を完全に閉塞した血栓を②＿＿＿＿＿＿＿**血栓**という。

● 血栓の原因には、大別すると3つある。

　・**血管壁の異常**：動脈硬化症などで血管内面をおおっている内皮細胞の障害や剥離があると、その部分に血栓が形成される。

　・**血流の異常**：よどみや渦流があると血栓ができやすくなる。

　・**血液性状の異常**：凝固因子の異常や粘性の増加があると血液が固まりやすい。

● 動脈内に形成される血栓は、線維素の網目の中に血小板と白血球が含まれており、色が白いので③＿＿＿＿＿＿＿**血栓**といわれる。静脈内の血栓は、線維素内に主として赤血球が含まれているので肉眼的に赤く見え、④＿＿＿＿＿＿＿**血栓**とよばれる。毛細血管内の血栓は、線維素のみから成ることが多く、⑤＿＿＿＿＿＿＿**血栓**とよばれる。

● 血栓はプラスミノーゲンの活性化によって、ある程度溶解（**線維素溶解**）される。溶解しきれなかったものは、時間の経過とともに肉芽組織に置換され、⑥＿＿＿＿＿＿＿**血栓**となる。閉塞性の⑥**血栓**では、肉芽内の毛細血管が徐々に融合・拡張して、最終的には血流を再開通する。これを**再疎通**とよんでいる。

● 血管の内腔にものが詰まって血流を止めてしまうことを**塞栓症**という。詰まったものは⑦＿＿＿＿＿＿＿とよばれる。動脈内に生じた栓子はその末梢部で塞栓し、静脈内に生じたものは肺動脈やその末梢で塞栓を起こす。栓子の種類によって、次の塞栓がある。

　・⑧＿＿＿＿＿＿＿**塞栓**：血栓が剥がれたり、その破片が血流に乗って流れて行き、末梢部で塞栓症を起こす。

　・⑨＿＿＿＿＿＿＿**塞栓**：悪性腫瘍の腫瘍細胞が血管中に侵入し、塞栓症を起こす。

　・⑩＿＿＿＿＿＿＿**塞栓**：外傷時に骨折や脂肪組織の挫滅があると、骨髄や脂肪組織の脂肪が破綻した血管内に入って塞栓を生じる。

　・⑪＿＿＿＿＿＿＿**塞栓**：静脈注射の際や、吸気時に陰圧となる頚部の静脈を切

31

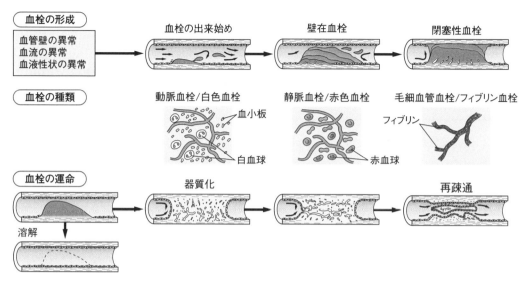

図 4-4　血栓の形成と運命

開したときなどに、誤って空気が静脈内に入ってしまうことがある。

・⑫＿＿＿＿＿**塞栓**：潜水中は、気圧が高いため窒素などの気体が多く血液
中に溶け込むが、急に浮上すると気圧が下がり、融けていた気体が泡と
なって遊離し、塞栓を起こす。

問題4　虚血と梗塞・側副血行路

次の文章の空欄に、適切な語句を語句群より選び、記入しなさい。

[語句群]　壊死　終動脈　吻合枝　側副　門脈高血圧　痔静脈叢
食道静脈瘤　臍静脈　メドゥーサの頭

- **虚血**とは局所的に血流の減少や途絶が生じ、酸素不足に陥った状態である。
  梗塞はこの虚血の程度が著しく、その結果、組織が①＿＿＿＿＿＿に陥ること
  である。梗塞の原因は、特定の領域に流れ込む②＿＿＿＿＿＿＿という
  ③＿＿＿＿＿＿＿＿＿のない独立した動脈の、狭窄や閉塞によって生じる。③が
  ある場合は、動脈が閉塞しても梗塞は起こらないため、このような血行路を
  ④＿＿＿＿＿**血行路**とよぶ。
- 解剖学的に吻合枝は存在するが、機能的には内腔が閉じていて吻合枝として
  役に立たないため、終動脈と同じ状態になっている場合は、**機能的終動脈**と
  よばれる。
- 梗塞巣の多くは、虚血のため肉眼的には蒼白に見える。このため
  ⑤＿＿＿＿＿＿＿＿**梗塞**とよばれる。反対に梗塞巣に血液が流入して赤く見え
  るタイプの梗塞もあり、⑥＿＿＿＿＿＿＿**梗塞**とよばれる。出血性梗塞は、
  肺や肝臓のように**血管の2重支配**のある臓器で多くみられる。たとえば、肺
  では小循環系（肺循環）に属する肺動脈と、大循環系（体循環）に属する気

管支動脈の２種類の血管系が存在している。肺動脈の閉塞で肺が梗塞に陥ると、血圧の均衡が崩れて、気管支動脈系から血液が梗塞巣に流入して出血性梗塞となる。同様に肝臓でも、肝動脈の閉塞によって梗塞を生じると、門脈系の血液が流入して出血性梗塞となる。肝臓の出血性梗塞はツァーンの梗塞とよばれる。

● 側副血行路は、血管の一部が流れにくくなったときに吻合枝が開通して形成される。その典型例は、肝硬変症における門脈系の側副血行路である。肝硬変症では、肝臓内の門脈が圧迫されて門脈血が流れにくくなるため、⑦＿＿＿＿＿＿＿＿＿の状態となる。肝臓へ流れ込んでいた門脈血がさまざまな吻合枝を開通して、肝臓以外への側副血行路を形成する。その経路には、主に以下の３種類がある。

・**食道下部を経由する経路**：肝臓に流入できなかった門脈血のうち、胃の周囲からのものは、食道下部の静脈叢と吻合枝があるため、これを経由して上大静脈へ流れるようになる。このため、食道下部粘膜下の静脈叢には多量の血液が流れて怒張し、⑧＿＿＿＿＿＿＿＿＿を形成する。この静脈瘤の破綻出血は止血が難しく、しばしば肝硬変症患者の最終死因となる。

・**臍周囲皮下を経由する経路**：門脈の枝として胎生期には⑨＿＿＿＿＿＿がある。生下時に内腔が閉じて閉塞するが、門脈高血圧によって再開通し、門脈血を臍の周囲の皮下静脈を経て上大静脈と下大静脈に環流するようになる。このため、臍の周囲に放射状に皮下静脈が拡張・蛇行するようになり、⑩＿＿＿＿＿＿＿＿＿とよばれる。

・**肛門周囲を経由する経路**：門脈血の一部は下方へ向かい、直腸周囲の静脈叢を経由して内腸骨静脈へ流入する。その結果、直腸周囲の静脈叢（⑪＿＿＿＿＿＿＿＿）が拡張し、痔となる。

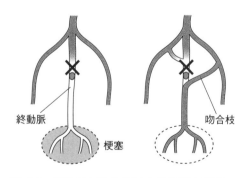

終動脈　吻合枝　梗塞

毛細血管に至る前の細動脈に吻合枝がない血管を終動脈とよぶ。脳や肺、肝臓、腎臓、心臓などにみられる。終動脈には、吻合枝がないため、閉塞部位より先が梗塞を起こす。吻合枝がある細動脈は、１か所に閉塞があっても、吻合枝を介して、梗塞を防いでいる。これを側副血行路という

図 4-5　終動脈と吻合枝による側副血行路

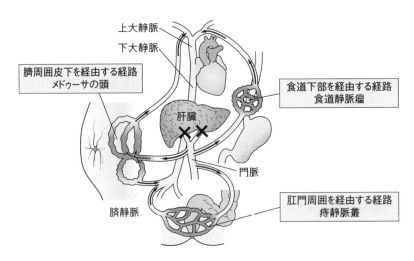

上大静脈

下大静脈

臍周囲皮下を経由する経路
メドゥーサの頭

食道下部を経由する経路
食道静脈瘤

肝臓

門脈

肛門周囲を経由する経路
痔静脈叢

臍静脈

図4-6　門脈圧亢進症の門脈側副血行路

ショック

> 次の文章の空欄に、適切な語句を語句群より選び、記入しなさい。
> [語句群]　アナフィラキシー　多臓器不全　心原性　外傷性　エンドトキシン
> 血液分布異常性　心外閉塞・拘束性　循環血液量減少性　意識障害
> 化学伝達物質　出血性

- 全身性の末梢循環不全が急激に起こり、生命維持に欠かせない心臓、脳、肺、腎などの臓器に十分な酸素を供給できなくなった状態が**ショック**である。ショックに陥ると、血圧は低下し、脈拍は微弱となり、皮膚は冷たく、冷や汗をかくようになる。腎臓の虚血のため尿量は減少し、脳虚血から
  ①＿＿＿＿＿＿＿＿＿＿を生じ、放置すれば②＿＿＿＿＿＿＿＿＿＿＿の状態となり死亡する。

- ショックから回復しても、ショック状態の間に腎臓や肺に非可逆的な虚血性障害を受けてしまった場合は、回復後にこれらの臓器障害で死亡することがある。このような臓器障害をそれぞれ**ショック腎**、**ショック肺**とよんでいる。

- ③＿＿＿＿＿＿＿**ショック**：血圧は血管の内腔の容積（血管容積）と、その中を流れる血液の量（**循環血液量**）のバランスで保たれている。血管容積に比較して循環血液量が極端に少なくなると、血管壁は緊張を失って血圧は低下する。その結果、血流が減少して十分な酸素を末梢に供給できなくなる。大量の出血や脱水、外傷、熱傷などにより、全身の血液や体液の量が減少してしまうことで起こる。

- ④＿＿＿＿＿＿＿**ショック**：急性心筋梗塞や弁膜症、不整脈、心筋症などが原因で、心臓のポンプ機能が急激に障害された場合に起こる。

- ⑤＿＿＿＿＿＿＿**ショック**：心タンポナーデや収縮性心膜炎、肺塞栓、緊張性気胸など、心臓以外の臓器の障害により、心臓のポンプ機能が低

下することで発生する。

● ⑥＿＿＿＿＿＿＿ショック：敗血症やアナフィラキシー、感染症、骨髄損傷による自律神経機能の低下などにより血管が拡張し、血管内容量が足りなくなることが原因で起こる。

● ショックの悪循環：循環血液量の減少は、心臓への静脈血の環流を障害して心拍出量を減少させる。心拍出量の減少は血管内皮細胞を虚血性に傷害し、血管透過性が亢進し、循環血液量が減少する。このようにショック状態が遷延すると、循環血液量の減少と心拍出量減少の悪循環が起こる。

● 原因別にみたショックには、次のものがある。

・ ⑦＿＿＿＿＿＿＿ショック：強い痛みや精神的な動揺による反射性の血管拡張により、外傷直後に1次性ショックが起こる。外傷後一定の時間をおいて発症する2次性ショックは、外傷による出血や、1次性ショックの遷延のために血管内皮細胞が障害され、血漿の水分が漏出したときに起る。

・ ⑧＿＿＿＿＿＿＿ショック：大量の出血により循環血液量が減少するために起こるショック。

・ ⑨＿＿＿＿＿＿＿ショック：細菌感染、とくにグラム陰性桿菌の感染時には、細菌がもつエンドトキシンが血液中に遊離され、血管の内皮細胞を傷害してショックを起こす。

・ ⑩＿＿＿＿＿＿＿ショック：薬剤などに対する即時型の全身性のアレルギー反応であるアナフィラキシーの際には、多量の⑪＿＿＿＿＿＿＿が血中に放出されショック状態となる。

問題6 心不全

次の文章の空欄に、適切な語句を語句群より選び、記入しなさい。
[語句群] 肺水腫 浮腫 うっ血 心原性 心筋梗塞 肺水腫 心臓喘息
褐色硬化 起座呼吸 心臓病細胞

● 心不全とは、心臓の機能が障害され、十分な血液の駆出ができなくなった状態である。心不全はその経過から急性と慢性に分類される。また、左心室系と右心室系の機能が独立して障害された場合は、それぞれ左心不全と右心不全に区別される。

● 急性心不全：急激に心臓のポンプ機能が傷害された場合をいい、①＿＿＿＿＿＿＿ショックの状態となる。広範な②＿＿＿＿＿＿＿などが原因となる。

● 慢性左心不全：左心室から大動脈への血液の駆出が徐々に障害された病態である。肺静脈の血液が大動脈へ十分駆出されないため、肺に慢性の③＿＿＿＿＿＿＿が生じる。このため、肺静脈や肺毛細血管に血液がうっ滞し、血管内圧も高くなり、肺胞腔内に血液中の水分が漏出するようになる。この状態が④＿＿＿＿＿＿＿で、肺胞の換気が障害されるため呼吸困難を起

こす。この呼吸困難は、体位などの影響を受けて発作性に症状が出現するため、⑤＿＿＿＿＿＿＿＿とよばれる。また、肺の位置を高くした方が肺静脈圧が低くなって楽になるため、患者は上体を起こした状態で呼吸するようになる（⑥＿＿＿＿＿＿＿＿）。さらにうっ血が強くなると赤血球も肺胞内に漏出し、組織球に貪食されて褐色のヘモジデリンに変化し、組織球の胞体内に沈着する。このヘモジデリン沈着を起こした組織球は喀痰の中にも排出されるため、痰は褐色となる。この褐色の組織球は⑦＿＿＿＿＿＿＿＿ともよばれる。肺内の血管は、内圧の亢進のために壁が肥厚して内腔が狭窄する。肺胞壁自体も次第に線維化して硬くなり、⑧＿＿＿＿＿＿＿＿とよばれる状態になる。

● **慢性右心不全**：右心室の機能が徐々に障害された場合で、肝臓や腸管、皮膚などでうっ血が起き、⑨＿＿＿＿＿＿＿を伴う。胸腔、心嚢腔、腹腔などの体腔では、浮腫液が腔水症のかたちで貯留してくる。慢性右心不全の原因は、原発性の右心室の病気の場合もあるが、最も多いのは慢性左心不全から肺の褐色硬化を経て、右心室に負荷がかかり、この負荷に右心室が耐えられなくなって起こるものである。この場合、慢性の左右両心不全の状態となり、**うっ血性心不全**とよばれる。

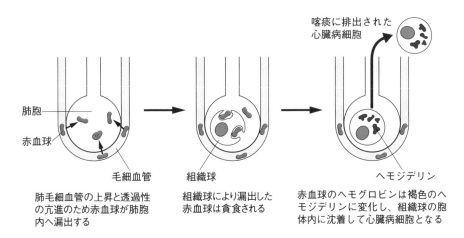

喀痰に排出された
心臓病細胞

肺胞
赤血球
毛細血管
肺毛細血管の上昇と透過性
の亢進のため赤血球が肺胞
内へ漏出する

組織球
組織球により漏出した
赤血球は貪食される

ヘモジデリン
赤血球のヘモグロビンは褐色のヘ
モジデリンに変化し、組織球の胞
体内に沈着して心臓病細胞となる

図 4-7　慢性肺うっ血と心臓病細胞

36

5 炎症

問題1 炎症の定義と過程

次の文章の空欄に、適切な語句を語句群より選び、記入しなさい。

[語句群] うっ血　機能障害　発赤　変質　疼痛　腫脹　炎症　発熱
ヒスタミン　ビルルビン　セロトニン　コレシストキニン　血行静止
肉芽組織　細胞浸潤　血漿　化学走性

● **炎症**とは、生体が刺激や損傷を受けたり、異物が侵入したりした場合に起こる一連の反応である。局所の症状としては、① ＿＿＿＿＿＿（赤くなる）② ＿＿＿＿＿＿（腫れる）、③ ＿＿＿＿＿＿（熱をもつ）、④ ＿＿＿＿＿＿（痛みを感じる）、⑤ ＿＿＿＿＿＿＿＿＿がみられる。

● 炎症は生体防御反応で、これにより障害を局所にとどめ、異物を排除し、組織を修復する過程である。しかし、一方では無害な刺激に反応して過剰な炎症反応を起こし、生体に不利益をもたらす場合もある。

● 炎症は時間を追って進行する一連の過程からなっており、次の4つの過程に大別できる。

・⑥ ＿＿＿＿＿＿（**退行性変化**）：刺激や損傷の加わった局所では、細胞の変性や壊死などの⑥が引き起こされる。その結果、⑦ ＿＿＿＿＿＿＿＿や⑧ ＿＿＿＿＿＿＿＿＿＿といった**化学伝達物質**が放出され、循環障害や滲出を促す。

・**循環障害**：充血に次いで⑨ ＿＿＿＿＿＿＿が起こり、血流が緩徐となり**血行静止**に至る。

・**滲出**：⑨と血行静止のために血管内圧が高くなり、さらに血管の透過性が亢進し、血液成分が血管外へ漏れ出してくる。この現象を滲出という。はじめは液体成分、これに続いてフィブリンなどのタンパク成分を含んだ⑩ ＿＿＿＿＿＿＿の滲出がみられ、さらに血球成分の滲出が起こる。とくに白血球の滲出は、単に受動的に移動するのみではなく、細菌などの起炎物質に向かって能動的に移動する⑪ ＿＿＿＿＿＿＿＿＿といわれる移動が行われる。滲出した細胞成分が血管外の組織中にみられる状態を⑫ ＿＿＿＿＿＿＿＿＿という。

・**組織増殖**：最後に⑬ ＿＿＿＿＿＿＿＿や**肉芽腫**の増殖が起こり、修復に向かう。

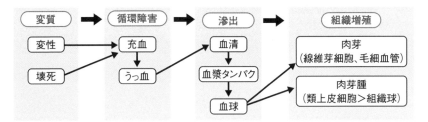

図5-1　炎症の過程

問題2 炎症細胞

次の文章の空欄に、適切な語句を語句群より選び、記入しなさい。

[語句群（複数回の使用可）]　B　T　I型　II型　IV型　ラングハンス
ライソゾーム　マクロファージ　化学走性　慢性　急性　膿球　寄生虫
化学伝達物質　形質

- **好中球**：分葉性の核と好中性の顆粒を胞体内にもっている。この顆粒はライソゾームに由来し、タンパク質分解酵素を多量に含んでいる。**細菌性炎症**や①＿＿＿＿＿**炎症**で多く滲出する。②＿＿＿＿＿＿＿によって細菌や異物をとらえ、顆粒中の酵素で分解する。しかし、自らも壊死に陥り脂肪変性を起こして③＿＿＿＿＿となる。崩壊するとタンパク質分解酵素を炎症巣に放出し、組織を分解・破壊することになる。

- **好酸球**：分葉性の核と好酸性の顆粒を胞体内にもった顆粒球である。④＿＿＿＿＿**アレルギー反応**による炎症や⑤＿＿＿＿＿**疾患**で多く滲出する。しかし、炎症を起こすというよりも、IgE免疫複合体を貪食したり、④アレルギー反応を抑える物質を放出して炎症を抑制する働きをもっている。

- **好塩基球と肥満細胞**：ともに好塩基性の顆粒をもつ細胞であるが、好塩基球は血液細胞として血管内を循環しており、肥満細胞は血管外の組織内に散在している。顆粒はヘパリン、ヒスタミン、セロトニンおよびその他の⑥＿＿＿＿＿＿＿を多く含んでいる。⑦＿＿＿＿＿**アレルギー反応**による炎症で浸潤がみられる。

- **単球と組織球**：単球は血液中を循環する細胞である。腎臓形の単核の核をもち、胞体には⑧＿＿＿＿＿＿＿を多くもっている。血管外に滲出すると組織球ないしは⑨＿＿＿＿＿＿とよばれる貪食能の旺盛な細胞となる。組織球は⑩＿＿＿＿＿**炎症**で浸潤が目立ち、肉芽腫中では⑪＿＿＿＿＿＿**型巨細胞**、類上皮細胞、異物型巨細胞などに形を変えてみられる。

- **リンパ球と形質細胞**：リンパ球は、円形ないしわずかにくぼんだ大きな核と少ない胞体をもった単核細胞で、胞体内顆粒は乏しい。リンパ球には⑫＿＿＿＿＿**細胞**と⑬＿＿＿＿＿**細胞**の2系統の細胞があるが、形態学的には同

表 5-1　炎症細胞の種類

炎症細胞の種類	好中球	好酸球	好塩基球	単球	リンパ球	形質細胞
直径(μm)	14	15	14	17	12	12〜14
末梢血中の数(基準値)	4000/μL	200/μL	50/μL	500/μL	2300/μL	0/μL

じように見える。このうち⑫**細胞**が免疫グロブリンを産生する活性化された状態となると、胞体が大きく核が偏在した⑭　　　　　**細胞**に変化する。⑮　　　　**炎症**や**ウイルス感染**による炎症で多く浸潤がみられる。

問題3 炎症の分類

> 次の文章の空欄に、適切な語句を語句群より選び、記入しなさい。
> [語句群] 急性　慢性　化学　生物学　物理　偽膜性　漿液性　カタル性　化膿性　線維素性　蜂窩織炎　膿瘍　蓄膿症　壊疽性　特異性　形質　類上皮　乾酪壊死、ゴム腫

● 炎症の原因を大別すると、次のようになる。
  ・① 　　　　**的原因**：電離放射線、高熱、低温、外傷など
  ・② 　　　　**的原因**：強酸、強アルカリ、毒素など
  ・③ 　　　　**的原因**：細菌、ウイルス、真菌、原虫など
● 炎症の経過による分類では、炎症が激しく経過の短いものを④　　　　**炎症**、穏やかで経過が長いものを⑤　　　　**炎症**とよぶ。
● 部位による分類では、炎症の起こっている臓器名に炎を付して**肝炎**、**腎炎**、**頸管炎**、**肺炎**のようになる。
● 基本病変による分類では、以下のようになる。
①**変質性炎**：退行性病変のみが目立ち、細胞浸潤や肉芽の増生がほとんどみられないもので、劇症肝炎やクロイツフェルト・ヤコブ病の脳病変がこれにあたる。
②**滲出性炎**：滲出が目立つ炎症で、滲出するものの種類によってさらに細分される。
  ・⑥ 　　　　**炎**：粘性の低い液体である漿液の滲出を主体とする炎症である。
  ・⑦ 　　　　**炎**：粘膜における粘液や漿液の滲出を主体とする炎症である。
  ・⑧ 　　　　**炎**：線維素と好中球の滲出を主体とし、粘膜に起きた場合は滲出物と好中球、壊死物などが粘膜表面に付着して半透明の偽膜を

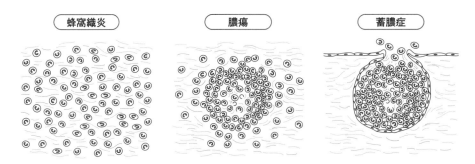

図 5-2　化膿性炎症

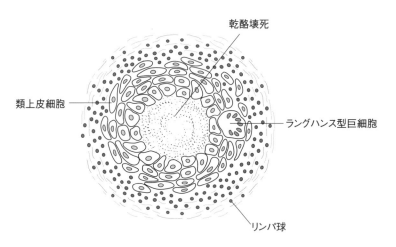

図 5-3　結核結節

形成し、⑨＿＿＿＿＿＿＿＿炎とよばれる。

・⑩＿＿＿＿＿＿＿＿炎：好中球の滲出を主体とする炎症である。化膿性炎は
さらに、好中球のびまん性浸潤を主体とする⑪＿＿＿＿＿＿＿＿＿、好中球
の分解酵素によって空洞を形成し、そのなかに膿球を貯留する
⑫＿＿＿＿＿＿＿、副鼻腔などの既存の体腔内に膿球を貯留した状態の
⑬＿＿＿＿＿＿＿＿などに分けられる。

・⑭＿＿＿＿＿＿＿＿炎：腐敗菌の感染による腐敗を伴った滲出性炎をいう。

③**増殖性炎**：さまざまな成分が増殖する場合があるが、とくに類上皮細胞を含
む**肉芽腫**の形成がみられる炎症を⑮＿＿＿＿＿＿＿＿＿炎とよぶ。肉芽腫の形態
で病名がわかることが多いからである。特異性炎には**結核**、梅毒、サルコイ
ドーシスなどがある。このうち結核は結核菌の感染による慢性炎症で、結核
結節とよばれる肉芽腫を形成する。結核結節は**ラングハンス型巨細胞**をまじ
えた⑯＿＿＿＿＿＿＿**細胞**の増殖からなり、リンパ球の浸潤を伴う。中心部
には⑰＿＿＿＿＿＿＿＿を認めることが多い。**梅毒**は梅毒トレポネーマによ
る感染症で、感染後約３年を経ると梅毒第３期となり、⑱＿＿＿＿＿＿＿とよ
ばれる肉芽腫を形成する。⑱は結核結節に似るが巨細胞は少なく、リンパ球
よりも⑲＿＿＿＿＿＿＿**細胞**の浸潤が目立つ。サルコイドーシスでは、リンパ
節、肺、眼球の脈絡膜などに肉芽腫を形成する。乾酪壊死は認めない。

免疫病理と感染症

問題1 液性免疫と細胞性免疫

> 次の文章の空欄に、適切な語句を語句群より選び、記入しなさい。
> [語句群（複数回の使用可）] Ｔ　Ｂ　抗体　抗原　免疫グロブリン、ヘルパーＴ
> 形質　細胞傷害性Ｔ　胸腺　マクロファージ　サイトカイン　液性　細胞性

- 生体防御のための機構はいくつかあるが、そのなかで主役を演じるのは**免疫**である。免疫は、自分の身体の構成成分であるかどうか、すなわち**自己**あるいは**非自己**の認識をして、非自己成分が侵入した場合にこれを特異的に排除する機構である。

- この免疫反応を引き起こす非自己成分は①＿＿＿＿＿＿とよばれる。さらに免疫は、②＿＿＿＿＿＿＿＿＿＿（Ig）が抗原と反応して引き起こされる③＿＿＿＿＿**免疫**と、④＿＿＿＿＿**細胞**がサイトカインを放出して、抗原によって変貌した感染細胞や腫瘍細胞を破壊す⑤＿＿＿＿＿＿**免疫**がある。

- B細胞（Bリンパ球）は**表面免疫グロブリン**の先端部で直接抗原を認識する。T細胞（Tリンパ球）は直接抗原を認識することはできず、**主要組織適合抗原（MHC）分子**とともに、細胞表面に抗原の一部（抗原に特徴的なポリペプチド）を提示したものを**T細胞リセプター**で認識する。

- 樹状細胞やマクロファージなどの**抗原提示細胞**が⑥＿＿＿＿＿＿**細胞**に対して抗原ペプチドを提示する場合は、MHCのうち**クラスⅡ分子**を用いるが、抗原提示細胞以外の感染細胞などが⑦＿＿＿＿＿＿＿**細胞**（**Tc細胞**）に抗原ペプチドを提示する場合はMHCクラス**クラスⅠ分子**が用いられる。

- リンパ球系幹細胞の一部は、骨髄で⑧＿＿＿＿＿**細胞**となる。この⑧**細胞**は、自分に特異的な抗原と接触する刺激と、同じ抗原の提示を受けた**Th2ヘルパーT細胞**からのシグナルの両方を受け取ると活性化する。⑧**細胞**は増殖して数を増やすとともに⑨＿＿＿＿＿**細胞**へと分化し、免疫グロブリンを産生し、血液中に分泌する。

- 液性免疫では、この免疫グロブリンは抗原と特異的に結合して、抗原を破壊・排除する。免疫グロブリンは⑩＿＿＿＿＿ともよばれ、分子構造が互いに少しずつ異なるIgG、IgM、IgA、IgD、IgEの5種類のクラスがある。

- リンパ球系幹細胞のうち⑪＿＿＿＿＿を通過したものは⑫＿＿＿＿＿**細胞**となる。⑫**細胞**はMHC分子とともに提示された抗原ペプチドを認識する。抗原のうちウイルスや結核菌などは細胞内に侵入し、その抗原ペプチドをMHC

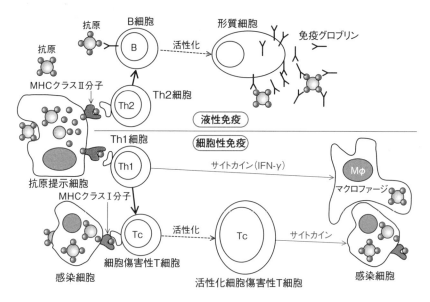

図 6-1 液性免疫と細胞性免疫

クラス I 分子とともに細胞表面に提示する。

● 細胞性免疫では、⑬＿＿＿＿＿＿＿＿＿＿**細胞**（**Tc細胞**）は提示された
自分に特異的な抗原ペプチドと接触する刺激と、同じ抗原を抗原提示細胞に
よって提示された**Th 1 細胞**からのシグナルを受けて活性化する。活性化し
たTc細胞は⑭＿＿＿＿＿＿＿＿＿を放出して、感染細胞を破壊する。Th 1
細胞自身もサイトカイン（主にインターフェロンγ）を放出することにより、
⑮＿＿＿＿＿＿＿＿＿を活性化して抗原や変性細胞を破壊・排除する。

問題2 アレルギー反応

次の文章の空欄に、適切な語句を語句群より選び、記入しなさい。
また、[ ] 内の語句より適切なものを選びなさい。

[語句群] 即時型　IgE、形質　肥満　ヘルパーT　胞傷害性T　細胞傷害型
ヒスタミン　再生不良性　溶血性　全身性エリテマトーデス　液性　細胞性
アトピー性　接触性　血清病

● 免疫は生体防御機構として有益な仕組みではあるが、生体にとって不利益な
反応を起こす場合もある。生体にとって無害な物質を抗原として認識した
り、自らの身体の一部を抗原として反応し、これを排除してしまうことがあ
る。このような有害な免疫反応を**アレルギー反応**（**過敏反応**）とよび、アレ
ルギー反応の抗原をとくに**アレルゲン**という。アレルギー反応には以下の5
種類の型がある。

● **I 型アレルギー反応**（**アナフィラキシー型反応**）：①＿＿＿＿＿＿クラスの抗
体が産生されることによって起こる反応で、抗原としては花粉、室塵、牛

乳、蕎麦、ペニシリンなどがある。これらのアレルゲンに感作されて産生された①クラスの抗体は②＿＿＿＿＿＿**細胞**に結合する。この②**細胞**にアレルゲンが結合すると、②**細胞**の胞体内顆粒から③＿＿＿＿＿＿＿＿などの化学伝達物質が放出される。この結果、平滑筋の強い収縮や血管透過性の亢進が起こる。同時に好酸球走化因子も放出されて好酸球の浸潤がみられる。この反応は、抗原と接触すると急激に展開するので④＿＿＿＿＿＿**反応**ともよばれる。全身アナフィラキシーはこの反応が全身性に起こることで、ペニシリンによるものがよく知られている。感作された個体に注射されると急激に血管透過性が亢進し、ショック状態となり、気管支平滑筋の強い収縮により呼吸困難に陥る。

- **Ⅱ型アレルギー反応**（⑤＿＿＿＿＿＿＿**反応**）：細胞膜上にある抗原に対して反応する抗体が出現する。この抗体が抗原と結合し、補体活性化、細胞破壊、マクロファージの活性化、炎症反応などを引き起こす。代表的なものは母子間血液型不適合による⑥＿＿＿＿**貧血**である。

- **Ⅲ型アレルギー反応**（⑦＿＿＿＿＿＿＿**反応**）：抗原と抗体の結合した免疫複合体が形成される。これが血液中に浮遊して流れるうちに毛細血管などに引っかかって沈着し、補体を活性化して炎症を起こす。抗核抗体と核酸の免疫複合体による⑧＿＿＿＿＿＿＿＿＿（SLE）や異種血清中のタンパク成分とこれに対する抗体の免疫複合体による⑨＿＿＿＿＿＿はこの例である。

- **Ⅳ型アレルギー反応**（⑩＿＿＿＿＿**反応**）：⑪＿＿＿＿＿**免疫**による過敏反応であり、⑫＿＿＿＿＿＿**皮膚炎**がこの例である。抗原に接触してから反応が起こるまでに24時間程度かかり、反応のピークに達するには48時間程度を要する。⑬＿＿＿＿＿**細胞**が主に関与している。

- **Ⅴ型アレルギー反応**（**抗受容体反応型反応**）：細胞表面の**リセプター**に対する抗体ができるが、リセプターと結合したときに細胞傷害や炎症を起こさず、その代わりにリセプターの機能を亢進させたり抑制するものである。たとえば、重症筋無力症では筋肉細胞の**アセチルコリンリセプター**に対する抗体がつくられて結合した結果、筋肉の収縮が〔⑭ **亢進　抑制**〕される。また、バセドウ病では**甲状腺刺激ホルモンリセプター**に対する抗体が甲状腺機能を〔⑮ **亢進　抑制**〕させる。

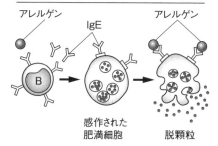

I型アレルギー反応（アナフィラキシー型反応）

アレルゲン
IgE
アレルゲン
B
感作された
肥満細胞
脱顆粒

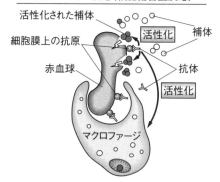

II型アレルギー反応（細胞傷害型反応）

活性化された補体
細胞膜上の抗原
赤血球
活性化
補体
抗体
活性化
マクロファージ

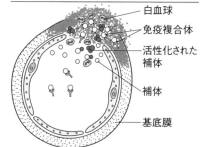

III型アレルギー反応（免疫複合体型反応）

白血球
免疫複合体
活性化された
補体
補体
基底膜

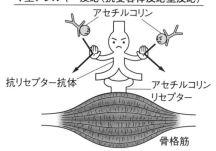

V型アレルギー反応（抗受容体反応型反応）

アセチルコリン
抗リセプター抗体
アセチルコリン
リセプター
骨格筋

図 6-2　主なアレルギー反応

問題3 外因の関与するアレルギー性疾患

次の文章の空欄に、適切な語句を語句群より選び、記入しなさい。
[語句群（複数回での使用可）]　Ⅰ型　Ⅱ型　Ⅲ型　Ⅳ型　Ⅴ型　弁膜症
心内膜炎　黄色ブドウ　β溶血性連鎖　交差免疫　全身性アナフィラキシー
再生不良性　溶血性

● **細菌が関与するアレルギー性疾患**

・**リウマチ熱**：先行する上気道感染の後、2～4週間の無症候期を経て、**皮疹**
と**多発性関節炎**を伴う**発熱性疾患**として発症する。主に小児の病気である。
同時に体内では①＿＿＿＿＿＿＿＿（弁膜炎）起こし、この弁膜炎が心臓の
弁の変形をきたし②＿＿＿＿＿＿＿＿となる。上気道感染は
③＿＿＿＿＿＿＿＿**球菌**によるもので、これに対する抗体が心臓や関節
の滑膜組織とも免疫反応を起こす。このような反応は④＿＿＿＿＿＿＿＿**反応**
とよばれ、⑤＿＿＿＿＿＿＿＿**アレルギー反応**である。

・**連鎖球菌感染後急性糸球体腎炎**：リウマチ熱と同様に
⑥＿＿＿＿＿＿＿＿**球菌**の上気道感染の後に無症候期を経て、
⑦＿＿＿＿＿＿＿＿の炎症を発症する。腎機能障害のため尿量は減少し、**乏**
尿、浮腫と**高血圧**がみられる。尿には赤血球（**血尿**）やタンパク質（**タンパ**
ク尿）が出現する。連鎖球菌の成分と抗体が免疫複合体を形成し、糸球体に

沈着して⑧＿＿＿＿＿**アレルギー反応**を起こすことが原因である。

●**非細菌性の外因によるアレルギー性疾患**

・**花粉症**：さまざまな花粉に対して⑨＿＿＿＿＿＿＿**アレルギー反応**を起こすもので、花粉の付着した結膜や鼻粘膜で肥満細胞からのヒスタミンやその他の化学伝達物質が放出される。血管透過性亢進による浮腫や分泌亢進が起こり、末梢神経が刺激されてかゆみを覚える。

・**気管支喘息**：主に肺の気管支において⑩＿＿＿＿＿＿**アレルギー反応**が起こる疾患である。気管支平滑筋の攣縮、粘膜の浮腫、粘液分泌の亢進により気管支の狭窄が起こる。発作性のヒューヒューという音のする喘鳴を伴った呼吸困難が出現し、とくに息を吐き出すときに障害が著しい（チェックバルブ現象）。

・**接触性皮膚炎**：皮膚における⑪＿＿＿＿＿＿**アレルギー反応**で、漆、化粧品、ニッケルなどの金属、化学繊維、化学薬品などがアレルゲンとなる。

・**薬剤アレルギー反応**：複数のタイプのアレルギー反応が起こる。ペニシリンは⑫＿＿＿＿＿**アレルギー反応**により⑬＿＿＿＿＿＿＿＿＿＿＿＿＿＿を起こすことがある一方で、赤血球の膜タンパクと結合し、このペニシリン膜タンパク複合体が抗原となって⑭＿＿＿＿＿＿**アレルギー反応**を起こして⑮＿＿＿＿＿＿**貧血**となる場合もある。また、キニジンはこれに対する抗体を誘導し、抗体と自らが結合して免疫複合体を形成して⑯＿＿＿＿＿**アレルギー反応**を起こす。多くの薬剤で問題となるアレルギー性の薬剤性肝障害は、⑰＿＿＿＿＿＿**アレルギー反応**によるものが多い。

問題4 自己免疫疾患と膠原病

> 次の文章の空欄に、適切な語句を語句群より選び、記入しなさい。
> [語句群（複数回での使用可）]　Ⅰ型　Ⅱ型　Ⅲ型　Ⅳ型　Ⅴ型　自己抗原
> アミロイド　フィブリノイド　壊死性血管炎、ANCA　蝶形紅斑　抗核抗体
> リブマン・サックス型　レイノー　慢性甲状腺炎　リウマトイド因子

●自分の体内にもっている抗原（①＿＿＿＿＿＿＿）と反応するようなリンパ球は**自己免疫寛容**といって、取り除かれたり抑制されて免疫反応は起きないようになっているのが原則である。しかし、この**自己免疫寛容**が崩れて免疫反応が起きてしまった病態が自己免疫疾患である。そのうち多臓器にわたって病変がみられる全身性自己免疫疾患では膠原線維の②＿＿＿＿＿＿＿＿＿**変性**が特徴的な組織所見として認められるので**膠原病**とよばれている。

●**顕微鏡的多発性血管炎**：全身の細い血管にフィブリノイド変性を伴った③＿＿＿＿＿＿＿＿＿を生じる疾患で、好中球の胞体内顆粒に対する自己抗体である（抗好中球細胞質抗体、**ANCA**：anti-neutrophil cytoplasmic antibody）が血液中に出現する。

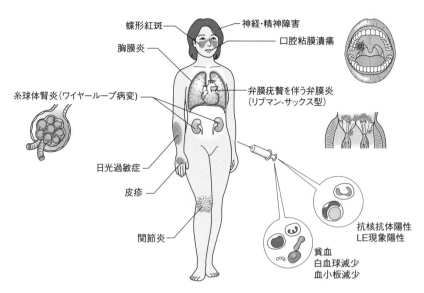

図 6-3　全身性エリテマトーデス（SLE）の症状

- **全身性エリテマトーデス（全身性紅斑性狼瘡）**：若い女性に好発する慢性炎症性疾患で皮膚、腎、肺、関節、心臓など全身性におかされる。皮膚では④＿＿＿＿＿＿＿＿＿といって顔面に蝶が羽を広げたような皮疹を生じる。腎では針金状の糸球体基底膜肥厚（ワイヤーループ病変）を伴う糸球体腎炎、肺では間質性肺炎、心臓では弁膜疣贅を伴う弁膜炎（⑤＿＿＿＿＿＿＿＿＿＿＿＿＿**心内膜炎**）がみられる。免疫調節機構の欠陥があり、さまざまな核内成分に対する自己抗体（⑥＿＿＿＿＿＿＿＿＿）が出現し、そのうちでも**抗2本鎖DNA抗体**や**抗Sm抗体**が重要である。免疫複合体を形成して主として⑦＿＿＿＿**アレルギー反応**を起こす。採血後の血液を放置すると**LE細胞**を形成する**LE細胞現象**が患者の多くでみられる。
- **強皮症**：皮膚の硬化、⑧＿＿＿＿＿＿＿＿＿**現象**（四肢末端の冷感とチアノーゼ）、食道の硬化、間質性肺炎などがみられる。
- **皮膚筋炎、多発性筋炎**：皮膚炎を伴う多発性筋炎である皮膚筋炎と、皮膚炎を欠く多発性筋炎の病型があるが、本質的には同じ疾患である。筋肉の生検で間質性筋炎を証明することで診断される。
- **関節リウマチ**：関節滑膜の炎症を主体とする疾患で、免疫グロブリンIgGに対する自己抗体が血中に出現し、⑨＿＿＿＿＿＿＿＿＿＿＿とよばれる。⑩＿＿＿＿＿＿＿＿＿＿を伴う病型は**悪性関節リウマチ**とよばれる。
- **橋本病**：自己免疫性の⑪＿＿＿＿＿＿＿＿＿で、サイログロブリンやミクロソームに対する自己抗体が関与する。

問題5 免疫不全

次の文章の空欄に、適切な語句を語句群より選び、記入しなさい。
[語句群（複数回での使用可）] 常染色体劣性（潜性） 常染色体優性（顕性）
X染色体連鎖劣性（潜性） IgA単独欠損症 エイズ HIV ヘルパーT
マイコプラズマ ニューモシスチス 副腎皮質ホルモン

● 先天性免疫不全

① 細胞性免疫不全

・ディ・ジョージ症候群：①＿＿＿＿＿＿＿＿＿＿＿＿**遺伝病**である。胸腺の
無形成・低形成があり、T細胞が欠損するため細胞性免疫不全となる。ウイ
ルス、真菌、結核、原虫感染に対する抵抗力がない。また、生ワクチンの投
与で重症感染を起こすので注意が必要である。第3および第4鰓嚢の奇形に
由来し、同じ部分から形成される副甲状腺の形成不全を伴うことも多く、低
カルシウム血症に由来するテタニーがみられる。B細胞と免疫グロブリンは
影響を受けない。

② 液性免疫不全

・ブルートン型無γグロブリン血症：②＿＿＿＿＿＿＿＿＿＿＿**遺伝病**で、
前駆細胞からB細胞への成熟分化の障害があるためB細胞や形質細胞が欠損
する。免疫グロブリンが産生されないため化膿菌への抵抗力が弱く容易に敗
血症となってしまう。

・③＿＿＿＿＿＿＿＿＿＿：選択的γグロブリン欠損症のなかで最も多いタイ
プである。一般に症状は軽症であるが、粘膜防御機能が低下するため呼吸器
感染や下痢を起こしやすい。

③ 複合免疫不全

・④＿＿＿＿＿＿＿＿＿＿＿＿（SCID）：細胞性免疫と液性免疫両者の障害の
ため反復して重症感染症に陥いる。胸腺、リンパ節、扁桃組織の低形成があ
り、T細胞もB細胞も著しく減少している。しかし、T・B両細胞の真の欠損
症は非常にまれで、実際はT細胞の著明な減少により液性免疫が続発性に障
害されていることが多い。

・X連鎖重症複合免疫不全症：⑤＿＿＿＿＿＿＿＿＿＿**遺伝病**を示し、T
細胞の成熟分化に必要なサイトカインと結合するリセプターの構造異常があ
る。そのためT細胞の減少や欠損を起こす。

・アデノシンデアミナーゼ（ADA）欠損症：⑥＿＿＿＿＿＿＿＿＿＿**遺伝病**
で、先天性の酵素欠損症である。その結果アデノシンが蓄積し、T細胞が傷
害される。

● 後天性免疫不全

① 後天性免疫不全症候群（略称：⑦＿＿＿＿＿＿＿＿）：レトロウイルスであるヒ
ト免疫不全ウイルス（略語：⑧＿＿＿＿＿＿）の感染症である。数年の無症状
期を経てウイルスは⑨＿＿＿＿＿＿＿**細胞**に感染し、これを破壊すること

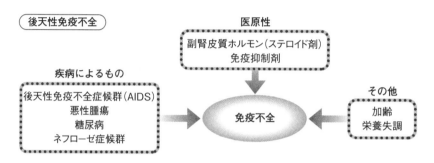

図6-4 先天性免疫不全と後天性免疫不全

により免疫不全を発症する。⑩〔　　　　　　　〕**肺炎やサイトメガロ
ウイルス感染**を起こしやすい。不特定多数との性行為、注射針の共用、非加
熱血液製剤などを介して感染が広まった。

②**その他の後天性免疫不全**：医原性では⑩や**免疫抑制剤**の投与により免疫不全
が起きる。また、**悪性腫瘍、ネフローゼ症候群、糖尿病**などは免疫力を低下
させる。

問題6 感染症の成立

次の文章の空欄に、適切な語句を語句群より選び、記入しなさい。

[語句群]　垂直伝播　菌交代症　潜伏　侵入　発症　定着　単層円柱
重層扁平　リゾチーム　マクロファージ　好中球　好酸球　接触　日和見
飛沫　空気

- **感染**とは病原体がさまざまな特異的あるいは非特異的な防御機構を突破して
  生体内に①〔　　　　　　〕し、②〔　　　　　　〕することである。感染の結果、症状
  を現すことが③〔　　　　　〕である。
- 感染および発症の成立は、病原体の感染力や毒力と個体の抵抗力の相対的な
  関係に依存している。病原体の感染力が個体の抵抗力を上まわった場合に感
  染が成立し、さらに毒力が凌駕した時点で発症する。細菌やウイルスなどで
  感染が成立しても発症しないことがあり、④〔　　　　　　〕**感染**とよばれる。
- 感染を阻止するために生体は多くの非特異的な防御機構をもっており、次の
  ようなものがある。

- **上皮組織による感染障壁**：上皮組織は組織の表面をおおい物理的に病原体の侵入を防いでいる。この障壁は皮膚などの⑤_____**上皮**では強く、粘膜などの⑥_____**上皮**では弱い。
- **分泌物の抗菌作用**：粘膜の表面をおおっている分泌物には⑦_____などの抗菌作用のある物質が含まれていることが多く、その作用により病原体の侵入が阻止されている。
- **食細胞による抗菌作用**：⑧_____や顆粒球である⑨_____などは侵入時の炎症により遊走し、非特異的に病原体を貪食し処理を行う。

●病原体の伝播様式により、感染には皮膚や粘膜などからの⑩_____**感染**、分泌物に含まれた病原体が咳などで飛沫されて広がる⑪_____**感染**、病原体が空中に浮遊してこれを吸入する⑫_____**感染**などがある。胎盤を介して、あるいは分娩時に産道を通じて、母体から子どもに感染するような形式は⑬_____とよばれている。

●病原体の種類によって感染を起こす対象の個体種や臓器・組織の**選択性**がある。化膿菌はこの選択性が不明確でいろいろな種や臓器に感染するが、ウイルスは選択性が高く、たとえばヒトのB型肝炎ウイルスはヒトあるいは霊長類の肝細胞のみに感染する。多くの病原体はこれらの中間の選択性がある。病原体が個体内に侵入したのち感染定着部位まで移動する形式には**直接侵入、播種、管腔性、血行性、**および**リンパ行性**の到達様式がある。

●感染防御機構が著しく障害された場合、通常ではほとんど問題とならないような病原性の弱いものが感染・発症を起こすことがある。このような形式の感染を⑭_____**感染**とよぶ。先天性および後天性の免疫不全に際してみられる。病原体としては**アスペルギルス、カンジダ、ニューモシスチス・イロベチイ**などの真菌類、サイトメガロウイルスなどのウイルス、結核菌などが多い。

●抗菌剤はある病原体に有効でも、必ず無効な種類の病原体が存在する。ある病原体に有効な抗菌剤を投与すると、その病原体は消滅する。しかし、この抗菌剤が無効な病原体がいたり、新たに侵入すると、これが増殖して、病原体が入れ替わってしまう。また、腸内細菌などのように正常細菌叢のある所に抗菌範囲が広く強力な抗菌剤を投与すると、腸内細菌が死滅して、抗菌剤が無効な病原性のある菌と入れ替わってしまう。これを⑮_____とよぶ。

問題 7 感染源

次の文章の空欄に、適切な語句を語句群より選び、記入しなさい。
[語句群] エンドトキシン　敗血症　菌血症　発疹チフス　オウム病
トラコーマ　ツツガムシ病

- **細菌**には真性細菌類、放線菌類、スピロヘータ類、マイコプラズマ類がある。真性細菌類は大きさ 1 μm 前後で、その形から球状の球菌と細長い桿菌に、グラム染色に対する染色態度からグラム陽性菌と陰性菌に分類される。核酸として DNA と RNA の両方をもっており、細胞を含まない培地で培養が可能である。ジフテリア、ボツリヌス、破傷風菌などは菌体外毒素を分泌し、グラム陰性桿菌類は菌体内に毒素（①＿＿＿＿＿＿＿＿＿＿＿＿）をもっている。感染巣において毒素の作用により細胞の変性、壊死、炎症を引き起こす。感染巣から血液中に侵入して細菌が全身を循環するようになった状態は②＿＿＿＿＿＿＿＿で、その結果、全身多発性に細菌が定着し、感染病巣を形成した状態を③＿＿＿＿＿＿＿＿とよんでいる。

- **リケッチア**は、0.3μm 程度の大きさの多形球状から杆状グラム陰性の細菌で、DNA と RNA をもつが無細胞培地では増殖できない。通常、シラミ、ノミ、ダニの細胞質内にいて、病原種はこれらの動物を介してヒトに感染する。④＿＿＿＿＿＿＿＿＿＿、⑤＿＿＿＿＿＿＿＿＿＿、ロッキー山紅斑熱、リケッチア痘瘡、その他の疾患を起こす。

- **クラミジア**は、0.8～1.5μm の球状の病原体である。生きている細胞内でしか増殖できず、組織選択性が高い。ウイルスに似た性質をもっているので、かつては大型ウイルスとよばれたこともある。⑥＿＿＿＿＿＿＿＿、⑦＿＿＿＿＿＿＿＿、鼡径リンパ肉芽腫、非淋菌性尿道炎などの病原体となる。

- **ウイルス**は 15nm から数百 nm レベルの大きさの病原体で、一般の光学顕微鏡では見ることはできない。核酸は DNA か RNA の一方のみをもち、生きた細胞内でしか増殖できない。一般に組織選択性が高いため、生体内に侵入すると**血行性**に各ウイルスの特定臓器に到達し、その細胞内に侵入して病変を引き起こす。ウイルスによっては 10 年以上の潜伏期をもつもの（遅発性ウイルス感染）もある。

- **真菌**はカビおよび酵母の仲間で、発酵食品に利用されるものも多いが、ヒトに病原性をもつ種類もある。

- **原虫**は 2～30μm 程度の大きさの単細胞生物である。原虫で風土病の原因となる場合を除けば、いずれも病原性は弱い。しかし、日和見感染の感染源としては非常に重要である。

7 腫瘍

問題1 腫瘍の定義と分類

次の文章の空欄に、適切な語句を語句群より選び、記入しなさい。

[語句群] 単クローン性　上皮性　偏倚（へんい）　癌腫　がん　悪性　肉腫　腺　良性　扁平上皮　非上皮性

- **腫瘍**とは、生体の細胞が**自律的**に**過剰**な**増殖**を始めた結果形成される組織の塊である。同義語として**新生物**ともよばれる。自律的とは理由なく勝手気ままにという意味で、細胞の増殖は無意味で無秩序で、その原因を指摘することは困難である。

- 腫瘍の起源となる細胞は通常1個で、腫瘍塊を構成する細胞（腫瘍細胞）はすべてその子孫から構成されるのが原則である。このことを腫瘍の①＿＿＿＿＿＿＿＿＿＿＿とよんでいる。1個の細胞がその性格に異常を生じ（これを②＿＿＿＿＿＿という）、その結果、自律性の増殖能を獲得したものが腫瘍である。

- 腫瘍には、自律性の増殖が際限なく続き、最終的にその腫瘍の発生した個体が死ぬまで増殖を続ける③＿＿＿＿＿**腫瘍**と、増殖が一定の状態で停止する④＿＿＿＿＿**腫瘍**に分類できる。

- 腫瘍の由来細胞を大きく分けて上皮組織に由来する⑤＿＿＿＿＿**腫瘍**と、それ以外の非上皮性組織に由来する⑥＿＿＿＿＿**腫瘍**に分類される。上皮組織とは身体の表面をおおう皮膚の表皮、内面である消化管、気道、および尿路の粘膜、およびこれらから分化した腺組織である唾液腺、甲状腺、肝臓、膵臓などがある。非上皮性組織は発生段階での間葉に由来する結合組織や脂肪組織、さらに筋組織や神経組織が含まれる。

- これらの分類を組み合わせて、上皮性の悪性腫瘍は⑦＿＿＿＿＿、非上皮性の悪性腫瘍は⑧＿＿＿＿＿とよばれる。腫瘍の発生臓器名と組み合わせて食道癌、食道肉腫、胃癌、肝臓癌、子宮肉腫などと表現される。また、上皮性および非上皮性の悪性腫瘍全体を含めて⑨＿＿＿＿＿とよんでいる。

- 癌腫の組織診断名は発生組織名に**癌**を付す。たとえば扁平上皮に由来する癌腫は⑩＿＿＿＿＿**癌**、腺上皮に由来するものは⑪＿＿＿＿＿**癌**と命名される。肉腫の場合は同様に由来組織名に**肉腫**を付して、**脂肪肉腫**、**平滑筋肉腫**、**骨肉腫**と命名される。

- 良性腫瘍においては由来組織名に**腫**を付して、**腺腫**、**上皮腫**、**平滑筋腫**とよばれる。

表7-1　腫瘍の命名法

	上皮組織 epithelial tissue	非上皮組織 non-epithelial tissue
正常組織	重層扁平上皮 stratified squamous epithelium 移行上皮 transitional epithelium 腺上皮 glandular epithelium	線維組織 fibrous tissue 脂肪組織 fat tissue 平滑筋組織 smooth muscle tissue 横紋筋組織 skeletal muscle tissue 骨組織 bone tissue
良性腫瘍	扁平上皮腫 squamous cell epithelioma 移行上皮乳頭腫 transitional cell papilloma 腺腫 adenoma	線維腫 fibroma 脂肪腫 lipoma 平滑筋腫 leiomyoma 横紋筋腫 rhabdomyoma 骨腫 osteoma
悪性腫瘍	扁平上皮癌 squamous cell carcinoma 移行上皮癌 transitional cell carcinoma 腺癌 adenocarcinoma	線維肉腫 fibrosarcoma 脂肪肉腫 liposarcoma 平滑筋肉腫 leiomyosarcoma 横紋筋肉腫 rhabdomyosarcoma 骨肉腫 osteosarcoma

問題2 腫瘍の形態（肉眼と組織）

> 次の文章の空欄に、適切な語句を語句群より選び、記入しなさい。
> ［語句群］　壊死　ポリープ　潰瘍　中心壊死　硬　髄様

- 腫瘍の発生部位が皮膚、粘膜、漿膜などの表面にある場合は肉眼的に盛り上がり隆起性の腫瘤を形成することが多く、粘膜において大きく隆起した病変は①＿＿＿＿＿＿とよばれる。

- 隆起性腫瘤は、とくに悪性腫瘍においては中心部が②＿＿＿＿＿に陥って潰瘍化を伴うことが多い。また、悪性腫瘍は深部へ向かって広がる傾向も強く、その場合大きな③＿＿＿＿＿が形成される。

- 腫瘍の増殖が組織内に浸み込むように広がって、組織のびまん性の肥厚を形成する場合もある。実質臓器の中に発生した腫瘍は結節状の腫瘤を形成する。この腫瘤の中心部は血流が乏しくなることが多く壊死に陥ることがある。これを④＿＿＿＿＿＿＿とよんでいる。これも悪性腫瘍でより多くみられる現象である。腫瘍の多くは充実性であるが、なかには大きな囊状の管腔を形成してその中に分泌液を貯留した囊胞を形成するものもある。卵巣の腫瘍はこの囊胞性のものが多くみられる。

- 腫瘍はその本体である**腫瘍細胞**と、そのまわりに形成される**腫瘍間質**からなっている。腫瘍細胞は腫瘍実質とよばれ、腫瘍の性質を決定する。腫瘍間質は２次的なものではあるが、栄養血管を含み腫瘍細胞に栄養と酸素を供給し腫瘍の生存には不可欠の成分である。

- 上皮性腫瘍では腫瘍細胞は２個以上が集まって胞巣を形成して増殖するが、非上皮性腫瘍では個々の細胞が離れて間質内に散在して増殖し、胞巣を形成しない。癌腫においては間質の量が実質に比べて多いものを⑤＿＿＿＿＿癌、

反対に実質量の多いものを⑥＿＿＿＿＿癌とよんでいる。

●腫瘍の組織形態は良性・悪性の鑑別に重要である。良性の腫瘍細胞は発生母細胞と非常によく似ている。一方、悪性腫瘍細胞の特徴は母組織の細胞と比べて大きく形態が異なることが多い。この異なる様式には異型性と分化度の低下がある。異型性とは形の崩れで、一般に母細胞と比較して核は大きく形が不整で、クロマチンは増加し、その分布は不規則となる。さらに、分化度が低下するため、分化した母細胞でみられる性質が不明確となる。したがって、悪性腫瘍では分化度が低く異型性が強いものほど、悪性度が高くなる。

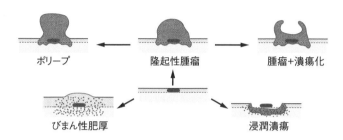

図 7-1　腫瘍の肉眼形態（表面に発生した場合）

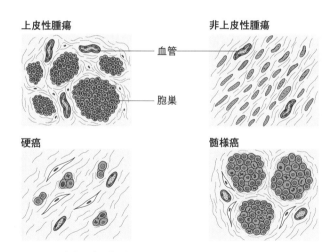

図 7-2　腫瘍の組織形態

問題3 腫瘍の発育と進展

次の文章の空欄に、適切な語句を語句群より選び、記入しなさい。

[語句群] 転移性　膨張性　浸潤性　血行性　リンパ行性　原発巣　局所　播種　所属リンパ節　肝転移　静脈角　肺転移

- 局所での発育様式は良性腫瘍と悪性腫瘍で異なる。良性腫瘍は周囲の組織との境界は明瞭で、周囲組織を圧迫しながら発育し、一定の大きさに達すれば増殖が停止する。このような増殖の様式を圧排性または①＿＿＿＿＿＿＿発育とよんでいる。これに対して悪性腫瘍はちょうど木の細かい根が地中を広がるように組織の間を縫って発育し、周囲との境界は不明瞭となる。また、その際に周囲の組織を破壊して広がる傾向がある。このような発育様式は②＿＿＿＿＿＿＿発育とよばれる。一般に、良性腫瘍の発育は速度がゆっくりしており、悪性腫瘍の発育は急速である。

- 良性腫瘍は非常に大きくなっても、発生した局所以外の場所に広がることはない。悪性腫瘍は発生局所（③＿＿＿＿＿＿＿）以外の所にも同じ腫瘍性病変を形成する傾向がある。

- 悪性腫瘍に特徴的な進展様式として、④＿＿＿＿＿＿＿と**転移**の２つがある。④とは胸腔や腹腔などに露出した腫瘍細胞がばらまかれて、漿膜などの表面に多数の腫瘍結節をつくるような進展様式である。胸膜や腹膜では、④巣からの出血やリンパ液の漏出により胸水や腹水を伴い、胸膜炎や腹膜炎に似た症状を呈する。そのため、このような状態は**癌性胸膜炎**や**癌性腹膜炎**とよばれている。

- **転移**とはリンパ管や血管内に侵入した腫瘍細胞がリンパ流や血流に乗って流れ、その末梢部で定着して腫瘍を形成する進展様式であり、次の２つがある。

- ⑤＿＿＿＿＿＿＿**転移**は腫瘍細胞がリンパ管の壁を破って、リンパ管内に侵入し、その臓器に分布するリンパ管の流れに沿って周囲のリンパ節に転移を形成する。このような臓器周囲のリンパ節を⑥＿＿＿＿＿＿＿とよんでいる。腫瘍細胞はさらにリンパ管を経由し、最終的には胸管あるいは右リンパ本幹を経由して、⑦＿＿＿＿＿＿＿から静脈内へ入る。静脈内の腫瘍細胞は肺の毛細血管で塞栓し、肺転移を生じる。

- ⑧＿＿＿＿＿＿＿**転移**では原発巣内で壁の比較的弱い毛細血管や静脈の壁を破って腫瘍細胞は血管内に侵入し、末梢で転移巣を形成する。**静脈系**に侵入することが多いので⑨＿＿＿＿＿＿＿が多い。消化器腫瘍では**門脈系**に侵入しやすく、⑩＿＿＿＿＿＿＿が多い。原発性の肺の悪性腫瘍や肺に形成された転移巣からは大循環を介し全身どこでも転移しうる。

- **再発**とは、手術などの治療によって一端消失した腫瘍が再び現れてくることである。原発巣の部分にみられる⑪＿＿＿＿＿＿＿**再発**と、異なる部分に生じる⑫＿＿＿＿＿＿＿**再発**がある。悪性腫瘍の特徴であるが、良性腫瘍でも手術などで取り残しがあれば再発することもある。

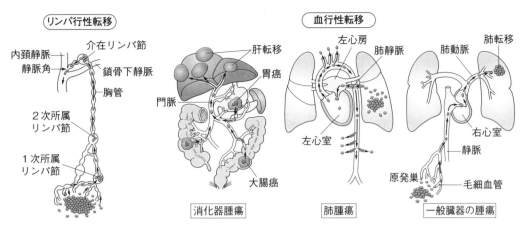

図7-3　リンパ行性転移と血行性転移

問題4 腫瘍と宿主の関係

次の文章の空欄に、適切な語句を語句群より選び、記入しなさい。
[語句群]　悪液質　壊死　出血　浮腫　狭窄　閉塞　黄疸　尿毒症　日和見
ホルモン　消化酵素　ホルモン依存性　正所性　異所性　前立腺　子宮内膜
液性　細胞性

● **腫瘍が宿主に及ぼす影響**

・**局所的な影響**：良性腫瘍も悪性腫瘍も腫瘍の成長に伴って周囲臓器を圧迫
し、**血行障害**や**機能障害**を起こす可能性がある。増殖が速くより大きくなる
可能性の高い悪性腫瘍のほうが重大な影響を及ぼすことが多い。悪性腫瘍は
浸潤性に増殖するので周囲の組織や臓器を破壊し、その結果、
①＿＿＿＿＿＿や②＿＿＿＿＿＿を起こす。消化管などの管腔臓器の内面や壁内
に発生した腫瘍は管腔を③＿＿＿＿＿や④＿＿＿＿＿＿したりして通過障害を
起こす。

・**全身的影響**：腫瘍による局所的障害が重要な臓器に及ぶと全身的な影響を及
ぼすようになる。たとえば消化管の通過障害は全身性の栄養障害を引き起こ
す。**胆道系**やその周囲の腫瘍では胆汁の通過障害を起こし、全身性の
⑤＿＿＿＿＿となることがある。**泌尿系**やその周囲の腫瘍では
⑥＿＿＿＿＿＿＿を惹起することもある。悪性腫瘍が多数の転移を形成しそ
の全体量が多くなると腫瘍によって栄養が多量に消費され、宿主は
⑦＿＿＿＿＿＿とよばれる非常に疲弊した状態に陥る。高度のやせと貧血
のため⑦顔貌という特有の顔貌を呈するようになり、食欲不振、脱力感が出
現し、免疫不全となって⑧＿＿＿＿＿＿**感染**から死に至る。

・**機能性腫瘍による影響**：腫瘍細胞が⑨＿＿＿＿＿＿などの**生理活性物質**を
産生することがあり、**機能性腫瘍**とよばれている。その活性物質のため宿主
にいろいろな影響を及ぼす。この生理活性物質は腫瘍の母細胞から予想され

る物質である場合と母細胞とは関係のない物質を産生する場合がある。たとえば甲状腺腺腫が甲状腺ホルモンを分泌して甲状腺機能亢進症を呈したり、膵島のβ細胞腺腫がインスリンを過剰に分泌し、低血糖を起こすことがある。これらの現象は腫瘍の母細胞から予測が可能であり、

⑩＿＿＿＿＿＿**機能性腫瘍**である。これに対して肺癌が肺とは関係のない副甲状腺ホルモンの作用をもった物質を大量に産生・分泌して高カルシウム血症となることがある。このような腫瘍は⑪＿＿＿＿＿＿**機能性腫瘍**とよばれている。

●宿主の腫瘍に及ぼす影響

・**宿主側の条件**：宿主の**年齢**や**体質**は腫瘍の増殖や生存に影響を与える。一般的に宿主が若い個体であれば腫瘍の発育や進展は速く、高齢であるほどその進行は遅い傾向がある。宿主の内分泌環境はとくに

⑫＿＿＿＿＿＿＿＿**腫瘍**とよばれる前立腺癌、乳癌、子宮の類内膜癌などの発育進展に影響する。たとえば、⑬＿＿＿＿＿**癌**は男性ホルモンの分泌で発育が促進され、女性ホルモンで抑制される。

・**宿主の抵抗**：生体内では腫瘍に対する防御機構が働いている。その主要なものは⑭＿＿＿＿＿**免疫**によるもので、腫瘍関連抗原とよばれる腫瘍細胞に出現する抗原に対するものである。

表 7-2　機能性腫瘍

	機能性腫瘍		
	正所性		異所性
原発臓器	甲状腺	膵臓	肺
母細胞	濾胞上皮	β細胞	気道上皮
腫瘍	甲状腺腺腫	内分泌細胞癌	肺癌(扁平上皮癌、腺癌、未分化癌)
分泌される活性物質	甲状腺ホルモン	インスリン	副甲状腺ホルモン様物質
生体への影響	甲状腺機能亢進症(基礎代謝亢進)	低血糖	副甲状腺機能亢進症(高Ca血症)

問題5 腫瘍の悪性度と病期

次の文章の空欄に、適切な語句を語句群より選び、記入しなさい。
[語句群（複数回の使用可）]　分化度、異型度　リンパ節転移　原発巣
播種・血行性転移　原発部位　予後不良　原発巣　所属リンパ節転移

- 悪性度とは悪性腫瘍の増殖速度が速く、播種や転移のきたしやすい程度をいう。悪性度の高い腫瘍ほど患者の予後は不良となる。悪性度は腫瘍細胞の
 ①＿＿＿＿＿＿＿＿＿に逆比例し、②＿＿＿＿＿＿＿＿に比例する。正常細胞と同じく低分化な細胞ほど増殖能力が強いためである。分化度と異型度は逆比例することが多い。このため多くの腫瘍の病理組織診断においては組織型に加えて高分化、中分化、低分化の３段階に分類した分化度を併記して、治療法の選択や予後の推定に役立ている。ただし、非常に低分化な腫瘍は抗癌剤や放射線による治療効果が大きいので、治療法の発達に伴って、かえって予後が改善される例もある。

- また、子宮の類内膜癌など、一部の腫瘍では分化度の代わりに異型度を用いている。この場合もgrade 1からgrade 3までの**3段階**に分類する事が多い。

- 腫瘍の病期とは、腫瘍の進展の程度である。病期が進展するほど予後は不良となる。悪性腫瘍の予後に関しては、悪性度も関係するが、病期のほうがより重要な因子である。

- 現在最も広く用いられている病期分類は、国際対癌連合（UICC）が提唱する**TNM分類**である。この分類においてT（tumor）は③＿＿＿＿＿＿＿＿の大きさと広がりを表し、その程度によりT０、T１、T２、T３、T４のように記載する。**N**（node）は④＿＿＿＿＿＿＿＿＿＿の有無とその広がりで、N０、N１、N２、N３のように記載する。**M**（metastasis）は
 ⑤＿＿＿＿＿＿＿＿＿＿の有無で、ありをM１、なしをM０に分類する。この３個の因子を組み合わせてT２N１M０のように表現する。

- この組み合わせをもとにさらに病期Ⅰから病期Ⅳに分類する。おおむね病期Ⅰは腫瘍が**原発部位**に限局していて転移のないもので、予後は非常によい。病期Ⅱは⑥＿＿＿＿＿＿＿は進展しているが、転移は認めないもので比較的予後はよい。病期Ⅲは⑦＿＿＿＿＿＿＿＿＿＿を認めるが血行性転移や播種のないもので、病期Ⅳは⑧＿＿＿＿＿＿＿＿＿＿を認める。病期Ⅳは
 ⑨＿＿＿＿＿＿＿である。

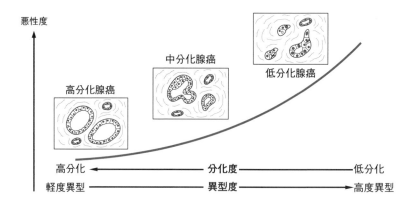

図7-4　悪性腫瘍の悪性度と分化度・異型度の関係

問題6 発癌因子

次の文章の空欄に、適切な語句を語句群より選び、記入しなさい。
[語句群]　アスベスト　アフラトキシン　ベンツピレン　大腸　皮膚　紫外線
放射線　成人T細胞白血病　B型肝炎　ヒトパピローマ　エプスタイン・バール
カポジ肉腫　悪性リンパ腫

● **外因**
・ **化学的発癌因子**：山極・市川らはコールタールをウサギの耳に塗って皮膚癌
　を発生させ、世界で初めて**発癌実験**に成功した。その後、コールタールに含
　まれる①＿＿＿＿＿＿＿＿＿＿などの芳香族炭化水素が本質的な発癌物質であ
　ることが確かめられた。その他でも真菌の代謝産物の
　②＿＿＿＿＿＿＿＿＿＿と肝臓癌や、③＿＿＿＿＿＿＿＿（**石綿**）と肺癌・
　悪性中皮腫など多くの化学物質と悪性腫瘍の関係が証明されている。
・ **物理的発癌因子**：④＿＿＿＿＿＿＿の被曝は造血細胞の悪性腫瘍である白血
　病や皮膚癌の発生頻度を高くすることが知られている。⑤＿＿＿＿＿＿＿の
　被曝でも皮膚癌が発生しやすくなる。火傷の**瘢痕**に癌が発生することも経験
　する。
・ **生物学的発癌因子**：ウイルスが重要である。**RNAウイルス**では、**レトロウ
　イルス**であるヒトT細胞白血病Ⅰ型ウイルス（HTLV-I）がよく知られてい
　る。このウイルスの感染は⑥＿＿＿＿＿＿＿＿＿＿＿の原因となってい
　る。**DNAウイルス**では⑦＿＿＿＿＿＿**ウイルス**（HBV）が肝細胞癌発
　生の原因となり、⑧＿＿＿＿＿＿**ウイルス**（EBV）はバー
　キットリンパ腫、ホジキン病といったリンパ球系の悪性腫瘍や鼻咽頭癌の発
　生に関与している。⑨＿＿＿＿＿＿**ウイルス**（HPV）は子宮頚癌
　をはじめとして男女性器の扁平上皮癌との関連が注目されている。
● **内因**
・ **遺伝**：家族性大腸腺腫症（⑩＿＿＿＿＿**癌**）、神経線維腫症（**神経系腫瘍**）、

色素乾皮症（⑪_____**癌**）などは**遺伝性疾患**で、腫瘍を高頻度に発生する。

・**素因**：年齢や性差といった素因も腫瘍の発生に影響する。**悪性腫瘍の多くは中高年に発生**し、加齢は発癌因子と考えることもできる。しかし、小児や若年者に好発する腫瘍もある。

・**免疫機能状態**：免疫不全の状態では悪性腫瘍の発生率が高くなる。臓器移植後で免疫抑制剤の投与を受けている患者では⑫_____をはじめとして悪性腫瘍の発生率が高くなっていることが知られている。後天性免疫不全症候群では血管系の悪性腫瘍である⑬_____を合併する。

問題7 発癌の形態・生化学および分子機構

次の文章の空欄に、適切な語句を語句群より選び、記入しなさい。
[語句群] 癌腫、上皮内　起始　浸潤　進行　促進　オンコジーン　ras
Gタンパク　N-myc　遺伝子増幅　Rb

●子宮頸部の扁平上皮癌のように詳細に形態学的な経過を観察できるものでは、発癌の前段階に**異形成**という病変が確認されている。異形成とは**異型性**はあるが①_____の要件を満たさない病変である。子宮頸部ではまず円柱上皮が扁平上皮化生を起こし、この化生扁平上皮が異型性を伴って異形成に変化する。この異形成が扁平上皮癌となるが、初期では発生した上皮層内に限局する②_____**癌**にとどまる。さらに時間が経過すると上皮の基底膜を突き破って深部に浸潤して③_____**癌**に進展する。悪性腫瘍は子宮癌にかぎらずこのような複数の段階を経て発生するものと考えられている。

●発癌物質による発癌実験から発癌過程は2段階からなることがわかっている。第1段階は④_____（**イニシエーション**）とよばれる。**イニシエーター**といわれる発癌物質によって、細胞が不可逆的な腫瘍化を起こす過程である。第2段階は腫瘍化した細胞が増殖を開始して腫瘍を形成する過程で、**プロモーター**により⑤_____（**プロモーション**）が起こされる。さらに、発生した腫瘍の悪性度が高くなることを⑥_____（**プログレッション**）とよんでいる。

●**がん遺伝子**：悪性腫瘍の細胞は特定の遺伝子をもっており、この遺伝子を実験的に非腫瘍性の細胞のDNA内に組み込んだり、遺伝的に受け継いだ場合には特定の腫瘍が発生する。このような腫瘍発生にかかわる遺伝子ががん遺伝子（**オンコジーン**）である。がん遺伝子は正常細胞の⑦_____と⑧_____に関連する遺伝子の変異に由来する。たとえば、遺伝子**RAS**はGタンパクという⑦開始のシグナルを細胞内に伝えるタンパク質の遺伝子である。正常ではGタンパクはシグナルを伝えるとすぐに不活化される。しかし、多くの悪性腫瘍細胞に含まれる変異**RAS**に由来するGタンパ

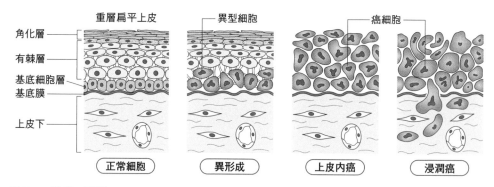

図 7-5　発癌の形態

クは活性化された状態のままで長時間存続し、⑦を促すシグナルが出たままの状態となり、腫瘍化につながる。さらに、⑧の抑制も腫瘍形成に関与している。**BCL-2** は⑧を抑制するタンパク質の遺伝子であるが、濾胞性悪性リンパ腫の多くではこの遺伝子が過剰発現しており⑧が抑制されて発癌に結びついている。

- **がん抑制遺伝子**：小児の網膜に発生する悪性腫瘍である網膜芽細胞腫の研究で発見された**RB遺伝子**は癌抑制遺伝子である。この遺伝子の突然変異による不活化や遺伝により不活化遺伝子を受け継いだ場合に発癌がみられる。

問題8　腫瘍各論（上皮性腫瘍）

次の文章の空欄に、適切な語句を語句群より選び、記入しなさい。
[語句群（複数回の使用可）]　粘液　腺　腺管　乳頭　層状　尿路　扁平　角化
尿管　導管

● 良性上皮性腫瘍

- ①＿＿＿＿腫：蛇腹のように上皮が折重なって増殖する状態（乳頭状という）となってできた良性腫瘍である。②＿＿＿＿**上皮**（皮膚、食道粘膜など）、③＿＿＿＿**上皮**（膀胱粘膜など）、円柱上皮のいずれからも発生する。
- ④＿＿＿＿腫：腺組織由来の良性腫瘍で、腺房と⑤＿＿＿＿のいずれからも発生する。

● 悪性上皮性腫瘍（癌腫）：悪性腫瘍のなかでは最も多く、重要である。由来する上皮の種類に従って名づけられる。形態学的には各由来上皮の性格がどこかに認められることが多い。本来は腺癌であるが、肝臓や腎臓では、その実質から発生する悪性腫瘍は**肝細胞癌**や**腎細胞癌**の名称が優先して用いられている。

- ⑥＿＿＿＿**上皮癌**：重層扁平上皮からなる皮膚、喉頭、食道などに発生することが多いが、子宮頸部や気管支など重層扁平上皮のない部分でも扁平上皮化生を経て発生する。癌になっても認めうる重層扁平上皮の特徴としては

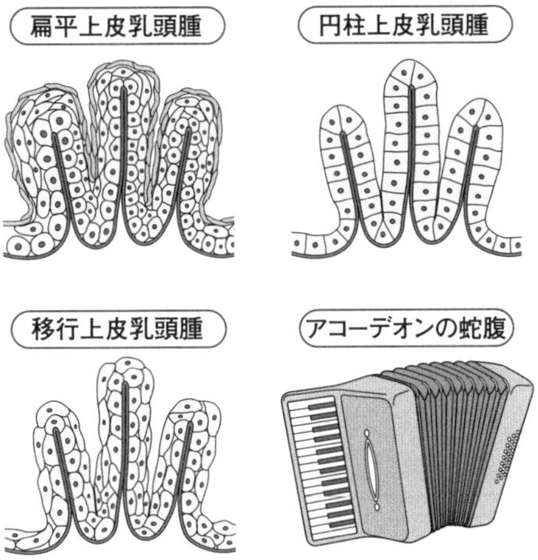

扁平上皮乳頭腫	円柱上皮乳頭腫

扁平上皮癌は扁平上皮の海苔巻き状態

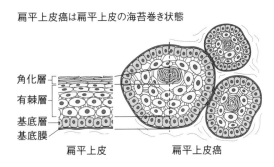

移行上皮乳頭腫	アコーデオンの蛇腹

角化層
有棘層
基底層
基底膜

扁平上皮　　　　　　　　扁平上皮癌

図 7-7　扁平上皮癌の特徴

図 7-6　乳頭腫

⑦_____**傾向**と扁平上皮の⑧_____**構造**が重要である。高分化型のものほどこれらの所見が明確に現れ、低分化型ではその特徴を見極めるのが難しくなる。

・⑨_____**上皮癌**：移行上皮由来の悪性腫瘍で、**膀胱**や⑩_____、腎盂粘膜から発生する。多くは乳頭状の構造を示すが、充実性に増殖する場合もある。形態学的な特徴は乏しく腫瘍の**発生部位が重要**である。

・⑪_____**癌**：分泌機能を持った円柱上皮や腺上皮のある臓器であればどこでも発生する。胃癌、大腸癌、胆道癌、膵癌、乳癌、子宮内膜癌の大部分を占め、卵巣癌や肺癌にも多くみられる。形態学的な特徴は癌細胞が管状に並ぶ⑫_____の形成と⑬_____の分泌である。

・**未分化癌**：分化の程度が非常に低いため特定の上皮への分化傾向が確認できない癌腫である。本来扁平上皮癌や腺癌であっても非常に低分化でその特徴を発見できなければ未分化癌に分類される。悪性度は高く、患者は予後不良であることが多い。

問題9 腫瘍各論（非上皮性腫瘍、混合腫瘍、奇形腫）

次の文章の空欄に、適切な語句を語句群より選び、記入しなさい。

[語句群]　皮様嚢　未分化多形　大腿　間葉　メラニン　脂肪　線維　癌　横紋筋

● **良性非上皮性腫瘍**：結合組織成分である線維芽細胞（線維腫）、脂肪細胞（脂肪腫）、血管（血管腫）などや、平滑筋細胞（平滑筋腫）、横紋筋細胞（横紋筋種）などから良性腫瘍が発生する。正常で各成分の組織や細胞の存在する部位に発生することが多い。神経系腫瘍は独自の名称や分類が用いられている。皮膚の色素細胞由来の腫瘍は、色素母斑とよばれ

①＿＿＿＿＿＿＿＿＿＿を産生し黒色を呈する。

● **悪性非上皮性腫瘍（肉腫）**：良性腫瘍と同様に各非上皮性組織から発生するが、神経系および造血器の腫瘍は独自の分類・名称が用いられている。

・② ＿＿＿＿＿＿＿**肉腫**：線維芽細胞由来の悪性腫瘍で、体幹や四肢に発生する。組織学的には紡錘形の腫瘍細胞の束状の増殖からなり、**杉綾模様**を呈する。成人型と乳児型があり、成人型の低分化型は予後不良であるが、乳児型の予後は比較的良好である。

・③ ＿＿＿＿＿＿＿＿＿＿＿**肉腫**：軟部肉腫のなかでは最も高頻度にみられる腫瘍である。中高年者に好発する。組織学的には紡錘形腫瘍細胞、多角形腫瘍細胞および異型の強い巨細胞など多彩な腫瘍細胞が増殖しており、肉腫である事はわかるが、特定の非上皮性細胞への分化傾向が確認出来ない。未分化肉腫である。患者の予後は不良である事が多い。

・④ ＿＿＿＿＿＿＿**肉腫**：中高年者の⑤＿＿＿＿＿＿部、殿部および後腹膜に好発する。高分化型のものは比較的予後良好であるが、低分化型の予後は不良である。

・⑥ ＿＿＿＿＿＿＿＿＿**肉腫**：胎児型、胞巣型および多形型に分類される。胎児型では乳児の頭頚部や泌尿生殖器に好発する。多彩な腫瘍細胞の増殖からなるが、腫瘍細胞のどこかに横紋を認めることが多い。胞巣型は小児・若年成人の四肢に好発する。組織学的には線維性の隔壁で境にされた胞巣状構造をとり、辺縁部の腫瘍細胞が隔壁に付着しているようにみえる。多形型は中高年の四肢、とくに大腿部の筋肉内に好発する。

● **混合腫瘍**

・**非上皮性混合腫瘍**：2種類以上の非上皮性成分からなる腫瘍は
⑦＿＿＿＿＿**腫**で、さらに悪性の成分を含む悪性間葉腫と良性の成分のみからなる良性間葉腫に分類する。

・**上皮性非上皮性混合腫瘍**：癌腫と肉腫の混在するものは⑧＿＿＿＿＿**肉腫**とよばれ、子宮に多くみられる。悪性中胚葉性混合腫瘍ともよばれていた。

● **奇形種**：内胚葉、中胚葉および外胚葉の**3胚葉成分**がすべて含まれる腫瘍である。

・**成熟奇形腫**：分化成熟した成分のみからなる良性の腫瘍で、最も多いのは
⑨＿＿＿＿＿＿＿＿＿**腫**とよばれる嚢状の腫瘍である。嚢胞内面は表皮でおおわれ、壁内に毛根や皮脂腺などの皮膚付属器をもっている。その他に消化器や呼吸器の上皮、骨・軟骨、神経組織などを含んでいる事もある。嚢胞内容物は脂肪と毛髪を含むのが特徴である。卵巣に最も多いが、睾丸にも発生し、さらに縦隔や第四脳室など、身体の正中線上にも発生する。

・**未熟奇形腫**：好発部位は成熟奇形腫と同様であるが、構成成分に未熟で異型性のある成分を含むものをいう。悪性腫瘍である。

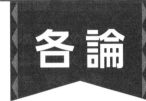

各 論

1 循環器疾患

問題 1 動脈硬化症

> 次の文章の空欄に、適切な語句を語句群より選び、記入しなさい。
> [語句群] 線維化　内皮　泡沫　脂肪　平滑筋　サイトカイン　アテローマ
> 硬化　肥厚、粥状硬化症、細動脈、動脈瘤　弾性型　高血圧症　糖尿病　喫煙
> 高コレステロール血症　コレステリン結晶　硝子化　過形成性　類線維素壊死

● **動脈硬化症**とは加齢とともに血管が劣化し、血管壁の① _____ と
② _____ がみられる慢性病変の総称である。そのうち重要なものは
③ _____ **硬化症**と④ _____ **硬化症**の 2 種類である。動脈硬化症
が進展すると血管の内腔が狭くなるため血流が減少したり、さらに血栓形成
を伴って血流が途絶し循環障害を起こす。また、動脈壁が硬化性病変のため
破壊されて弱くなり、内圧に負けて拡張を起こす。この状態が
⑤ _____ であり、血栓形成を伴ったり、破裂して出血を起こす。動
脈硬化症の初期病変はすでに小児期でもみられるが、実際に循環障害を引き
起こすのは中高年以降である。

● 動脈硬化症の危険因子として、最も重要なのは⑥ _____ 、
⑦ _____ 、⑧ _____ 、⑨ _____ の 4 つ
である。これらは動脈硬化の **4 大危険因子**とよばれている。

● **粥状動脈硬化症**は、弾性型動脈（大動脈や肺動脈幹）や筋型動脈（冠状動
脈、腎動脈、脳底部動脈、腸間膜動脈などの臓器動脈）に生じる動脈硬化の
タイプである。内膜の⑩ _____ 沈着と線維化に始まり、最終的には**粥状
硬化斑**（⑪ _____ ）とよばれる内腔に隆起した病変を形成する。
粥状硬化斑は⑫ _____ により肥厚した内膜と、その中の軟化部から
なり、軟化部には⑬ _____ や変性物質を入れており、辺
縁部には泡沫細胞を含むことが多い。

● 粥状動脈硬化症の発生機序の第一歩は、⑭ _____ **細胞**の損傷である。4
大危険因子の結果生じる血管内圧の増加、高濃度のブドウ糖、ニコチン、お
よびコレステロールは⑭**細胞**を損傷する。⑭**細胞**が損傷されると単球・マク
ロファージや血小板、T 細胞などが損傷された内膜に付着して
⑮ _____ を放出する。その結果、中膜の⑯ _____ **細胞**
が内膜の中に遊走・侵入し、同時に⑯**細胞**は通常の収縮型から合成型に変化
し、膠原線維を合成・放出して線維化を起こす。単球はマクロファージに変
化して血液内のコレステロールを内膜の中へ運び込む。コレステロールを貪

食したマクロファージは⑰_____**細胞**とよばれる。⑰**細胞**が変性すると、貪食されたコレステロールがコレステリン結晶となって析出する。

● **細動脈硬化症**は細動脈に生じる動脈硬化症で、⑱_____**細動脈硬化症**と⑲_____**細動脈硬化症**の2種類がある。前者は慢性の高血圧に伴い、壁の硝子化からなる。後者は急激な強い高血圧で出現し、平滑筋の層状の過形成からなり、⑳_____を伴うことが多い。

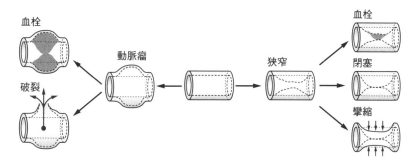

図1-1　動脈硬化による循環障害

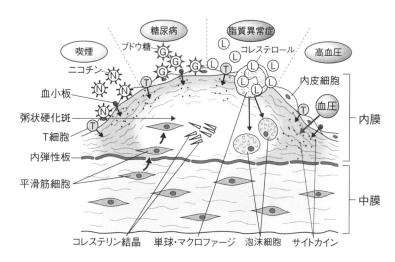

図1-2　粥状動脈硬化症の発生機序

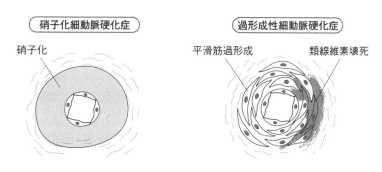

図1-3　細動脈硬化症

問題2 高血圧疾患

> 次の文章の空欄に、適切な語句を語句群より選び、記入しなさい。
> また、[ ] 内の適切な語句を選びなさい。
>
> [語句群] 冠状動脈　脳血管　多因子　単因子　糖　食塩　喫煙　飲酒　良性
> 腎性　悪性　内分泌　クッシング症候群　バセドウ病　褐色細胞腫
> 原発性アルドステロン症

- **高血圧**とは血圧の維持のメカニズムに異常があり、そのため血圧が**持続的**に高い病態である。拡張期血圧が90mmHg以上あるいは収縮期血圧が140mmHg以上の状態が持続する場合に高血圧症と診断される。

- 高血圧症は粥状硬化症と細動脈硬化症をも促進するため、① ＿＿＿＿＿＿＿**疾患**と② ＿＿＿＿＿＿＿**障害**の最も重要な危険因子である。心肥大によるうっ血性心不全や腎硬化症による腎不全の原因ともなりうる。

- 高血圧症のほぼ90%は詳細な検査を行っても原因が特定できない。最も頻度が高く原因疾患のない高血圧症が**本態性高血圧症**である。

- 本態性高血圧症は③ ＿＿＿＿＿＿＿**遺伝病**であり、明確な遺伝形式は認めないが、家族歴は素因として重要である。環境要因としては、④ ＿＿＿＿＿＿の摂取量、ストレス、肥満、⑤ ＿＿＿＿＿＿が重要である。

- 本態性高血圧症の大部分は⑥ ＿＿＿＿＿**高血圧**とよばれるタイプのもので、壮年期以降に発症し、長期慢性の経過をとって動脈硬化症を促進する。これに対して⑦ ＿＿＿＿＿**高血圧**は比較的若年に発症し、急激な高血圧（拡張期血圧で130mmHg以上）のために脳出血や腎血管障害で短期のうちに死亡する危険性がある。

- 原因疾患が特定できる高血圧症が**2次性（続発性）高血圧症**である。そのうち最も頻度が高いのは**腎性高血圧症**で、慢性糸球体腎炎などの腎実質の慢性疾患（腎実質性高血圧）や、腎動脈の狭窄（腎血管性高血圧）が原因となる。これは、腎血流量の［⑧ **増加** **減少**］によるレニン・アンギオテンシン系の亢進による末梢血管の［⑨ **拡張** **収縮**］と、腎機能不全による水とナトリウムの貯留がある。

- 腎疾患以外では⑩ ＿＿＿＿＿＿＿**疾患**で2次性高血圧を呈するものがある。そのうち重要なものは甲状腺機能亢進症（⑪ ＿＿＿＿＿＿＿＿）、糖質コルチコイド分泌亢進症（⑫ ＿＿＿＿＿＿＿＿＿＿）、鉱質コルチコイド分泌亢進症（⑬ ＿＿＿＿＿＿＿＿＿＿）、およびアドレナリン・ノルアドレナリンの分泌亢進（⑭ ＿＿＿＿＿＿＿＿）である。その他、大動脈縮窄症や妊娠高血圧症候群も高血圧の原因となりうる。

問題3 動脈瘤

次の文章の空欄に、適切な語句を語句群より選び、記入しなさい。
[語句群] 脳 胸部 腹部 真性 偽性 紡錘形 囊状 冠状 大動脈
大脳基底核 アイゼンメンガー症候群 マルファン症候群 くも膜下出血
脳出血

- **動脈瘤**とは、動脈の壁が弱くなったために内圧に負けて動脈が膨らんでしまった状態をいう。動脈壁を構成する内膜、中膜、外膜の3層がそろって伸展されて形成されるものは真の意味の動脈瘤で、① ＿＿＿＿＿＿＿**動脈瘤**とよばれる。一方、内膜と中膜が断裂して、外膜内に血腫を形成したものは外からみるとやはり血管壁が膨らんでいるように見えるので② ＿＿＿＿＿＿**動脈瘤**とよばれる。全周性に膨らむと③ ＿＿＿＿＿＿＿＿**動脈瘤**、一側性に拡張すると④ ＿＿＿＿＿＿＿**動脈瘤**となる。

- 真性動脈瘤は動脈硬化症、血管の炎症、先天性の血管壁異常などが原因となる。**粥状動脈硬化症**によるものは⑤ ＿＿＿＿＿＿**大動脈**に好発し、これが破裂を起こすと急死につながる。**細動脈硬化症**によるもの（微小動脈瘤）は⑥ ＿＿＿＿＿＿＿＿や**網膜**の細動脈でみられ、⑦ ＿＿＿＿＿＿＿や眼底出血の原因となる。

- 炎症性のものでは、**川崎病**の血管炎で⑧ ＿＿＿＿＿＿**動脈瘤**が、**梅毒性大動脈中膜炎**では⑨ ＿＿＿＿＿**大動脈瘤**がみられる。脳底部の動脈では先天性の壁の異常に起因する⑩ ＿＿＿＿＿**動脈瘤**が発生する。これが破裂すると、⑪ ＿＿＿＿＿＿＿＿＿を起こす。

- **解離性動脈瘤**または**動脈解離**とよばれる病変では内膜から中膜内にかけて裂け目ができ、ここから中膜内に血液が侵入し、中膜が木の皮を剥ぐように長軸方向に解離が広がる。解離が進むと破裂して出血を起こしたり、解離に巻き込まれた動脈枝が閉塞し循環障害を生じる。好発部位は⑫ ＿＿＿＿＿＿＿である。内膜亀裂の発生部位が上行大動脈にあるスタンフォード分類A型と左鎖骨下動脈の下に亀裂がみられるB型に分けられる。A型のほうが予後が悪い。原因は中膜の脆弱性と高血圧である。中膜脆弱性の原因は、先天性のものでは⑬ ＿＿＿＿＿＿＿＿＿＿とよばれる先天性の結合組織形成異常があり、後天性のものでは高血圧や妊娠が知られている。

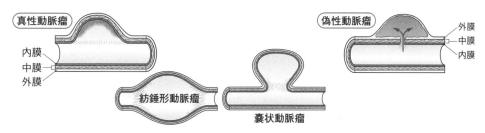

図1-4 真性動脈瘤と偽性動脈瘤

問題4 静脈瘤、静脈血栓

> 次の文章の空欄に、適切な語句を語句群より選び、記入しなさい。
> また、[ ]内の適切な語句を選択しなさい。
>
> [語句群] 呼吸困難　上肢　下肢　静脈奇形　側副血行路　チアノーゼ
> 静脈炎　動静脈瘻　浮腫　うっ血

● 静脈が拡張・迂曲したものが**静脈瘤**である。皮膚の静脈瘤は① ＿＿＿＿＿＿ に好発する。

● **原発性静脈瘤**：**静脈弁不全**による静脈瘤である。長時間の**起立**や**妊娠子宮**による骨盤内静脈の圧迫によって下肢の静脈圧が［② **上昇　低下** ］すると静脈が［③ **拡張　収縮** ］する。この状態が長く続くと静脈弁の先端部が完全に閉鎖できなくなり、血液を中枢側へ送り返すことができなくなる。そうなるとさらに静脈は拡張し、弁不全も悪化する。先天性の素因や老化による静脈弁の脆弱性も弁不全の形成に関与する。

● **続発性静脈瘤**：原発性以外の成因では、次のものがある。

・下肢の深在性静脈や骨盤内の静脈が閉塞した場合、下肢の表在性静脈が④ ＿＿＿＿＿＿ となって拡張する。

・⑤ ＿＿＿＿＿＿ のため静脈が拡張している。また、先天性あるいは後天性に形成された⑥ ＿＿＿＿＿＿ があると静脈の血流が増加して拡張する。

● **静脈血栓症と血栓性静脈炎**：静脈は動脈に比較すると血栓が形成されやすい。静脈血栓の形成があると2次性に⑦ ＿＿＿＿＿＿ が発生する。また、⑦があると血栓形成は必発である。したがって、血栓性静脈炎と静脈血栓はほぼ同義語として用いられる。

● **上大静脈症候群**：上大静脈の閉塞や狭窄により、頭部、顔面、上肢、頚部および上半身に⑧ ＿＿＿＿＿＿ をきたす病態をいう。症状は同部の⑨ ＿＿＿＿＿＿ と⑩ ＿＿＿＿＿＿ 、皮静脈の拡張であるが、症状が進行すると**脳循環障害**のため頭痛、めまい、失神、視力や聴力の障害などが現れ、⑪ ＿＿＿＿＿＿ などの呼吸器症状も出現する。

● **リンパ浮腫**：リンパの流れが障害されると間質内に水分が貯留して、リンパ浮腫を起こす。リンパ浮腫は、先天性のリンパ管の無・低形成や形成異常による機能不全が原因となる1次リンパ浮腫と、悪性腫瘍の手術に伴う**リンパ節の郭清**や放射線療法によるリンパ路の荒廃、地域によっては**フィラリア症**によるリンパ管閉塞など、後天的なリンパ管の閉塞による2次リンパ浮腫に分類される。

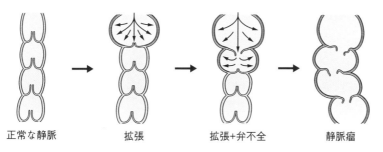

正常な静脈　　　拡張　　　拡張+弁不全　　　静脈瘤

図1-5　静脈瘤の成因

問題5　先天性心疾患①

次の文章の空欄に、適切な語句を語句群より選び、記入しなさい。
[語句群]　左右　右左　ボタロー　アイゼンメンジャー　マルファン
チアノーゼ　肺高血圧症　1次孔　2次孔

● 心臓の先天奇形で最も多いタイプは左右の心室や心房を隔てる壁（中隔）に発生の過程で孔が開いてしまう奇形である。このタイプでは、血圧の高い左心系から血圧の低い右心系へこの孔を通って血液が流れ込む。このような異常な血流は**シント（短絡）**とよばれている。左心系から体循環に駆出される動脈血の一部が、体循環をスキップして肺に流れ込むため肺血流は増加する。左心系から右心系へ流れ込むシントは①＿＿＿＿＿＿**シント**と表現され、心房、心室および大血管の各レベルでみられる。

● **心室中隔欠損症（VSD）**：胎生期に1つであった心室は発生の過程で左と右の2つの心室に心室中隔によって分割される。この分割に失敗して、心室中隔に欠損孔を残した状態の奇形が心室中隔欠損症である。欠損孔を通じて左右シントが起きるため②＿＿＿＿＿＿＿＿＿を呈し、長期間放置すると、肺血管の動脈硬化が進み狭窄を伴うようになる。こうなると、肺血管の抵抗が増大して右心室の内圧が上昇し、最後には右心室の内圧が左心室の内圧を凌駕して③＿＿＿＿＿**シント**を起こすようになる。この状態を④＿＿＿＿＿＿＿**症候群**とよんでいる。③**シント**を起こすと静脈血が動脈血に混じるため皮膚毛細血管の血液の色が青くなり皮膚の色が紫色にみえる。この状態を⑤＿＿＿＿＿＿＿という。

● **心房中隔欠損症（ASD）**：心房も胎生期に1つのものが心房中隔の形成により左右に分割される。心室と同じく中隔に欠損孔を残す異常がみられる。欠損孔が心房中隔上部にあり卵円孔にほぼ一致するものは⑥＿＿＿＿＿＿**欠損症**とよばれ、このタイプが最も多い。心室中隔欠損症と血行動態的な異常は似ているが、症状はより軽症である。しかし、長く放置すればアイゼンメンジャー症候群となる。欠損孔が心房中隔の下部にあり房室弁や心室中隔の上部に及ぶものは⑦＿＿＿＿＿＿**欠損症**（心内膜床欠損）とよばれ、⑥**欠損症**より重症である。

● **動脈管開存症（PDA）**：胎生期に大動脈と肺動脈の交通路であった動脈管
（⑧　　　　　　　管）は出生後速やかに閉鎖するのが正常であるが、これ
が開存したままの状態である。

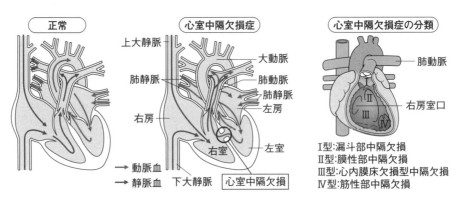

図 1-6　心室中隔欠損症

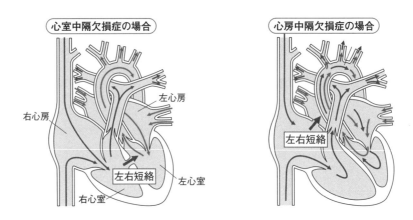

図 1-7　アイゼンメンジャー症候群

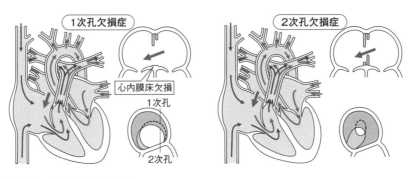

図 1-8　心房中隔欠損症

問題6 先天性心疾患②

次の文章の空欄に、適切な語句を語句群より選び、記入しなさい。
[語句群] 左右 右左 チアノーゼ 右心室 左心室 管後 管前

● **ファロー四徴症**：肺動脈狭窄症、高位心室中隔欠損症、大動脈起始部の右方偏位（大動脈騎乗）、右心室肥大の4つの特徴をもつ複雑な**心奇形**である。肺動脈狭窄のため肺への血流が流れにくく、心室中隔の欠損孔を通じて右心室の静脈血の一部が右側に偏位した大動脈に流れこみ、① _____ **シャント**を生じる。したがって、新生児期から② _____ がみられる。出産直後から②を呈する先天性心疾患としては最も頻度が高い。

● **大血管転位症**：もともと1本であった動脈幹が大動脈と肺動脈の2本に分離する過程で誤って③ _____ と**肺動脈が連続**してしまい、その代わりに④ _____ と**大動脈が結合**された状態の心臓が形成されたものである。純粋なものでは大循環と肺循環が互いに独立して循環するため、体循環の血液の酸素化はまったく行われず、生存は不可能である。これを⑤ _____ **大血管転位症**という。生きて生まれてくる患児は、大きな中隔欠損が心房や心室にあって、そこで右左および左右シャントを同時に起こして何とか生存している。このような高度の心臓形成の異常を伴う奇形ではさらに、心房と心室の結合にも異常を生じる場合がある。その結果、大血管転位症に加えて、心室の転位が起き、左心房には右心室が、右心房に左心室が結合した心臓となる場合もある。この場合、結果的には左心房の血液は右心室を通って大動脈へ流れ込み、同様に右心房の血液は肺動脈に流れ込むこととなり、血行動態的には正常となる。このようなものは⑥ _____ **大血管転位症**とよばれている。

● **大動脈縮窄症**：大動脈の狭い範囲が狭窄を起こす奇形で、狭窄部はボタロー管流入部の遠位（⑦ _____ 型）と近位（⑧ _____ 型）の場合がある。⑦型が多くみられ、症状としては上半身の高血圧と肋間動脈などを通じた側副血行路の発達がみられる。⑧**型**ではボタロー管が開存して、狭窄のために右左シャントを生じており、その結果、下肢の選択的チアノーゼがみられる。新生児期から心不全を呈し、手術を行わないかぎり新生児期を生き抜くことは不可能である。

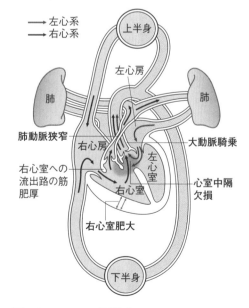

→ 左心系
→ 右心系
上半身
左心房
肺
肺
肺動脈狭窄
右心房
左心室
大動脈騎乗
右心室への流出路の筋肥厚
右心室
心室中隔欠損
右心室肥大
下半身

図 1-9 ファロー四徴症

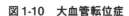

完全大血管転位症 ┃ 修正大血管転位症

図1-10　大血管転位症

問題7 虚血性心疾患

次の文章の空欄に、適切な語句を語句群より選び、記入しなさい。

[語句群]　血栓塞栓　心室瘤　粥状硬化症　不整脈　不安定　安定　労作性

血栓　壊死　急性心不全　穿孔　攣縮　断裂　冠攣縮性

- 心筋への酸素の供給が不足して心筋傷害を生じるものを**虚血性心疾患**とよび、その多くは冠状動脈の① _____ が原因である。

- **狭心症**では、心筋の虚血が起きると前胸部の締めつけられるような痛みを発生する。この痛みは狭心痛とよばれる。狭心症の痛みは通常数分以内、長くても30分程度で治まり、また、ニトログリセリンの舌下投与で速やかに消失する。

- 狭心症のうち単純な冠状動脈の狭窄が原因で、運動や精神的興奮によって心筋の酸素需要量が増加した場合に起きるものは② _____ **狭心症**あるいは③ _____ **狭心症**とよばれる。発作の予測は容易で、運動を控えたり落ち着くことによって症状は治まり、一般に予後は良好である。

- 一方、冠状動脈硬化症は単純な狭窄を起こすだけではなく、血管壁の平滑筋を過敏にして強い持続性の収縮を起こすことがある。このような異常な収縮は④ _____ とよばれている。冠状動脈の異常な収縮が狭心症の成因に加わると、安静時にも発作が起きるようになり狭心発作の予想が難しくなる。このようなタイプのものは⑤ _____ **狭心症**あるいは⑥ _____ **狭心症**とよばれる。心筋梗塞に移行したり合併症を生じることが多く、予後は③**狭心症**と比べると不良である。

- 冠状動脈の急激な閉塞が起きると、ある程度まとまった量の心筋の⑦ _____ が起きて**心筋梗塞**となる。低酸素血症や低血圧があると、狭窄だけでも生じる。多くの場合、冠状動脈硬化症の病変に、さらに⑧ _____ が形成されたことによる。症状は急激で強い狭心痛が長時間持続し、精神的にも不安感が強い。ショックや心不全を合併することが多く、死亡率の高い疾患である。

- 原因となる粥状動脈硬化症は冠状動脈の太い部分にみられる。前下行枝の閉

塞で、梗塞は左心室前壁と心室中隔前方に起き、右冠状動脈では左心室後壁と心室中隔背部に梗塞を生じる。左回旋枝の近位部も好発部位で、この部位の閉塞では左心室側壁に梗塞がみられる。右心室や心房の梗塞は非常にまれである。心筋梗塞の壊死は心内膜下（心筋層の内腔側）にまず起き、これが心外膜側に広がり拡大する。

● 心筋梗塞は合併症を起こして、死に至ることが多い。梗塞に陥った心筋量が多い場合は心室の収縮力の不足による⑨＿＿＿＿＿＿＿＿が生じる。左心室の**心筋の40％以上が壊死**に陥った場合に起きるといわれている。非可逆的な壊死に陥った心筋は再生せず予後は不良である。梗塞により**心破裂**や乳頭筋の⑩＿＿＿＿＿、心室中隔の⑪＿＿＿＿＿＿が起きることがある。

● ⑫＿＿＿＿＿＿＿＿は最も多くみられる合併症で、壊死周囲の虚血にさらされた心筋から異常な電気刺激が生じたり、刺激伝導系が虚血や壊死に巻き込まれて起きやすくなる。心停止や心室細動に移行すると死亡する。

● 梗塞部の心内膜には壁在血栓が生じやすく、その一部が剥がれて脳などに⑬＿＿＿＿＿＿＿＿を合併することがある。晩期では⑭＿＿＿＿＿＿＿＿がある。これは瘢痕化した壊死部が収縮せずに膨張したもので心機能を著しく障害する。

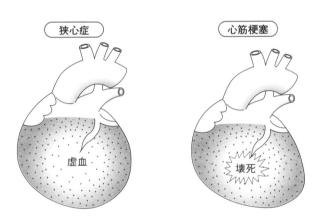

図1-11　狭心症と心筋梗塞

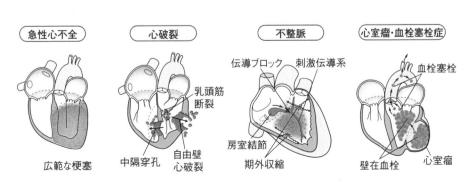

図1-12　心筋梗塞の主な致死的合併症

次の文章の空欄に、適切な語句を語句群より選び、記入しなさい。

[語句群（複数回の使用可）]　圧　容積　生理的容積　スポーツマン心臓
拡張性　遠心性　求心性

● 心臓はさまざまの生理的・病的な状態で仕事量が増加し、これに反応して**肥大や拡張**がみられる。これは心臓に特徴的な反応である。心臓の仕事量の増加を表すためには**負荷**という用語が用いられる。また、負荷は血圧が変化せずに心拍出量が増加するような仕事量の増加である①＿＿＿＿＿**負荷**と、血液を拍出する血圧が増加したことによる②＿＿＿＿**負荷**に分けている。

● 心臓や肺などに病気がなくても、運動選手や肉体労働者など慢性的に運動量が多い状態では心臓に対して③＿＿＿＿＿＿**負荷**が生じる。このような状態では心臓は、正常の心臓と比較して**相似的な肥大と拡張**がみられる。このような相似的な肥大心は④＿＿＿＿＿＿＿＿＿とよばれる。

● 心室からの血液駆出に異常な圧負荷が生じた場合は、心室の壁が肥厚し、内腔が狭くなる形の肥大がみられる。これは⑤＿＿＿＿＿＿**肥大**とよばれ、高血圧症、大動脈弁狭窄症、大動脈縮窄などの左心室、肺動脈弁狭窄症や肺高血圧症の右心室でみられる。

● この肥大は圧負荷に対する適応反応であり、心機能が保たれている間はその形が保たれるが、圧に負けて駆出量が低下してくると内腔が拡張してくる。肥大に対して拡張が上まわった状態は⑥＿＿＿＿＿＿**肥大**あるいは⑦＿＿＿＿＿**肥大**とよばれる。

● 血液の駆出量が増加した容積負荷に際しては心室の肥大とともに、これを上まわる拡張が生じ、はじめから⑧＿＿＿＿＿＿**肥大**を生じる。典型的なものは動脈と静脈が毛細血管を経ずに直接吻合した⑨＿＿＿＿＿＿＿でみられる。大動脈弁閉鎖不全症や僧帽弁閉鎖不全症などでも逆流した血液を駆出するために容積負荷が生じ、⑧**肥大**がみられる。

次の文章の空欄に、適切な語句を語句群より選び、記入しなさい。

[語句群]　緑色連鎖　黄色ブドウ　コクサキーB群　アショフ結節　潰瘍
菌塊　弁膜症　疣贅　リウマチ熱　封入体　僧帽　三尖　大動脈
全身性エリテマトーデス

● 心内膜の炎症はその多くが弁膜部に生じるので、**弁膜炎と心内膜炎**はほぼ同義語として用いられる。細菌や真菌などによる**感染性心内膜炎**と膠原病などに伴う非感染性心内膜炎に分類される。

● **急性細菌性心内膜炎（ABE）**：①＿＿＿＿＿＿＿＿＿＿＿＿＿＿＿ **球菌**や **β溶血性連鎖球菌**などの毒性の強い細菌が血流に侵入し、弁膜で炎症を起こす。未治療の場合は数週のうちに死亡する重篤な疾患である。弁では破壊性の変化が強く弁膜の②＿＿＿＿＿＿＿＿形成や穿孔があり、③＿＿＿＿＿＿＿＿＿を含む血栓の付着を伴う。

● **亜急性細菌性心内膜炎（SBE）**：起炎菌は、毒力の弱い④＿＿＿＿＿＿＿＿＿＿ **球菌**が多い。弁膜の変形や先天性心疾患などの基礎心疾患があって、心内膜や弁膜に血栓をつくりやすい患者に発生する。経過が長く数か月以上に及ぶことが多い。弁膜に変形とポリープ状の血栓（これを⑤＿＿＿＿＿＿＿＿＿という）がみられ、肉芽の形成を伴う。細菌の侵入門戸は歯科治療や尿路カテーテルなどによる些細な粘膜損傷であることが多い。

● **リウマチ性心内膜炎および心筋炎**：小児のアレルギー性熱性疾患である⑥＿＿＿＿＿＿＿＿＿＿＿＿＿＿による心病変として心内膜炎、心筋炎および心外膜炎が生じる。このうち、心内膜炎の病変は⑦＿＿＿＿＿＿＿ **弁**に必発し、同時に⑧＿＿＿＿＿＿＿ **弁**もおかすことが多い。弁膜辺縁部に表面顆粒状の血栓が形成され、弁に浮腫、毛細血管の新生、炎症細胞浸潤、膠原線維のフィブリノイド変性が生じる。慢性化すると弁膜の不規則な肥厚・硬化および弁膜相互の癒着を来たして弁機能障害すなわち⑨＿＿＿＿＿＿＿＿＿＿を起こす。心筋炎では⑩＿＿＿＿＿＿＿＿＿＿とよばれる特有の肉芽腫を心筋組織内に形成するが、心筋病変は瘢痕治癒して機能障害はあまり起こさないことが多い。

● **非定型性疣贅性心内膜炎**：⑪＿＿＿＿＿＿＿＿＿＿＿＿＿＿＿＿＿＿（SLE）の弁膜病変で、弁膜にみられる血栓である疣贅が弁の辺縁部にかぎらず表面や裏面など非定型の部分にも生じるためこの名称がある。

● **ウイルス性心筋炎**：⑫＿＿＿＿＿＿＿＿＿＿＿＿ **ウイルス**やエコーウイルスなど心筋細胞に親和性のあるウイルスは心筋炎を起こす。広範なものは急速な心不全により死亡する。心筋組織では間質に **リンパ球**や **組織球**の浸潤があり、変性心筋細胞の核内に⑬ **ウイルス性**＿＿＿＿＿＿＿＿＿を認めることがある。

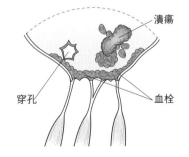

急性細菌性心内膜炎の弁膜

潰瘍

穿孔

血栓

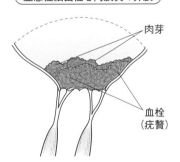

亜急性細菌性心内膜炎の弁膜

肉芽

血栓（疣贅）

図1-13　細菌性心内膜炎

次の文章の空欄に、適切な語句を語句群より選び、記入しなさい。

[語句群（複数回の使用可）] 逆流　狭窄　粘液変性　圧　容積　遠心性
うっ血性　求心性　急性細菌性　リウマチ性　石灰化

- 心内膜炎、弁の変性、先天性奇形などにより弁膜の変形をきたして弁の機能不全を生じたものが**弁膜症**である。機能不全のタイプには開放時の弁口面積の減少による①＿＿＿＿＿＿と閉鎖時に十分閉鎖できないための②＿＿＿＿＿＿ないし、**閉鎖不全**である。

- **僧帽弁閉鎖不全症/僧帽弁逆流症（MR）**：弁膜の原因不明の③＿＿＿＿＿＿や腱索の断裂、リウマチ性心内膜炎の後遺症などが原因となる。収縮期に左心室の血液が左心房へ逆流し、左心房に多量の血液がうっ滞し、肺うっ血、右心負荷から右心室の肥大をきたす。左心室は左心房への逆流で失われる血流に抗して大動脈へ血流を駆出するため④＿＿＿＿＿＿**負荷**がかかり、⑤＿＿＿＿＿＿に肥大する。代償不全となると最終的には⑥＿＿＿＿＿＿**心不全**となる。

- **僧帽弁狭窄（MS）**：⑦＿＿＿＿＿＿**心内膜炎**が原因であることが多い。重症の場合は2枚の僧帽弁が完全に癒着肥厚し中央に細い孔を残して漏斗のような状態となってしまう。拡張期に左心房の血液が左心室に十分流入できないため左心房に血液が貯留し、左心房の著明な拡張を生じる。僧帽弁逆流と同様に肺うっ血と右心負荷から右心室の肥大をみるが、左心室はこれと異なり血液の流入が少ないため、むしろ**萎縮**する。

- **大動脈弁閉鎖不全症/大動脈弁逆流症（AR）**：⑧＿＿＿＿＿＿**心内膜炎**、先天奇形、梅毒性弁膜炎などが原因となる。拡張期に大動脈から左心室に血流の逆流があり、左心室は⑨＿＿＿＿＿＿**負荷**により⑩＿＿＿＿＿＿に肥大する。左心室は拡張を伴って丸みをおびて肥大するので、**巾着型**と表現される。肥大が進み左心室が耐えられなくなると、⑪＿＿＿＿＿＿**心不全**となる。

- **大動脈弁狭窄（AS）**：先天性の二弁性大動脈弁ないし、これに伴う大動脈弁の変性硬化が原因となるものが多く、高度の⑫＿＿＿＿＿＿を伴うのが普通である。収縮期の左心室から大動脈への駆出に抵抗が強く左心室の圧が高くなる。⑬＿＿＿＿＿＿**負荷**のため、左心室の⑭＿＿＿＿＿＿**肥大**が起きる。この左室肥大は長軸が伸びた肥大でラグビーボール形と表現される。他の弁膜症と同様に代償不全に陥れば肺うっ血、右室肥大からうっ血性心不全となる。

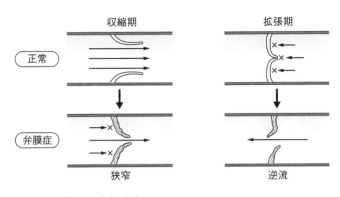

図 1-14　**弁の狭窄と逆流**

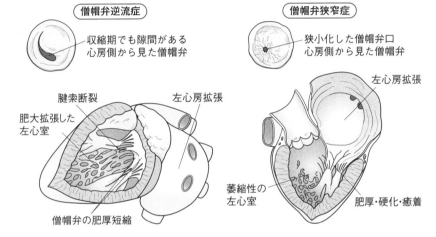

図 1-15　**僧帽弁逆流症と僧帽弁狭窄症**

問題11 心筋症

次の文章の空欄に、適切な語句を語句群より選び、記入しなさい。

[語句群]　特発性　続発性　原発性　変性　肥大閉塞型　錯綜配列
アミロイド　フィブリノイド

● **心筋症**とは心筋組織が①＿＿＿＿＿＿＿＿に傷害される心疾患である。虚血性
心疾患や弁膜症のように結果的に心筋障害が出現しても、冠状動脈や弁膜な
どの心筋以外に本質的な病変があって、その結果2次的に起きるものは除外
される。心筋症のうち原因不明のものを②＿＿＿＿＿＿＿**心筋症**、原因の明
らかなものを③＿＿＿＿＿＿**心筋症**とよんでいる。単に心筋症といった場
合は②**心筋症**を示すことが多い。心筋症は拡張型、肥大型、および拘束型の
3型に分類される。

● **拡張型心筋症**（**DCM**）：心筋の変性のために残存心筋の肥大と、これを上ま
わる強い拡張を呈する心筋症で、すべての心室・心房は拡張し、壁は薄くな
る。心室の**収縮力**が**慢性・進行性**に**低下**し、治療効果の薄い**慢性うっ血性心
不全**に陥る。予後不良の疾患である。拡張した心腔内に壁在性血栓をつく

り、これに由来する血栓塞栓症や、不整脈が合併症としてみられる。アルコールによる心筋障害やウイルス性心筋炎などによる続発性のものもあるが、特発性で原因不明のことが多い。一部には遺伝性のものもある。患者はすべての年齢・性に渡るが、成人男性が多い。心筋組織では心筋細胞の④＿＿＿＿＿＿＿＿・**消失**と**線維化**がみられる。

- **肥大型心筋症**（**HCM**）：高血圧や弁膜症などの心筋負荷を起こすような疾患がないにもかかわらず、原因不明の心肥大が生じる。通常、肥大は左心室と心室中隔で目立つ。肥大のため心室の拡張が十分できず、**心室内への血液の流入が障害される**。心筋収縮力は保たれるが、心腔内の血液量が少ないため駆出の効率が悪く心不全の原因となる。とくに心室中隔の一部に強い肥大が生じ、収縮期に左心室からの血液の駆出路を閉塞するものは⑤＿＿＿＿＿＿＿＿＿＿＿**心筋症**とよばれる。症状としては労作性の呼吸困難、狭心痛、不整脈などがあり、突然死の頻度が高い。症例の約半数は**常染色体優性（顕性）遺伝病**であるが、遺伝子の異常は単一ではない。心筋組織では心筋細胞の**不規則な肥大**と、でたらめな配列異常があり、⑥＿＿＿＿＿＿＿＿＿＿とよばれている。

- **拘束型心筋症**：線維化や異常物質の沈着により心筋組織が**異常に硬くなり**、心室の収縮が妨げられる。原因としてはアミロイドーシスによる心筋組織の⑦＿＿＿＿＿＿＿＿**沈着**や心内膜の先天性の肥厚と硬化がみられる**先天性心内膜弾性線維症**などがある。

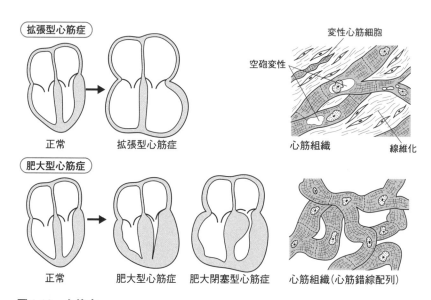

図1-16　心筋症

問題1 貧血

次の文章の空欄に、適切な語句を語句群より選び、記入しなさい。
また、〔　〕内の適切な語句を選択しなさい。
[語句群]　鉄　ビタミンC　ビタミンB6　ビタミンB12　ヘモグロビン
ビリルビン　パントテン酸　黄疸　葉酸　骨髄　内因子　悪性　汎血球減少症
自己免疫性　特発性　続発性

- 血液中に含まれるヘモグロビンの濃度が基準値より低くなった状態を**貧血**という。貧血のあるときは赤血球の数や形の異常を呈することが多い。
- **鉄欠乏性貧血**：①＿＿＿＿＿＿＿＿の原料となる**鉄**の不足に由来する貧血である。血液中の赤血球　数は〔②　**増加**　**減少**〕するとともに、形は〔③　**小型**　**大型**〕になる。偏食や栄養失調などによる鉄の摂取不足で起きる。また、胃潰瘍、悪性腫瘍、女性性器出血などによる慢性出血でも生じる。その理由は寿命を過ぎた赤血球は自然に崩壊し新しいものと入れ替わるが、この際、鉄は回収されて再利用される。持続的な出血があると鉄が回収されないので**鉄欠乏状態**となるからである。
- **巨赤芽球性貧血**：④＿＿＿＿＿＿＿や⑤＿＿＿＿＿の不足で起きる貧血である。赤血球の数は〔⑥　**増加**　**減少**〕するが、形は〔⑦　**小型**　**大型**〕になる。④や⑤は核酸の合成に必要な補酵素であり、その不足による核酸合成障害は赤血球をはじめとする血球全体の生成と成熟に障害をもたらす。④の吸収には胃の固有腺で分泌される⑧＿＿＿＿＿＿＿と結合する必要がある。萎縮性胃炎がひどくなると⑧が分泌されなくなり、④の吸収障害を起こして重篤な巨赤芽球性貧血を呈する。⑧の発見される以前は死に至る病気であったため、現在でも⑨＿＿＿＿＿＿＿とよばれている。
- **再生不良性貧血**：⑩＿＿＿＿＿の造血能が著しく衰えたために生じる貧血である。末梢血中の赤血球の大きさは正常と変わらない。通常は赤血球のみではなく顆粒球や血小板などの血球全般の合成が障害され、⑪＿＿＿＿＿＿＿の状態を呈することが多い。多くは原因不明であり、⑫＿＿＿＿＿＿**再生不良性貧血**とよばれ予後不良のことが多い。原因の明らかなものは⑬＿＿＿＿＿＿**再生不良性貧血**とよばれ、有機溶媒による中毒、薬剤、放射線などが原因となりうる。⑬**再生不良性貧血**は原因を除去することにより回復の可能性がある。

- **溶血性貧血**：赤血球の**寿命が短く**、早期に崩壊（溶血）するために起きる貧血である。ヘモグロビンの崩壊産物である⑭＿＿＿＿＿＿＿＿＿が増加して⑮＿＿＿＿＿＿＿＿＿がみられる。先天的な赤血球の脆弱性が原因となる**遺伝性球状赤血球症や鎌状赤血球症**、赤血球に対する抗体が原因となる⑯＿＿＿＿＿＿＿＿＿**溶血性貧血**、母子間血液型不適合による**胎児赤芽球症**などがある。

問題2 白血病

> 次の文章の空欄に、適切な語句を語句群より選び、記入しなさい。
> ［語句群（複数回の使用可）］　B　T　HTLV-1　HIV　日和見　骨髄　浮腫
> 貧血　急性　慢性　分化誘導療法　白血病裂孔　アウエル小体　常染色体
> フィラデルフィア染色体

- **白血病**は、①＿＿＿＿＿＿の造血細胞の悪性腫瘍である。腫瘍化した造血細胞（**白血病細胞**）は骨髄で増殖し、末梢血にも出現する（**白血化**）。白血病細胞は正常の白血球の機能を欠くため、感染に弱くなり、②＿＿＿＿＿＿＿＿**感染**で死亡することが多い。骨髄内で正常造血細胞を破壊・置換して増殖するため、赤血球や血小板が減少し、③＿＿＿＿＿＿や**出血傾向**を起こす。白血病細胞は肝臓、脾臓、その他の臓器にも浸潤し、臓器の腫大や機能障害を起こす。一般腫瘍の低分化型に相当する④＿＿＿＿＿**白血病**と、高分化型にあたる⑤＿＿＿＿＿**白血病**に分類される。また、由来する白血球の種類により、**骨髄性白血病**と**リンパ性白血病**に大別される。

- **急性骨髄性白血病**（**AML**）：末梢血中では白血病細胞の骨髄芽球と成熟好中球が出現し、その中間の細胞を欠き、⑥＿＿＿＿＿＿＿＿＿＿とよばれる。白血病細胞の胞体中に針状の封入体（⑦＿＿＿＿＿＿＿＿＿＿＿＿）が出現することがある。分類は形態に基づくFAB分類（M0：急性骨髄性白血病最未分化型、M1：急性骨髄性白血病未分化型、M2：急性骨髄性白血病分化型、M3：急性前骨髄性白血病、M4：急性骨髄性単球性白血病、M5a、5b：急性単球性白血病、M6a、6b：赤白血病、M7：急性巨核芽性白血病）と、遺伝子異常に基づくWHO分類がある。WHO分類では「1．特定遺伝子異常をもつもの」「2．MDS関連」「3．治療関連」「4．特殊型」「5．非特定型」に分類される。非特定型はM3を除外したFAB分類が使用される。

- **急性前骨髄性白血病**（**APL**）：FAB分類でM3、WHO分類で融合遺伝子*PML-RARA*をもつ白血病に該当する。白血病細胞は前骨髄球の形態を示す。DICを伴い死亡率が高かったが、オールトランスレチノイン酸による⑥＿＿＿＿＿＿＿＿＿＿が開発され高率に完全寛解が得られるようになった。

- **急性リンパ性白血病**（**ALL**）：小児の白血病としての頻度が高い。WHO分類ではB細胞性、T細胞性、NK細胞性に分類し、B細胞性は更に遺伝子異常で分類する。化学療法で小児の予後は良好であるが、成人の予後は劣る。

- **慢性骨髄性白血病**（**CML**）：白血病細胞は骨髄球系のさまざまな分化段階のものが出現し白血病裂孔はみられない。患者は成人で症状は軽症であるが、急性転化といって急性骨髄性白血病と同じ状態に転化し死亡することが多い。大部分の患者では白血病細胞に⑨＿＿＿＿＿＿＿＿＿＿＿＿（Ph 1 染色体）とよばれる、22番と 9 番の染色体の相互転座がみられる。その結果 *BCR-ABL* 1 融合遺伝子が形成され、この遺伝子産物をターゲットとした分子標的薬（**イマチニブ**）の投与により長期生存が望めるようになった。

- **慢性リンパ性白血病**（**CLL**）：患者は主に60歳以上の高齢者で、白血病細胞は非常に分化した⑩＿＿＿＿**細胞**からなっている。症状は軽く経過は長い（通常10年以上）が完治は難しい。急性転化もまれである。

- **成人Ｔ細胞白血病**（**ATL**）：⑪＿＿＿＿＿＿＿**ウイルス**により引き起こされる白血病である。その大部分は新生児期にキャリアである母親から母乳を介して感染する。感染者で発症するのは1000人に 1 人程度で、成人になってからである。発症すると治療に対する反応は悪く、予後不良である。白血病細胞の核は花びら状にくびれている。

問題3 その他の骨髄腫瘍性・腫瘍様疾患

次の文章の空欄に、適切な語句を語句群より選び、記入しなさい。
[語句群]　9%　19%　29%　IgE　IgM　IgG　Ｂ　Ｔ　骨髄腫　打ち抜き像
単クローン性　多クローン性　ベンス・ジョーンズ　前癌病変　環状鉄芽球

- **多発性骨髄腫**：骨髄内で多発性・結節状に腫瘍化した形質細胞
（①＿＿＿＿＿＿＿**細胞**）が増殖する疾患である。患者は中年男性が多い。①**細胞**の増殖で骨が破壊され、レントゲン写真でみると骨に穴があいたような特徴的所見を呈する。これを②＿＿＿＿＿＿＿＿＿とよんでいる。骨破壊と病的骨折により強い疼痛が生じる。①**細胞**は正常の形質細胞と同じく免疫グロブリンを産生する。しかし、この免疫グロブリンは免疫反応の場合に産生される③＿＿＿＿＿＿＿＿＿のものとは異なり、④＿＿＿＿＿＿＿＿＿であり、**Ｍタンパク**とよばれる。Ｍタンパクを構成する免疫グロブリンは⑤＿＿＿＿＿が最も多いが、IgAやIgDの場合もある。また、免疫グロブリンの構成成分のうち軽鎖を過剰に産生することが多く、この軽鎖の二量体が尿中に出現してくる。この二量体は⑥＿＿＿＿＿＿＿＿**タンパク**とよばれる。このタンパク質は腎毒性があり、骨髄腫腎とよばれる腎障害を起こしたり、アミロイドとなって沈着し全身性アミロイドーシスとなることもある。免疫不全、腎不全、アミロイドーシスなどが死因となる。

- **マクログロブリン血症**：⑦＿＿＿＿＿**細胞**の腫瘍性増殖で、Ｍタンパクを産生するが、腫瘍細胞の形態は形質細胞ではなく、リンパ球の形をとる。Ｍタンパクとなる免疫グロブリンは⑧＿＿＿＿＿が圧倒的に多い。腫瘍細胞の増殖は骨髄以外にも、リンパ節、脾臓などのリンパ組織に広くびまん性にみられる。

- **骨髄異形成症候群**（**MDS**）：造血細胞の形態異常があり、白血病に移行する
  リスクが高い症候群である（白血病の⑨＿＿＿＿＿＿＿＿＿＿＿＿）。骨髄・末
  梢血では⑩＿＿＿＿％以下の範囲内で芽球の増加が見られ、末梢血では貧血を
  含む血球減少症を呈する。WHO分類では影響を受ける造血細胞の系統（顆
  粒球系、赤芽球系、巨核球系）数、骨髄・末梢の芽球出現率、および、
  ⑪＿＿＿＿＿＿＿＿＿＿＿（核周囲に鉄顆粒が沈着する特殊な赤芽球）出現の状態
  に基づき病型分類が行われる。遺伝子・染色体異常などに基づいた特殊病型
  も別に定義されている。

問題4 リンパ節炎・脾疾患・胸腺疾患

> 次の文章の空欄に、適切な語句を語句群より選び、記入しなさい。
> [語句群（複数回の使用可）]　膿瘍　組織球　好中球　肺門　鼡径　頚部
> 類上皮細胞　乾酪壊死　肝硬変症　再生不良性　溶血性　ニーマン・ピック病

- リンパ節はリンパ組織系の重要な臓器で、全身のリンパ管網の要所要所に配
  置されている。生体内に病原体や異物が侵入すると、リンパ管を通じてリン
  パ節に運び込まれ、そこで炎症・免疫反応を起こし、リンパ行性のリンパ節
  炎となる。また、血液中に病原体が侵入すると血行性のリンパ節炎となる。
- **急性非特異性リンパ節炎**：皮膚や内臓の急性炎症からリンパ行性に所属リン
  パ節へ病原体や異物が運ばれて生じるもので、病原体を特定できるような特
  異的な所見に乏しいものをいう。しばしば、皮膚局所の炎症は非常に軽く
  て、リンパ節のみが急に腫れてきたようにみえる場合がある。リンパ濾胞の
  過形成と①＿＿＿＿＿＿＿の浸潤がみられ、リンパ節は腫大する。炎症が強
  い場合は②＿＿＿＿＿を形成することもある。
- **慢性非特異性リンパ節炎**：ウイルス、細菌の他、膠原病や薬剤などさまざま
  な原因で起きる。リンパ節では、類洞内の③＿＿＿＿＿＿＿の浸潤、リンパ
  濾胞や傍皮質領域の過形成がみられる。
- **結核性リンパ節炎**：結核の感染によるもので、④＿＿＿＿＿**リンパ節**や、表
  在のものでは頚部のリンパ節でよくみられる。ラングハンス型巨細胞を含む
  ⑤＿＿＿＿＿**肉芽腫**の形成があり、⑥＿＿＿＿＿＿＿＿＿を伴うこと
  が多い。
- **リンパ節サルコイドーシス**：原因不明の肉芽腫性疾患であるサルコイドーシ
  スは肺、脈絡膜、皮膚、リンパ節に病変を形成するが、⑦＿＿＿＿＿**リンパ
  節**は好発部位である。両側性に**馬鈴薯状のリンパ節腫大**を認める。類上皮細
  胞肉芽腫を形成するが、乾酪壊死がないのが特徴である。
- **亜急性壊死性リンパ節炎**（**菊池・藤本病**）：放置しても1〜3か月で自然治
  癒する原因不明のリンパ節炎である。患者は10〜30歳台に多く、
  ⑧＿＿＿＿＿**リンパ節**が腫脹する。リンパ節内にはリンパ球の増生があり、
  リンパ濾胞とリンパ濾胞の間の領域に壊死を伴っているが、

⑨＿＿＿＿＿＿＿＿の浸潤を伴わないのが特徴である。

● **脾腫**：脾臓が大きく腫大することを**脾腫**とよび、さまざまの原因で起こりうる。循環障害では、慢性うっ血が原因となり、多くは⑩＿＿＿＿＿＿＿＿による門脈高血圧の結果である。炎症では血液中に病原体が侵入すると脾臓の網内系細胞が反応して腫大がみられる。これを**感染脾**とよぶ。腫瘍性の病変としては白血病細胞の浸潤が多くみられ、慢性白血病でとくに大きくなる。主に赤血球は脾臓で破壊されるので、⑪＿＿＿＿＿＿**貧血**の場合は壊れやすい赤血球が脾臓に集まって脾腫がみられる。スフィンゴミエリンの先天性代謝障害である⑫＿＿＿＿＿＿＿＿＿のように変性産物が組織球に沈着する代謝異常では、組織球が脾臓に集まって脾腫をみることが多い。

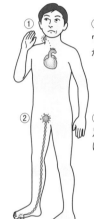

①**血行性：**
ウイルスなどの全身感染では血行性にウイルスがリンパ節に侵入し、リンパ節炎が起きる

②**リンパ行性：**
足を釘などで傷つけると、細菌が皮膚のリンパ管に侵入し、鼡径部のリンパ節炎がよくみられる

図 2-1　リンパ節炎の発生機序

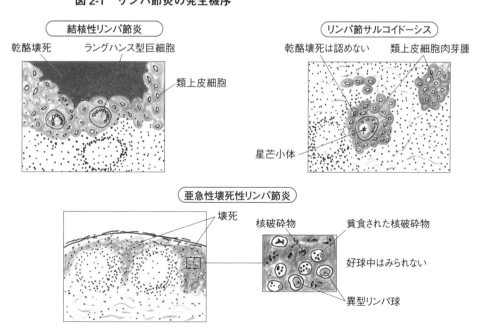

結核性リンパ節炎
乾酪壊死　ラングハンス型巨細胞
類上皮細胞

リンパ節サルコイドーシス
乾酪壊死は認めない　類上皮細胞肉芽腫
星芒小体

亜急性壊死性リンパ節炎
壊死
核破砕物　貪食された核破砕物
好球中はみられない
異型リンパ球

図 2-2　リンパ節炎の組織像

問題5 悪性リンパ腫

> 次の文章の空欄に、適切な語句を語句群より選び、記入しなさい。
> また、[ ] 内の適切な語句を選択しなさい。
> [語句群]　ホジキン　白血化　炎症　リード・シュテルンベルク
> 結節性リンパ球　古典的

● **悪性リンパ腫**はリンパ球系細胞の悪性腫瘍である。多くはリンパ節に原発するが、リンパ節以外の臓器にも発生することがある。診断はリンパ節生検の病理診断によって行われ、組織分類は**WHO分類**が用いられる。悪性リンパ腫は**ホジキンリンパ腫**と**非ホジキンリンパ腫**に大別される。欧米ではホジキンリンパ腫は悪性リンパ腫の約30％を占めるが、日本では約５％程度である。

● **ホジキンリンパ腫**：腫瘍細胞は、大型の異型細胞で多核巨細胞の場合は①＿＿＿＿＿＿＿＿＿＿**細胞**、単核の場合は②＿＿＿＿＿＿＿＿＿＿**細胞**とよばれる。背景にリンパ球を主体とした③＿＿＿＿＿＿＿＿＿＿**細胞**浸潤を伴うことが多く、好酸球が混じることも多い。WHO分類では結節性リンパ球優位型ホジキンリンパ腫と古典的ホジキンリンパ腫に分類される。後者はさらに①結節硬化型、②混合細胞型、③リンパ球豊富型、④リンパ球減少型の４型に分類される。予後は結節性リンパ球優位型がいちばんよく、古典的ホジキンリンパ腫のリンパ球減少型が最も不良である。**病変は１か所のリンパ節やリンパ組織に原発し**、その後全身へ広がるので、その程度に応じてⅠ～Ⅳ期までの病期分類が用いられる。

● **非ホジキンリンパ腫**：WHO分類でリンパ節に原発するものを説明する。**B細胞由来**と**T/NK細胞由来**に大別され、病変の広がり方はホジキンリンパ腫と異なり、**全身のリンパ節が同時に侵される**傾向が強い。骨髄が侵されると④＿＿＿＿＿＿＿＿＿＿し白血病となる。最初から白血病で発症することもある。

● **濾胞性リンパ腫**：腫瘍細胞が濾胞状配列を示す。患者は［⑤　**成人**　**小児**　］が多い。

● **マントル細胞リンパ腫**：リンパ濾胞の暗殻部（マントル層）の［⑥　**B**　**T**　］細胞由来と考えられる。高齢の男性に好発する。

● **びまん性大細胞型B細胞リンパ腫**：B細胞性の大型腫瘍細胞がびまん性に増殖する。非ホジキンリンパ腫の中では［⑦　**比較的希な**　**最も頻度の高い**　］病型である。

● **バーキットリンパ腫**：腫瘍細胞は小型均一であり［⑧　**小児**　**成人**　］に好発する。

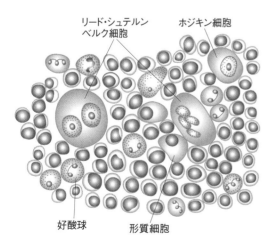

リード・シュテルンベルク細胞　　ホジキン細胞

好酸球　　形質細胞

図 2-3　ホジキンリンパ腫の病理組織所見

3 呼吸器疾患

問題1 上気道疾患

次の文章の空欄に、適切な語句を語句群より選び、記入しなさい。

[語句群（複数回の使用可）] EB　HIV　腫瘤　感冒　血管炎　咽頭炎　喉頭炎
鼻茸　壊疽性鼻炎　蓄膿症　扁桃腺肥大　喉頭粘膜　壊死性肉芽腫　扁平上皮
リンパ上皮腫　嗄声　粘膜肥厚

● **鼻炎および副鼻腔炎**：急性の鼻炎は①＿＿＿＿＿＿の際によくみられ、原因の
多くはウイルスである。通常は１週間程度で自然治癒する。炎症が拡大する
と②＿＿＿＿＿＿や③＿＿＿＿＿＿も合併するが、この場合は細菌など
の混合感染を伴っていることが多い。慢性鼻炎は急性鼻炎を繰り返したり、
アレルギー性鼻炎でみられ、鼻腔粘膜の浮腫と線維化により粘膜が肥厚して
くるので慢性肥厚性鼻炎とよばれる。粘膜の肥厚が限局性の場合、
④＿＿＿＿＿＿（鼻ポリープ）を形成する。副鼻腔粘膜の炎症が慢性化すると、
膿性滲出物が副鼻腔内に貯留するようになり⑤＿＿＿＿＿＿になる。上顎
洞で多くみられる。

● **ウェゲナー肉芽腫症**：呼吸器と腎糸球体に病変が偏在する血管炎症候群で、
⑥＿＿＿＿＿＿と⑦＿＿＿＿＿＿の形成を伴う。その結果、鼻咽
腔の広範な壊死をもたらし⑧＿＿＿＿＿＿とよばれる状態を呈する。

● **慢性扁桃腺炎とアデノイド**：口蓋の扁桃組織は細菌感染や慢性刺激を受けや
すいため、慢性炎症を起こしやすく、リンパ組織の過形成を伴うことがあ
る。この状態は慢性扁桃腺炎で⑨＿＿＿＿＿＿ともよばれる。
⑩＿＿＿＿＿＿も同様の過形成を起こすことがあり、**アデノイド**とよば
れる。いずれも生体の防御反応の範囲内であるが、過形成が著しく気道を狭
窄するようになったり、たびたび強い炎症を繰り返すような場合は摘出手術
が行われる。

● **上顎癌**：上顎洞の粘膜からは⑪＿＿＿＿＿＿**癌**が発生する。あまり広範
に進展する前に発見されることが多いので手術により治癒する例も多いが、
術後は大きな顔面の欠損を残す。

● **鼻咽頭癌**：⑫＿＿＿＿＿＿とよばれる未分化癌で、腫瘍間質に密な
リンパ球浸潤を伴うものが多い。**リンパ行性転移**を起こしやすく、頚部リン
パ節転移が先に発見されることもある。⑬＿＿＿＿＿＿**ウイルス**感染との関連が
考えられている。

● **喉頭癌・喉頭乳頭腫・声帯ポリープ**：いずれも症状として⑭＿＿＿＿＿＿（か

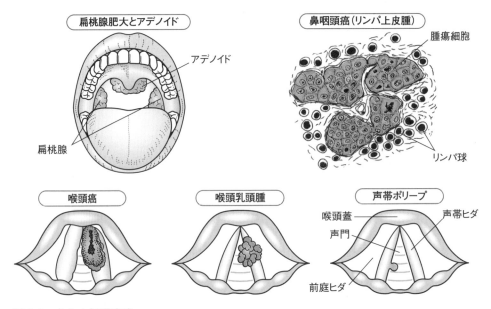

図 3-1　主な上気道疾患

すれごえ）を起こす。喉頭癌は高分化型の⑮＿＿＿＿＿＿＿＿＿**癌**が大部分である。声帯から発生することが多いが、声帯以外の粘膜から発生することもある。患者は40歳以上の男性が多く、喫煙者が大部分を占める。初期では白色の⑯＿＿＿＿＿＿＿＿＿**病変**であるが、進行するに従い潰瘍を伴った⑰＿＿＿＿＿＿＿＿＿**状**となる。喉頭乳頭腫は良性腫瘍で、異型性のない扁平上皮の乳頭状増殖からなる。声帯の木イチゴ状の腫瘤としてみえる。声帯ポリープは刺激の結果、⑱＿＿＿＿＿＿＿＿＿＿＿＿＿の上皮下に充血・浮腫・線維化と線維素の沈着がみられるものである。歌手など声帯を酷使する人に発生する。表面が滑らかな半球状の腫瘤であるが腫瘍性病変ではない。

問題2　無気肺・気胸

次の文章の空欄に、適切な語句を語句群より選び、記入しなさい。

[語句群]　無気肺　肺虚脱　粘液貯留　肺門　胸水　うっ血性心不全　微小無気肺　非閉塞性　サーファクタント　新生児呼吸窮迫　成人呼吸窮迫

● **無気肺**：肺の気腔が十分拡張しないため、肺の一部や全体が収縮した状態である。①＿＿＿＿＿＿＿＿＿＿ともいう。原因により以下のように分類できる。

・**閉塞性（吸収性）無気肺**：気管支などの気道が閉塞すると、閉塞部より末梢の空気は徐々に吸収され、肺胞がつぶれて**無気肺**となる。閉塞性無気肺の最も多い原因は、気道内の②＿＿＿＿＿＿＿＿＿である。その他、**異物の誤嚥**や腫大した③＿＿＿＿＿**リンパ節**の圧迫が原因となることもある。気管支内腔に腫瘍をつくりやすい肺扁平上皮癌の初期のものが胸部レントゲンで認めら

れた無気肺で発見されることもある。

- ・**圧迫無気肺**：胸膜腔内への液体や血液あるいは空気の貯留があった場合、これに圧迫されて肺が虚脱する。④＿＿＿＿＿＿の貯留によるものが多く、そのうちでも⑤＿＿＿＿＿＿＿＿＿＿によるものが最も多い。寝たきりや腹水のある患者では⑥＿＿＿＿＿＿の挙上によって肺基底部の無気肺を生じることがある。

- ・**微小無気肺**：⑦＿＿＿＿＿＿**無気肺**ともよばれさまざまな原因が複雑にからみあって発生するが、そのなかでも⑧＿＿＿＿＿＿＿＿＿（肺表面活性物質）の消失が重要である。新生児の肺の未熟性に由来する⑨＿＿＿＿＿＿**症候群**や、さまざまの原因に由来する⑩＿＿＿＿＿＿**症候群**ならびに外科手術の術後などでみられる。

- ・**収縮性無気肺**：瘢痕形成性無気肺ともよばれ、肺や胸膜の一部、あるいは全体の線維化により肺が硬く小さくなった状態である。

- ●**気胸**：胸膜腔に空気が侵入した状態で、その結果、⑪＿＿＿＿＿＿を生じる。胸壁側の損傷によって大気が胸膜腔内に侵入するか肺の損傷による気道からのリークによる。胸膜腔に空気が入り、さらに陽圧となった場合は⑫＿＿＿＿＿＿**気胸**とよばれ、非常に危険な状態である。⑬＿＿＿＿＿＿**気胸**とは外傷などの原因がなく突然気胸が起きて、呼吸困難を訴えるものである。痩型で身長の高い若年男性に多くみられる。胸膜下にできた小さな気腫性嚢胞が破裂するのが原因の多くを占める。

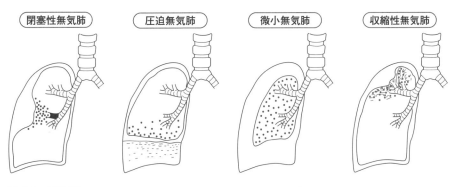

| 閉塞性無気肺 | 圧迫無気肺 | 微小無気肺 | 収縮性無気肺 |

図 3-2 無気肺

問題3 肺の循環障害

次の文章の空欄に、適切な語句を語句群より選び、記入しなさい。

[語句群（複数回の使用可）]　上肢　下肢　内腔狭窄　右心不全　左心不全
腫大　血漿　ヘモジデリン　グッドパスチャー　褐色硬化　呼吸困難
低酸素血症　出血性　原発性　続発性　叢状　肺性心

- **肺うっ血**：肺の毛細血管や静脈に多量の血液がうっ帯する状態で、
  ①＿＿＿＿＿＿＿＿によって起きることが多い。肺は**暗赤色**で**腫大**し、肺内
  の毛細血管や静脈は拡張し血液が充満する。さらに、うっ血が強くなると肺
  胞内に②＿＿＿＿＿の滲出や赤血球の漏出がみられるようになる。この状
  態が慢性化すると、赤血球の崩壊産物が③＿＿＿＿＿＿＿＿となり組織
  球に貪食されて沈着したり、肺胞壁に線維化が起きてくる。肺は③沈着のた
  め褐色調となり、線維化するため、④＿＿＿＿＿＿＿とよばれる。

- **肺出血**：大量の肺出血は、肺血管の損傷を伴う外傷、結核性空洞、癌による
  ことが多い。少量の出血は、出血傾向や肺うっ血でみられる。
  ⑤＿＿＿＿＿＿＿＿＿＿**症候群**では、抗基底膜抗体による糸球体腎炎と
  交差免疫反応による肺出血がみられる。特発性肺血鉄症は小児の疾患で、原
  因不明の肺血管障害に基づく肺出血を起こす。

- **肺水腫**：肺胞内に⑥＿＿＿＿＿が漏出し、貯留した状態である。肺は重く
  腫大しており、気管支内には細かい泡を含んだ液体が充満する。
  ⑦＿＿＿＿＿＿、ショック、低タンパク血症、および炎症などが原因と
  なる。肺胞は浮腫液で満たされて酸素が流入せず、ガス交換が妨げられて
  ⑧＿＿＿＿＿＿＿＿となる。高度の場合は、⑨＿＿＿＿＿＿＿で死亡す
  る。

- **肺塞栓症**：静脈系を流れてきた栓子が肺動脈に詰まって起きる。栓子が小さ
  い場合、症状は軽いが、⑩＿＿＿＿＿＿の静脈血栓に由来した大きな栓子が
  肺動脈幹部を閉塞すると急死する。

- **肺梗塞**：肺動脈の枝に塞栓が起きても通常は梗塞が起きないが、慢性うっ血
  などの循環障害がすでにある肺では梗塞が起きやすい。この場合、肺動脈枝
  の閉塞によって肺の組織が壊死に陥った後、気管支動脈側から血液が流入し
  て出血し、⑪＿＿＿＿＿＿**梗塞**のかたちをとることが多い。

- **肺高血圧症**：肺動脈圧の持続的な上昇をいう。右心室の肥大から
  ⑫＿＿＿＿＿＿＿を起こす。原因不明のものは⑬＿＿＿＿＿**肺高血圧症**
  とよばれ難病である。肺動脈枝では⑭＿＿＿＿＿**病変**とよばれる複雑な内
  膜の肥厚がみられる。原因となる基礎疾患のあるものは
  ⑮＿＿＿＿＿**肺高血圧症**よばれる。基礎疾患としては左右シャントを
  もった**先天性心奇形**が多い。肺気腫、慢性気管支炎といった慢性肺疾患も原
  因となり、この場合は⑯＿＿＿＿＿＿とよばれる。いずれの場合にも肺内
  の肺動脈枝には内膜の肥厚により同心円状の⑰＿＿＿＿＿＿がみられる。

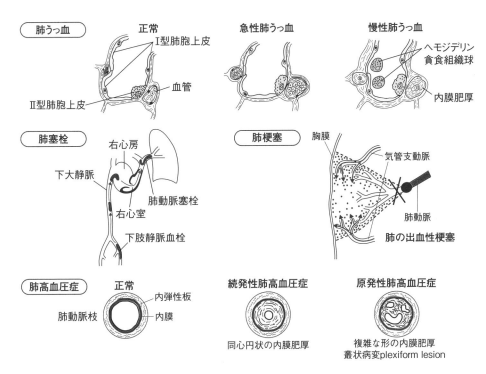

図 3-3　肺の循環障害

肺炎①

> 次の文章の空欄に、適切な語句を語句群より選び、記入しなさい。
> [語句群]　肺胞性　小葉性　特発性　嚥下性　肺炎球菌　連鎖球菌　肺炎
> 胸膜炎　膿瘍　膿胸　肉化　蜂窩肺　器質化　肺線維症、　ハンマン - リッチ

●**気管支肺炎**：① ＿＿＿＿＿＿＿＿**肺炎**ともよばれ、病原体は気道を通じて肺へ
侵入し、呼吸細気管支を中心とした炎症巣を多数形成する。主な病原体は
② ＿＿＿＿＿＿＿＿や**ブドウ球菌**などの細菌である。肺は重量を増し、割面
では小さい斑点状の病巣が散在性にみられ、不規則に硬化している。顕微鏡
でみると呼吸細気管支とその周囲の肺胞内には線維素や好中球が滲出してい
る病巣が多数形成されており、それらがさらに不規則に癒合している。吐物
や食物などを誤嚥すると、付着した細菌や胃酸が吸引されて気管支肺炎を起
こすが、そのようなものはとくに③ ＿＿＿＿＿＿＿＿**肺炎**とよばれる。気管支
肺炎が遷延・悪化すると合併症を生じる。炎症が胸膜に波及すると
④ ＿＿＿＿＿＿＿＿を起こし、胸膜腔には炎症性の滲出物が貯留して胸水がみ
られるようになる。④が化膿性の場合は、⑤ ＿＿＿＿＿＿＿＿となる。化膿性の
病巣が融解して空洞化すると⑥ ＿＿＿＿＿＿＿を形成する。また、滲出物が融
解排出されずに肺胞内で器質化してしまうと、肺胞腔は肉芽組織で塞がれて
ガス交換ができなくなってしまう。このような肺胞内の器質化を

⑦＿＿＿＿＿＿＿とよび、このような肺炎は⑧＿＿＿＿＿＿＿肺炎（⑦肺炎）とよんでいる。

●**大葉性肺炎**：1個あるいは複数の肺葉単位で起きる肺炎である。気管支肺炎とは異なり、病原体は血行性に肺へ達し、**1葉全体に均一な病変を形成する**。起炎菌は⑨＿＿＿＿＿＿＿＿＿が多い。健康な人には起こり難く、体力の消耗した人や患者に起こるが、抗生物質の発達で、近年は非常に少なくなった病気である。経過は4期に分類される。初期は肺胞壁内の毛細血管の充血が主体で充血期とよばれている。次いで、肺胞内に滲出物が充満し硬くなる赤色肝変期となる。肝変とは肝臓のように硬くなるという意味である。さらに、肺胞内滲出物が増えて毛細血管は圧迫され、血液が減少すると灰色になってくるので、灰白肝変期となる。最後に滲出物は融解・吸収される融解期となる。

●**間質性肺炎**：気管支肺炎も大葉性肺炎も炎症細胞や滲出物は主に肺胞内に滲出し、炎症の首座は肺胞内にあるため⑩＿＿＿＿＿＿＿**肺炎**ともよばれる。これに対して間質性肺炎では肺胞隔壁内や気管支・細気管支周囲の結合組織に炎症の首座がある。ウイルス感染、膠原病、放射線、アレルギーなどによって起きるものと、原因不明のものがある。組織学的には肺胞隔壁内にリンパ球や組織球の浸潤があり、隔壁が肥厚し、肺胞上皮の変性がみられる。肺胞内腔には液性の滲出物、硝子膜および肺胞食細胞はみられるが、炎症細胞はみられない。その後経過が長引くと線維化が進行し、⑪＿＿＿＿＿＿＿となる。末期には高度の線維化に加え、残存気腔が拡張し、⑫＿＿＿＿＿＿とよばれる状態になる。原因不明の間質性肺炎は⑬＿＿＿＿＿**間質性肺炎**とよばれ、治療には**副腎皮質ステロイド剤**が用いられ、経過は長いが完治は難しい。⑬**間質性肺炎**のうち急激に発症し、治療を行っても6か月以内に死亡する急性劇症型があり、⑭＿＿＿＿＿＿＿＿＿＿**症候群**とよばれている。

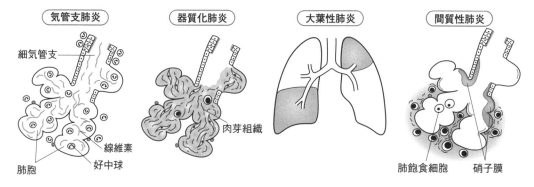

図 3-4　肺炎

問題5 肺炎②

次の文章の空欄に、適切な語句を語句群より選び、記入しなさい。
また、[ ]内の適切な語句を選択しなさい。
[語句群] カンジダ サイトメガロ マイコプラズマ クレブジェラ
初期変化群 乾酪性 粟粒 乾酪壊死 寒冷凝集素 小児・若年成人

- **原発性非定型肺炎**：多くは①＿＿＿＿＿＿＿＿＿＿の感染により起きる肺
  炎で、咽頭・喉頭炎に始まり気管支炎・肺炎へと急速に進行する。白血球数
  の増加は軽度で、聴診などの理学検査所見では軽度の所見しかみられないの
  にもかかわらず、症状は重症で胸部レントゲン写真では境界不明瞭な斑状の
  陰影を認める。患者の50%では②＿＿＿＿＿＿＿＿＿＿の力価の上昇がある。
  [③ **小児・若年成人** **高齢者**]が多く局地的な流行がみられる。肺の
  組織学的所見ではリンパ球や組織球の浸潤が肺胞隔壁内にみられ、浮腫性に
  肥厚しているが肺胞腔内には炎症性滲出がみられないのが特徴である。細菌
  感染の合併がなければこれらの炎症細胞浸潤や浮腫は消失して元どおりの状
  態に回復する。

- **肺結核症**：初めての結核の感染は、通常ヒト型結核菌の飛沫感染よって起き
  る。その場合、肺の胸膜下に小さな初感染巣を形成し、リンパ行性に肺門に
  達して肺門リンパ節にも結核病巣を形成する。これらの肺内病変と肺門リン
  パ節病変はあわせて、④＿＿＿＿＿＿＿＿＿＿とよばれ、拡大せず治癒し瘢痕
  や石灰化病巣となることが多い。しかし、抵抗力の弱い小児ではこの初期変
  化群に続いて経気道的に肺内で拡大したり、血行性に全身蔓延を起こすこと
  がある。結核の初感染は**1次結核症**とよばれ、その結果ツベルクリン反応は
  [⑤ **陰性** **陽性**]になる。1次結核を経験した後に初期変化群が悪化
  したり、再感染により、経気道的、血行性に蔓延が起きたものは**2次結核症**
  とよばれ、成人の肺結核としてみられる。病変は肺尖部に多くみられる。滲
  出性病変とよばれる⑥＿＿＿＿＿＿＿＿＿＿が強く、ラングハンス型巨細胞の少
  ない病変が主体となって経気管支的に周囲に拡大し、空洞をつくるようにな
  る。この空洞に破れた気管が交通するようになると、咳により周囲に結核菌
  を排菌し、また喀血をみるようになる。この状態は⑦＿＿＿＿＿＿＿**肺炎**と
  よばれる。また、肺門リンパ節の病変からリンパ行性に静脈角へ結核菌が達
  し、さらに血流中に結核菌が侵入し散布されるようになると、全身の臓器に
  粟粒大程度の結核病巣が多数形成されるようになる。この状態は
  ⑧＿＿＿＿＿＿＿**結核症**とよばれる。

- **肺の日和見感染症**：先天性の免疫不全あるいは血液疾患、悪性腫瘍、ステロ
  イド剤の長期投与などによる後天性の免疫不全状態では通常感染を起こさな
  いような病原性の弱い病原体が重症の感染症を起こすことがある。これを**日
  和見感染**というが、その際は肺に感染をみることが多い。
  病原体は細菌としては⑨＿＿＿＿＿＿＿＿＿＿などのグラム陰性桿菌が多

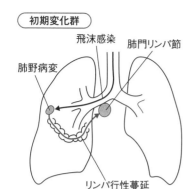

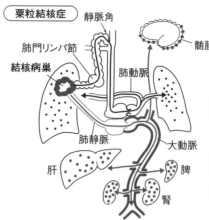

リンパ管に侵入した結核菌は肺門リンパ節と静脈角を経由して肺内に血行性の小さな結核病巣を多数形成する。肺静脈に侵入したものは左心系を経由して肝、脾、腎、髄膜などに病巣を形成する

図 3-5　肺結核症

い。肺真菌症ではニューモシスチス・イロベチイ、⑩＿＿＿＿＿＿＿＿＿、アスペルギルス、ムコール菌の感染がみられる。

　ウイルスでは⑪＿＿＿＿＿＿＿＿＿**ウイルス**、ヘルペスウイルスの感染が問題となることが多い。

問題6 慢性閉塞性肺疾患

> 次の文章の空欄に、適切な語句を語句群より選び、記入しなさい。
> また、［　］内の適切な語句を選択しなさい。
> ［語句群］　びまん性汎　気管支粘液腺　ブラ　シャルコー・ライデン
> 呼吸細気管支　閉塞性　内因性　アトピー性　特発性　平滑　骨格　喘鳴

● 気道の一部が狭くなると吸気時に比べて呼気時に換気障害が強く、**呼気閉塞**とよばれる。このタイプの肺疾患が**慢性閉塞性肺疾患**（**COPD**）である。慢性気管支炎、肺気腫、気管支喘息、気管支拡張症）が代表疾患である。

● **慢性気管支炎**：臨床的に痰を伴う持続的な咳が1年に3か月以上あり、その状態が2年以上続いているというのが診断基準である。原因は喫煙や大気汚染である。気管支壁には慢性炎症があり、①＿＿＿＿＿＿＿＿＿の増生がみられるのが特徴的な所見である。線毛上皮の扁平上皮化生や杯細胞化生もみられる。また、特殊型で炎症が細気管支領域に限局するものは②＿＿＿＿＿＿＿＿＿**細気管支炎**（DPB）とよばれる。

● **肺気腫**：呼吸細気管支から肺胞壁の破壊により気腔が
　［③　**可逆的**　　**非可逆的**　］に拡張したものである。肺はやわらかく膨らんでおり、強く風船のように拡張した部分もみられ、④＿＿＿＿＿＿＿＿＿とよばれる。原因は喫煙や大気汚染などの外因と体質的な肺組織の脆弱性が関与している。特殊な例であるがα1-アンチトリプシンの先天性欠損症では好中球から放出されたエラスターゼなどのタンパク分解酵素を不活化することがで

きず、肺組織の破壊が進んで肺気腫がみられる。欠損症でない場合でも同様の機序が関与している可能性が考えられている。肺気腫は病変の分布様式により小葉中心性、汎細葉性、傍中隔性の3種類に分類される。小葉中心性肺気腫は破壊拡張の病変が⑤＿＿＿＿＿＿＿＿＿＿＿＿＿＿＿を中心にみられるもので、最も多くみられるタイプで、喫煙との関連が強い。汎細葉性肺気腫は呼吸細気管支と肺胞が均等におかされ、高齢者に多い。α1-アンチトリプシン欠損症では、この型がみられる。傍中隔性肺気腫では末梢肺胞領域がおかされ、胸膜下や瘢痕の周囲に限局してみられる。胸膜下の傍中隔性肺気腫は⑥＿＿＿＿＿＿＿**気胸**の原因となる。

- **気管支喘息**：発作性の⑦＿＿＿＿＿＿＿＿＿＿＿**呼吸困難**と⑧＿＿＿＿＿＿＿＿＿を特徴とする［⑨　**可逆的**　**非可逆的**　］な疾患で、気管支系の過敏反応に基づく。気管支壁の⑩＿＿＿＿＿＿＿＿**筋**の攣縮と粘液の過剰分泌が原因で、発作が終われば症状が消失する。Ⅰ型アレルギー反応による⑪＿＿＿＿＿＿＿＿＿＿＿**喘息**と、気管支系の慢性炎症と過敏性が原因の⑫＿＿＿＿＿＿＿＿＿＿＿**喘息**がある。⑪喘息は小児に多く、喀痰中には**好酸球**や⑬＿＿＿＿＿＿＿＿＿＿＿＿＿**結晶**（好酸球由来の稜形結晶）がみられる。末梢血中では好酸球とIgEが増加する。⑫喘息は小児にかぎらずどの年齢層にも起こる。

- **気管支拡張症**：気管支・細気管支の［⑭　**可逆的**　**非可逆的**　］な拡張で、原因は壊死性感染症による気管支の破壊・閉塞と咳嗽による伸展である。一端拡張した気管支は分泌物や滲出物が貯留し、さらに2次感染を併発する。本態性とよばれるものは小児期における気管支肺炎の後遺症が多く、下葉に好発する。

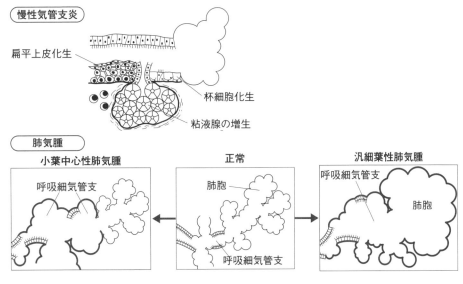

図 3-6　**慢性閉塞性肺疾患**

次の文章の空欄に、適切な語句を語句群より選び、記入しなさい。

[語句群（複数回の使用可）]　Ⅰ型　Ⅳ型　アスベスト　サーファクタント
線維化　浮腫　肉芽　線維化　硝子膜　胸膜中皮腫　肺線維症　低酸素
高二酸化炭素　珪肺結節　結核

- **拘束性肺疾患**とは肺が硬くなって（コンプライアンスが低下して）、肺を膨らますのに強い力が必要となるような疾患の総称である。

- **成人呼吸窮迫症候群（びまん性肺胞傷害、ARDS）**：急激に発症する呼吸窮迫で、①＿＿＿＿＿＿**血症**、肺コンプライアンス減少、および胸部レントゲン写真でびまん性の浸潤影を呈する臨床症候群である。原因はさまざまであるが、敗血症、びまん性の肺感染症、胃液の吸引、頭部外傷などである。**肺胞上皮と肺胞毛細血管内皮細胞の傷害**が本質的な病態である。その結果、肺胞上皮は壊死脱落し、②＿＿＿＿＿＿＿＿＿とよばれる滲出物の付着とⅡ型肺胞上皮の増生がみられる。内皮細胞の傷害は血管の透過性を亢進し、早期では肺胞壁や間質の③＿＿＿＿＿、時間が経過すると④＿＿＿＿＿＿＿＿となる。

- **サルコイドーシス**：原因不明の肉芽腫症で、結核に似た⑤＿＿＿＿＿＿＿＿**肉芽腫**を形成するが、乾酪壊死のない点が特徴である。病変は全身に発生しうるが、とくに**肺**と**肺門リンパ節**に好発する。胸部レントゲン写真で両側性肺門リンパ節の馬鈴薯状の腫大が特徴的所見とされている。肺内に多数の肉芽腫が形成され、最終的には線維組織に置き換わって⑥＿＿＿＿＿＿となる。

- **過敏性肺臓炎**：アレルギー性の炎症であるが気管支喘息とは異なり、おかされるのは肺胞で、⑦＿＿＿＿＿＿**アレルギー**が主体となる。アレルゲンは干し草に生えたカビや工場の化学物質などが多く、農夫や工場労働者の職業的暴露でよくみられる。組織学的には肺胞壁内のリンパ球や組織球浸潤および⑧＿＿＿＿＿＿**肉芽腫**の形成がみられる。

- **塵肺症**：粉塵の慢性的な吸入によって起きる肺疾患の総称である。粉塵による異物刺激によって⑨＿＿＿＿＿の形成と⑩＿＿＿＿＿＿＿が起きる。粉塵の種類により各々特徴がある。

- **炭粉沈着症**：空気中の炭粉が沈着するもので、成人では普通にみられる。喫煙者や大気汚染の強い環境ではその程度が高度となるが、呼吸障害を起こすことは少ない。

- **珪肺**：鉱山労働者の職業病で珪素の吸入・沈着による。⑪＿＿＿＿＿＿＿という線維化の塊が肺内に形成される。⑫＿＿＿＿＿＿の合併を起こしやすい。

- **石綿肺**：線維状の鉱物である⑬＿＿＿＿＿＿＿（石綿）の沈着による塵肺症である。石綿を扱う労働者の職業病である。肺癌と⑭＿＿＿＿＿＿＿の発生頻度が高くなる。肺内や喀痰に石綿小体とよばれる鉄亜鈴型の小体が認められる。

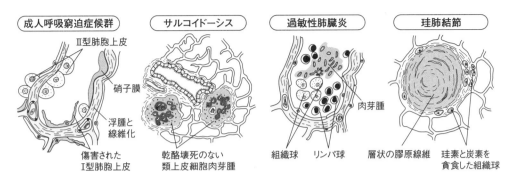

| 成人呼吸窮迫症候群 | サルコイドーシス | 過敏性肺臓炎 | 珪肺結節 |

Ⅱ型肺胞上皮
硝子膜
浮腫と線維化
傷害されたⅠ型肺胞上皮
乾酪壊死のない類上皮細胞肉芽腫
肉芽腫
組織球　リンパ球
層状の膠原線維
珪素と炭素を貪食した組織球

図 3-7　主な拘束性肺疾患

● **新生児呼吸窮迫症候群**：新生児の重症呼吸困難で、**未熟児**に多くみられる。肺が未熟性なために肺胞表面活性物質である⑮＿＿＿＿＿＿＿が十分つくられず、肺胞を拡張するため非常な力が必要となる。死亡した患児の肺胞には低酸素血症のためにARDSと同じく硝子膜の形成があるので、新生児肺硝子膜症ともよばれる。

問題8 肺腫瘍

次の文章の空欄に、適切な語句を語句群より選び、記入しなさい。
また、〔　〕内の適切な語句を選択しなさい。
〔語句群（複数回の使用可）〕　1　2　3　4　5　10　20　30　40　肺門型
末梢型　喀痰細胞診　瘢痕　リンパ行性　血行性　神経内分泌

● **原発性肺癌**：悪性腫瘍による死亡原因のうち肺癌は男性では①＿＿＿位を占めており、女性でも②＿＿＿位である。肺癌の発生因子として**喫煙**は、最も重要である。また、自動車の排気ガスなどによる**大気汚染**も関連すると考えられている。発生部位により、太い気管支に発生する**肺門型肺癌**と細い気管支や肺胞に発生する**末梢型肺癌**（肺野型肺癌）に分類される。

・**扁平上皮癌**：肺癌の③約＿＿＿％を占める。多くは④＿＿＿＿＿＿肺癌として発生する。肺癌のなかでもとくに喫煙と関連が強く、〔⑤　**男性**　**女性**　〕に多い。気管支線毛上皮の⑥**扁平上皮**＿＿＿＿＿→⑦**扁平上皮**＿＿＿＿＿→扁平上皮癌の過程で発生すると考えられている。組織学的には高分化型のものから低分化なものまで多彩である。他の組織型と比較すると胸郭外への進展は比較的遅い。喀痰に癌細胞が出現しやすいので、⑧＿＿＿＿＿＿＿＿が診断に役立つ。

・**腺癌**：肺癌の⑨約＿＿＿％を占め、〔⑩　**男性**　**女性**　〕が多い。喫煙との関連は比較的薄い。通常、⑪＿＿＿＿＿＿＿**肺癌**として発生し、肺野に結節状の病巣を形成することが多い。早期から転移をする傾向があり、扁平上皮癌に比較して予後が不良である。結核などの瘢痕部に発生することがあり、この場合は⑫＿＿＿＿＿＿＿とよばれる。

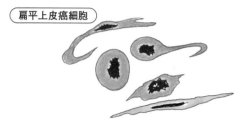

扁平上皮癌細胞

大型で異型性の強い腫瘍細胞が出現する。核は墨汁を滴下したように濃染し、胞体の形は不規則でオタマジャクシや蛇のような、形のものもみられる（喀痰細胞診）

図3-8　原発性肺癌にみられる主な癌細胞

・**小細胞癌**：肺癌の⑬約＿＿＿＿＿％を占める。扁平上皮癌と同じく喫煙と関連が強く、男性に多い。⑭＿＿＿＿＿**肺癌**として発生し、腫瘍細胞は楕円形で濃染性の核と非常に狭い胞体をもっている。腫瘍は気管支上皮の間に少数存在する⑮＿＿＿＿＿**細胞**に由来する。早期より広範な浸潤と転移を伴うことが多く手術の適応となることは少ない。**化学療法や放射線治療**によく反応するが**再発が多く**、結果的には他の組織型より予後不良である。

・**大細胞癌**：肺癌の⑯約＿＿＿＿＿％を占める。未分化癌で、組織学的に腺癌や扁平上皮癌の特徴を見いだせないものをいう。進展が早く、化学療法や放射線治療にも反応せず非常に予後が不良である。

●**カルチノイド腫瘍**：太い気管支の粘膜下に発生し、小細胞癌と同じく⑰＿＿＿＿＿**細胞**由来の悪性腫瘍である。しかし、悪性度が低いため（５年生存率75％）、一般の肺癌とは別に扱われている。

●**転移性肺癌**：肺は悪性腫瘍の⑱＿＿＿＿＿**転移**が多くみられる臓器である。腫瘍細胞はまず壁の弱い毛細血管や静脈内に侵入し、右心系を通過し最初に血管が狭くなる肺動脈の末梢部や肺毛細血管で塞栓するからである。転移性の病巣は多発性であることが多い。

問題9 胸膜疾患と縦隔疾患

次の文章の空欄に、適切な語句を語句群より選び、記入しなさい。
[語句群]　アスベスト　血管　赤血球　白血球　漏出　滲出　膠原病
悪性中皮腫　胸膜炎　癌性胸膜炎　胸腺腫　神経節神経腫　悪性リンパ腫
重症筋無力症　神経鞘腫

●**胸水**：**胸膜腔**とは、臓側胸膜と壁側胸膜の間にある少量の漿液のみを入れる非常に狭い空間である。この胸膜腔に貯留した水分が**胸水**である。胸水には、次の２つがある。

・①＿＿＿＿＿**液**：タンパク含量を余り含まず（タンパク量2.5％以下）、比重の低い（1.015以下）液体である。うっ血性心不全による静脈圧の上昇や、低タンパク血症による膠質浸透圧低下の際などにみられ、②＿＿＿＿＿**内**から漏れ出た水分に由来する。

・③＿＿＿＿＿**液**：タンパク含量の多く（タンパク量４％以上）、比重も高

い（1,018以上）液体である。④＿＿＿＿＿＿＿＿＿＿などの細胞成分が含まれていることが多い。原因の大部分は⑤＿＿＿＿＿＿＿＿＿＿である。

● **胸膜炎**：肺炎や結核の炎症が胸膜に及んだ場合にみられる。⑥＿＿＿＿＿＿＿＿＿＿では、線維素成分の多い滲出液のみられる胸膜炎を伴うことが多い。肺癌などの悪性腫瘍が胸膜に播種すると、出血や合併する炎症のために癌細胞の浮遊した液体が胸膜腔に貯留するようになる。炎症ではないが、このような状態は⑦＿＿＿＿＿＿＿＿＿＿とよばれる。

● **胸膜中皮腫**：胸膜の表面をおおう中皮細胞由来の腫瘍で、胸膜腔を埋めつくすようにびまん性に増殖する。胸郭外への進展はまれであるが、切除は困難で予後は不良である。⑧＿＿＿＿＿＿＿＿＿＿ともよばれる。中皮細胞は非上皮性組織の原基である間葉系細胞由来であるが、上皮様の形態を示す特殊な細胞である。中皮由来の腫瘍は癌腫にも肉腫にも分類されない。発生原因としては、⑨＿＿＿＿＿＿＿＿＿＿（石綿）との関連が強く示唆されている。

・ **縦隔腫瘍**：縦隔は胸郭内のうち両側の肺に挟まれた部分をいう。心臓、大動脈、気管・気管支、食道などの臓器があるが、気管や食道の腫瘍は縦隔腫瘍からは除外される。腫瘍性病変の好発部位は前縦隔、中縦隔と後縦隔に分けられる。

・ **前縦隔**：⑩＿＿＿＿＿＿＿＿＿＿、胸腺由来の悪性リンパ腫および奇形腫が好発する。⑩は胸腺の上皮性細胞の腫瘍で、種々の程度に非腫瘍性の胸腺リンパ球の浸潤を伴う。大多数は良性であるが、10％程度のものが悪性の経過をとる。しかし、手術材料の病理組織所見から良・悪性を正確に判断することは困難である。患者の一部は⑪＿＿＿＿＿＿＿＿＿＿という神経筋接合部のアセチルコリン・リセプターに対する自己抗体をつくる自己免疫疾患を合併する。⑪ではアセチルコリン・リセプターの自己抗体による不活化のため重症の筋力低下や疲弊が出現する。

・ **中縦隔**：腫瘍性疾患ではないが、先天性形成異常である気管支嚢胞や心膜嚢胞が好発し、腫瘍では⑫＿＿＿＿＿＿＿＿＿＿がみられる。

・ **後縦隔**：神経系腫瘍が多くみられ、肋間神経や交感神経幹から生じる⑬＿＿＿＿＿＿＿＿＿＿や**神経線維腫**が発生する。小児では神経節細胞由来の⑭＿＿＿＿＿＿＿＿＿＿や悪性の**神経芽腫**が発生する。

問題1 口腔・唾液腺疾患

> 次の文章の空欄に、適切な語句を語句群より選び、記入しなさい。
> [語句群（複数回の使用可）]　舌体　側縁　虫歯　扁平上皮癌　歯周病
> 歯根嚢胞　腺様嚢胞癌　濾胞性歯嚢胞　耳下腺　顎下腺　多形腺腫

● **齲蝕**：歯牙の代表的疾患で、①＿＿＿＿＿＿＿＿とよばれている。歯垢に含まれる細菌が酸を産生し、歯牙の構成成分であるエナメル質、象牙質、セメント質の崩壊をきたす。

● ②＿＿＿＿＿＿＿＿：歯周囲組織、すなわち歯肉、歯根膜、セメント質、歯槽骨を含む慢性炎症で、これらの破壊・浸食をきたす。中年以降に多くみられる疾患で歯垢内の細菌による炎症が原因と考えられるが、全身的な栄養状態、ビタミン不足、糖尿病なども関与する。

● **アフタ性口内炎**：口腔粘膜の有痛性の小潰瘍形成を繰り返すもので、原因は不明であるがウイルス感染やアレルギーなどが考えられている。良性疾患で悪性腫瘍を発生することはない。

● **白板症**：口腔粘膜に生じる白色の斑状肥厚で、病理学的には過角化症を伴った扁平上皮の**異形成**である。すなわち異型性のある扁平上皮の増生であるが癌腫とはいえない。前癌病変で、③＿＿＿＿＿＿＿＿＿が発生する可能性がある。40歳以上の男性に多く、喫煙、慢性刺激、ビタミンAの欠乏などが発生に関与すると考えられている。

● **歯原性嚢胞**：顎骨内に歯牙と関連して発生する嚢胞で、歯科領域では比較的頻度が高い。主なものは2種類で、歯根部の慢性炎症に関連して形成される④＿＿＿＿＿＿＿＿と、歯牙の形成異常で生じる⑤＿＿＿＿＿＿＿＿＿である。

● **舌癌、口腔癌**：口腔粘膜の悪性腫瘍は⑥＿＿＿＿＿＿＿＿が大部分で、高分化型が多い。部位的には舌癌がいちばん多く、次いで歯肉癌がみられる。高齢の男性に多く、潰瘍形成を伴った硬結を生じる。舌では⑦＿＿＿＿＿**部**に好発する。転移は顎下部や頚部のリンパ節にみられる。

● **唾液腺腫瘍**：唾液腺に発生する腫瘍は、大部分が⑧＿＿＿＿＿＿＿に発生し良性腫瘍が多い。しかし、粘膜内に含まれる小唾液腺では悪性腫瘍も発生する。

・ ⑨＿＿＿＿＿＿＿＿：唾液腺腫瘍のうちでは最も頻度が高い。良性腫瘍で、耳下腺に好発する。境界明瞭な無痛性の腫瘍で、組織学的には耳下腺筋上皮

細胞の腺腫性の増殖で、これと移行して粘液・軟骨様化生を伴って、あたかも非上皮性成分を含んでいるようにみえる。このため、以前は混合腫瘍とよばれていた。浸潤性増殖を示すものがあり、そのような場合では切除後に再発をみることがある。

・⑩_____：口蓋などの小唾液腺に多くみられる筋上皮細胞由来の悪性腫瘍である。腫瘍細胞が篩目状のパターンを呈する胞巣を形成して増殖する。浸潤傾向が非常に強いため、術後の再発が非常に多く予後不良である。

問題2 食道疾患

次の文章の空欄に、適切な語句を語句群より選び、記入しなさい。

[語句群] 膿胸　側副血行路　嚥下困難　嚥下性肺炎　門脈圧亢進症　扁平上皮癌　ポリープ　出血傾向　逆流性食道炎

● **先天性食道閉鎖症**：形成異常で、食道上半部が盲端で終わり、下半部は食道気管瘻となったものが多い。妊娠中、胎児は羊水を飲み込むことができないため羊水過多症を呈することが多い。

● **食道静脈瘤**：肝硬変症や門脈血栓症による①_____の場合、食道下部から胃噴門周囲の静脈が門脈血の②_____となり血圧が高くなり血流が増加する。そのため食道の粘膜下の静脈が怒張して食道静脈瘤を形成する。この静脈瘤は粘膜直下にあり、食物の嚥下時などで容易に損傷し大出血を起こす。とくに、肝硬変症に合併するものは肝機能低下による③_____を伴っており、止血が困難で失血死に至ることが多い。

● ④_____：正常では胃内容が食道へ逆流することはないが、食道括約筋の機能不全があると胃酸を含む胃内容が逆流し食道下部の粘膜に炎症が起きる。食道裂孔ヘルニアや強皮症の患者でみられることが多い。

● **扁平上皮乳頭腫**：扁平上皮の異型性を伴わない乳頭状の増殖である。無害・無症状であるが内視鏡検査の際などに食道粘膜の⑤_____として発見されることが多い。

● **食道癌**：食道癌は悪性腫瘍の約3.5%を占め、60〜70歳台の男性に多い。初発症状は⑥_____が多い。危険因子としては喫煙、飲酒、熱い食べ物を摂取する習慣があげられている。組織学的には⑦_____が圧倒的に多く、その他のものとしては腺癌、腺扁平上皮癌、未分化癌などがみられるが少数である。発生部位は中部（50%）が最も多く、下部（30%）がこれに次ぐ。癌は上皮内に発生し、側方および深部に増殖・浸潤し、食道狭窄を起こすことが多い。食道の粘膜下には豊富なリンパ管網があり、リンパ行性に娘結節を生じることもある。また、食道には漿膜がないため固有筋層を貫くと、癌は容易に周囲の縦隔内臓器へ直接浸潤する。気管浸潤から食道気管瘻を形成すると⑧_____を起こし、胸腔に穿破すると

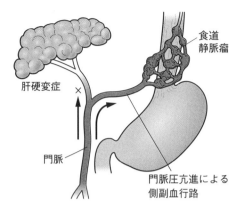

図4-1　食道静脈瘤

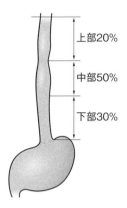

図4-2　食道癌の部位別頻度

⑨＿＿＿＿＿＿となる。リンパ行性転移は縦隔、肺門、鎖骨上窩、頚部リンパ節にみられる。血行性転移は肺、肝、骨に多い。食道癌の5年生存率は手術症例全体で45％と他の消化管の癌と比較して予後は悪い。しかし、癌が粘膜内とどまるものはリンパ節転移の有無を問わず早期食道癌とされ、非常に予後がよい。

問題3　胃炎

> 次の文章の空欄に、適切な語句を語句群より選び、記入しなさい。
> [語句群（複数回の使用可）]　　胸やけ　　胃底　　幽門　　噴門　　偽膜　　潰瘍　　胃粘膜
> 急性胃粘膜病変　　食中毒　　萎縮性　　メネトリエ　　パネート　　悪性貧血
> 腸上皮化生

- **急性胃炎**：急激な傷害による①＿＿＿＿＿＿＿の炎症反応で、粘膜の充血、びらん（粘膜上皮の脱落）、粘液分泌の亢進がみられる。損傷が高度の場合は、②＿＿＿＿＿（びらんより深い粘膜や胃壁の欠損）、出血、③＿＿＿＿＿（粘膜表面に付着する粘液と壊死滲出物の混じった半透明の膜様物）も伴う。腹痛、吐き気、嘔吐の症状を呈する。内視鏡的にはこれらの病変を総称して④＿＿＿＿＿＿＿＿＿（AGML）とよんでいる。

- **急性単純性胃炎**：主として外因性の起炎物質によって引き起こされるもので、アルコールの多飲、アスピリンや非ステロイド系抗炎症剤などの⑤＿＿＿＿＿＿＿を傷害するような薬剤の摂取、過度の喫煙、精神的ストレスなどによって起きる。病理学的には最も顕著な所見にしたがって急性カタル性胃炎、急性びらん性胃炎などに分類される。

- **急性腐蝕性胃炎**：腐食性物質（強酸、強アルカリ、ホルマリンなど）を誤嚥や自殺の目的で飲用することによって起きる。

- **急性感染性胃炎**：細菌やウイルスなどの感染によって起きる急性炎症で、⑥＿＿＿＿＿＿の他、インフルエンザなどのウイルス感染が胃に波及して

起きる。

- **慢性胃炎**：粘膜固有層のリンパ球・形質細胞浸潤の増加やリンパ濾胞の出現があり、固有腺の⑦＿＿＿＿＿＿＿**変化**、上皮の再生や腸上皮化生を伴う胃病変で、臨床的には⑧＿＿＿＿＿＿＿＿、上腹部鈍痛、食思不振などの不定愁訴がある。原因はアルコール飲用を含む暴飲暴食や内分泌因子、加齢、アレルギーなどがあげられているが、はっきりしないことが多い。目立つ所見によって以下のようなタイプがある。

- **表層性胃炎**：炎症が粘膜上層部にほぼ限局したものである。粘膜固有層上層部に小円形細胞の浸潤や浮腫・充血があり、びらんを伴うこともあるが固有胃腺の萎縮はみられない。

- **慢性萎縮性胃炎（B型）**：固有胃腺の萎縮・消失が目立つもので、胃粘膜の表層上皮が小腸の吸収上皮、杯細胞、⑨＿＿＿＿＿＿＿**細胞**などに置き換わる変化、すなわち⑩＿＿＿＿＿＿＿＿＿を伴うことが多い。病変は胃の⑪＿＿＿＿＿部に始まり、⑫＿＿＿＿＿部側へと広がってゆく。慢性胃炎で最も普通にみられるタイプである。

- **慢性萎縮性胃炎（A型）**：B型とは反対に炎症および萎縮性変化は⑬＿＿＿＿＿部を主体として分布するもので、幽門部の病変は軽度であるかみられない。原因は胃底腺壁細胞や内因子に対する自己免疫で、⑭＿＿＿＿＿＿＿＿を起こす。

- **贅状胃炎**：前庭部にタコの吸盤のような中心にびらんによる陥凹があり周囲は上皮の過形成と浮腫により隆起した病変を多数形成する。

- **肥厚性胃炎**：充血・浮腫と上皮の過形成により粘膜が肥厚してみえるものをいう。肥厚性胃炎の特殊型である⑮＿＿＿＿＿＿＿**病**では胃底腺領域の粘膜が脳回状に肥厚し、タンパク漏出による低タンパク血症と低酸症を伴う。

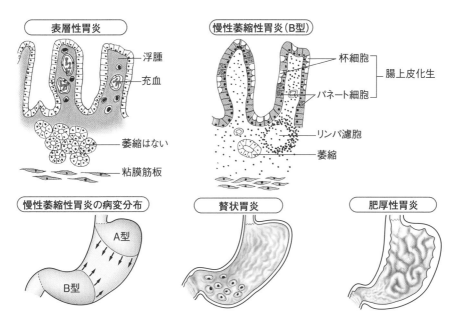

表層性胃炎　浮腫　充血　萎縮はない　粘膜筋板

慢性萎縮性胃炎（B型）　杯細胞　腸上皮化生　パネート細胞　リンパ濾胞　萎縮

慢性萎縮性胃炎の病変分布　A型　B型

贅状胃炎

肥厚性胃炎

図 4-3　慢性胃炎

次の文章の空欄に、適切な語句を語句群より選び、記入しなさい。

[語句群] 穿通 穿孔 粘液 十二指腸球部 黄色ブドウ球菌
ヘリコバクター・ピロリ菌 ソマトスタチン ガストリン クッシング
カーリング 大弯 小弯 接吻

- **びらんと潰瘍**：消化管の粘膜欠損のうち、粘膜筋板に達しない浅いものをびらんとよび、それより深い欠損を**潰瘍**とよんでいる。びらん・潰瘍の深さを表すためには**Ul分類**（Ul：Ulcerの略）が用いられる。
  - ・Ul-Ⅰ：粘膜固有層までの深さの欠損でびらんに相当
  - ・Ul-Ⅱ：粘膜下層に及ぶ潰瘍
  - ・Ul-Ⅲ：固有筋層に達する潰瘍
  - ・Ul-Ⅳ：固有筋層全層を貫いた潰瘍

  潰瘍が深くなり孔が開いた状態を①＿＿＿＿＿＿、潰瘍自体は①**性潰瘍**とよばれる。また、漿膜に達しているが他の臓器に癒着して孔が塞がれた状態は②＿＿＿＿＿＿といわれる。潰瘍が瘢痕治癒すると中心部へ向かって粘膜の襞が引き寄せられ、粘膜集中とよばれる放射状の襞が形成される。潰瘍瘢痕の程度は本来の潰瘍のUl分類にS（S：Scarの略）を付してUl-Ⅲ-Sのように現わす。

- **消化性潰瘍**：胃と十二指腸の粘膜は胃酸や消化酵素による傷害を受ける可能性にさらされているが、その表面には③＿＿＿＿＿＿の層があり、守られている。胃酸や消化酵素という攻撃因子と、③の層や再生能力という防御因子のバランスが崩れると自己消化が起きて潰瘍が形成される。胃・十二指腸潰瘍ともに自己消化で形成されるので**消化性潰瘍**とよばれる。消化性潰瘍の原因としては精神的ストレス、体質、およびステロイド剤などの薬剤がある。また、胃における④＿＿＿＿＿＿＿＿＿＿の感染は原因の大きな部分を占めている。

- **急性潰瘍**：外傷、手術侵襲、および精神的な要因などによるストレス、脳圧亢進、副腎皮質ステロイド剤の投与などが原因となる。Ul-Ⅱ程度の浅い潰瘍であることが多く、粘膜集中は伴わない。形は不整形で多発することが多い。脳病変が原因で起きるものは⑤＿＿＿＿＿＿**潰瘍**、熱傷によるものは⑥＿＿＿＿＿＿**潰瘍**とよばれる。

- **慢性潰瘍**：消化性潰瘍では最も普通にみられ、単に潰瘍といった場合は慢性潰瘍を意味している。活動期の慢性潰瘍は、内腔側から**滲出層**（線維素と白血球からなる）、**壊死層**、**肉芽層**（肉芽組織からなる）、**瘢痕層**（緻密な線維組織からなる）の4層構造を認めることができる。胃潰瘍の好発部位は⑦＿＿＿＿＿**部**で胃底腺領域と幽門腺領域の移行部に多い。形は円形のこと（円形潰瘍）が多いが、細長いもの（線状潰瘍）もある。⑦を挟んで対称な位置にできる一組の潰瘍は⑧＿＿＿＿＿＿**潰瘍**とよばれる。十二指腸潰瘍の好発部

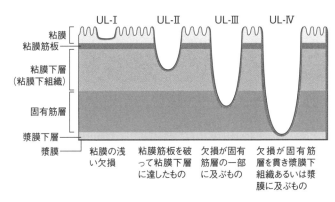
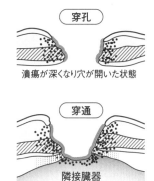

図 4-4　消化性潰瘍の分類と穿孔・穿通

位は幽門輪直下の膨大部で、臨床的には⑨＿＿＿＿＿＿＿＿＿＿＿とよばれる部分である。慢性潰瘍の合併症には出血、穿孔、および狭窄がある。慢性潰瘍の癌化は非常にまれと考えられている。

● **ゾリンジャー・エリソン症候群**：膵島あるいは膵以外の

⑩＿＿＿＿＿＿＿＿＿＿**産生腫瘍**のために強い胃酸の分泌があり、そのために胃から空腸に渡り多発性の難治性消化性潰瘍を生じる症候群である。

問題5 胃ポリープ

> 次の文章の空欄に、適切な語句を語句群より選び、記入しなさい。
> [語句群（複数回の使用可）] 　前庭部　胃底部　粘膜下腫瘍　異型性　過形成
> 過誤腫

● **ポリープ**とは粘膜における隆起性病変全般をあらわす臨床用語で、病理学的には多種の病変が含まれる。隆起性の胃癌もポリープの一種であるが、ここでは癌以外のものについて説明する。ポリープの肉眼分類としては**山田分類**が広く用いられている。山田Ⅰ型はなだらかに隆起するもので、Ⅱ型は半球状無茎性の隆起である。Ⅲ型は亜有茎性と表現され、根本にわずかのくびれを認める。Ⅳ型は明らかに茎を有するものをいう。

● **過形成性ポリープ**：胃のポリープのなかでは最も頻度が高く、

①＿＿＿＿＿＿＿＿＿＿、次いで胃体部に多くみられる。小型のものは無茎性、大型のものは有茎性となる。組織学的には表層腺窩上皮の過形成や固有胃腺の過形成と拡張があり、間質には毛細血管の増加、線維化および種々の程度の炎症細胞浸潤を伴う。上皮に異型性はなく、癌化の可能性はほとんどない。

● **腺腫（腺腫性ポリープ）**：以前は異型上皮巣ATPとよばれていた。

②＿＿＿＿＿＿＿＿＿＿に単発性に生じ、無茎性ないし平板状隆起を示す。組織学的には大腸上皮に似た円柱上皮の腫瘍性増殖が粘膜固有層の上層部にあり、

③＿＿＿＿＿＿＿＿＿＿はあるが癌といえるほど強くはない。粘膜深部には拡張した幽門腺がみられ2層構造を形成している。癌の合併や癌化があるが、以前

考えられていたほどの高頻度ではない。

- **胃底腺ポリープ**：胃底腺領域に発生する無形性ないし亜有茎性のポリープで、多発することが多い。胃底腺の④＿＿＿＿＿＿＿と囊胞状の拡張がみられる。異型性のない良性病変で、癌化はない。

- **ポイッツ・ジェガースポリープ**：樹枝状に細かく分岐する粘膜筋板を軸として、上皮の過形成がみられるもので一種の⑤＿＿＿＿＿＿＿である。ポイッツ・ジェガース症候群という皮膚・粘膜の色素沈着と胃腸管粘膜ポリープがみられる常染色体優性（顕性）遺伝病でみられる。

- ⑥＿＿＿＿＿＿＿＿＿：病変の本態が粘膜より深部に存在し、表面が正常粘膜でおおわれた状態で隆起する病変を総称した臨床用語である。非腫瘍性病変も含まれる。病理学的には非上皮性腫瘍が多く、良性では平滑筋腫、脂肪腫、線維腫、神経鞘腫など、悪性では平滑筋肉腫、悪性リンパ腫、悪性黒色腫などがある。上皮性腫瘍でもカルチノイドや癌腫の転移は、粘膜下腫瘍となる。非腫瘍性のものには迷入膵や好酸性肉芽腫がある。

問題6 胃癌①

次の文章の空欄に、適切な語句を語句群より選び、記入しなさい。

[語句群] 胃型 腸型 腺 大弯 小弯 隆起 早期 表面 陥凹 進行 びまん浸潤 潰瘍限局 ボールマン 腫瘤 潰瘍浸潤 ニトロソ化合物 慢性萎縮性

- 胃癌は、わが国では依然として罹患率・死亡率ともに高い疾患である。中・高年者に好発し、男女比は3：2と男性のほうが多い。しかし、30歳以下の若年者でも発生することがあり、この場合は女性が多い。好発部位は幽門前底部の①＿＿＿＿＿側であるが、それ以外の部位に発生することもまれではない。胃癌の発生頻度は国や人種により差があり、日本と南米のチリには多いが米国の白人には少ない。

- 胃癌は粘膜上皮から発生し、次第に深部へと広がって行く。とくに、癌の浸潤が粘膜内あるいは粘膜下層までに留まるものは非常に予後がよいので、②＿＿＿＿＿**胃癌**と定義されている。これに対して、癌の浸潤が固有筋層に達するか、これよりさらに深部に浸潤したものは③＿＿＿＿＿**胃癌**として取り扱われる。胃癌の予後に関しては深達度が決定的な因子であるため、早期胃癌の定義に関しては癌の平面的な大きさやリンパ節転移の有無は問われない。

- 『胃癌取扱い規約』による早期胃癌の肉眼分類では、次のようになっている。
  ・Ⅰ型（④＿＿＿＿＿型）：正常粘膜の厚さの2倍を超える腫瘤状隆起を示すもの
  ・Ⅱ型（⑤＿＿＿＿＿型）：多少の隆起や陥凹があっても正常粘膜の2倍を超えないもの。さらに、表面型でも低い隆起を示すものをⅡa型、ほとん

ど隆起・陥凹のないものをⅡb型、浅い陥凹を認めるものをⅡc型に分類。

- ・Ⅲ型（⑥＿＿＿＿＿＿型）：深い陥凹を形成するもの

● 進行胃癌は、（⑦＿＿＿＿＿＿＿＿＿＿分類）に準拠した胃癌取扱規約の分類が用いられる。

- ・1型（⑧＿＿＿＿＿型）：境界明瞭な隆起を示すもの
- ・2型（⑨＿＿＿＿＿＿型）：潰瘍形成があり、その周囲が境界明瞭な周堤で囲まれているもの
- ・3型（⑩＿＿＿＿＿＿＿型）：潰瘍の周堤が境界不明瞭なもの
- ・4型（⑪＿＿＿＿＿＿＿型）：胃壁の肥厚・硬化を特徴とし潰瘍形成のみられないものこれらの
- ・5型：1～4型のいずれにも属さないもの

● 胃癌の大多数は⑫＿＿＿＿＿癌であるが、まれに腺扁平上皮癌、扁平上皮癌、未分化癌などもある。⑫癌は高分化型のものと低分化なもので性質が異なる。高分化型の胃癌はB型の⑬＿＿＿＿＿＿＿＿胃炎を背景とした腸上皮化生粘膜から発生するものと考えられ、⑭＿＿＿＿＿＿＿胃癌ともよばれる。肉眼形態は進行胃癌であれば1型か2型の限局型が多く、早期胃癌であれば隆起性のⅠ型やⅡa型をとることが多い。患者は高齢者で男性が多い。一方、低分化型の⑫癌は胃の粘膜上皮や固有胃腺の上皮細胞から発生し、⑮＿＿＿＿＿＿＿胃癌とよばれる。びまん性に浸潤して、進行胃癌であれば3型や4型の病巣を形成し、早期胃癌であればⅢ型やⅡc型の陥凹性病変となることが多い。患者は比較的若年者や女性が多い。

● 胃癌の原因を明確に特定することはできないが、その発生に関連していると考えられる遺伝子因子と環境因子は知られている。環境因子として重要なのは食事の内容で、塩分の多い食事と焼き魚などに含まれ、タンパク質を焼いて調理した場合に発生する発癌物質である⑯＿＿＿＿＿＿＿＿＿＿＿＿の摂取は重要であることが知られている。

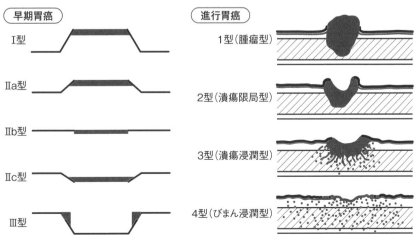

図 4-5　胃癌の肉眼分類

問題7 胃癌②

> 次の文章の空欄に、適切な語句を語句群より選び、記入しなさい。
> [語句群] シュニッツラー転移　癌性腹膜炎　癌性リンパ管症
> クルーケンベルク腫瘍　ウィルヒョウリンパ節　バリウム造影　リンパ行性
> 血行性

● 胃癌のうちでも低分化型腺癌（胃型胃癌）は進行して浸潤が漿膜に達すると腹腔内に癌細胞が播種して、腹膜表面に無数の小さな癌病巣を形成し、そこから出血して血性の腹水を貯留するようになる。この状態は①＿＿＿＿＿＿＿＿＿とよばれている。播種が卵巣に起きると、あたかも原発性の卵巣腫瘍のような充実性の腫瘍となることがある。このようなものは②＿＿＿＿＿＿＿＿＿とよばれている。また、ダグラス窩や直腸膀胱窩に播種して腫瘤状となったものは、③＿＿＿＿＿＿＿＿＿とよばれている。リンパ行性転移は最初は所属リンパ節に起きるが、さらにリンパ管内を上行し、胸管を経て左の静脈角部リンパ節に転移がみられることがある。この静脈角リンパ節の転移は④＿＿＿＿＿＿＿＿＿とよばれる。肺へのリンパ行性転移の特異なタイプとして⑤＿＿＿＿＿＿＿＿＿というものがある。これは大きな腫瘤をつくらずに肺のリンパ管内にびまん性網状に癌細胞が広がるもので、低分化型腺癌でみられる。

● 高分化型腺癌（腸型胃癌）は癌性腹膜炎を起こすことは少ないが、肝臓や肺への⑥＿＿＿＿＿＿**転移**がよくみられる。これに対して、低分化型腺癌は肝臓や肺への転移は高分化型腺癌と比較すると頻度が少なく、転移がある場合でも⑦＿＿＿＿＿＿**転移**であることが多い。

● 胃癌は、かなり進行するまで**無症状**のことが多い。腫瘍からの出血は貧血や便潜血として発見される場合や、進行して吐血、下血などを呈する場合もある。腫瘍による内腔狭窄や胃壁の運動制限があると食欲不振や体重減少を生じるが、これらの症状を呈する場合は、すでに手遅れの状態であることが多い。最も確実な治療法である根治手術（胃切除と所属リンパ節郭清術）の行われた場合でも胃癌全体の5年生存率は50％前後であるが、早期胃癌の状態で手術を行えば90％以上と、完全治癒が期待できる。

● 早期胃癌は無症状のことが大部分であるので、⑧＿＿＿＿＿＿＿＿＿によるX線透視が集団健診のかたちで行われており、これによって早期胃癌の状態で発見するように努力されている。X線検査は病変の発見に役立つが、病変の種類を正確に診断するにはさらに内視鏡による観察と生検による病理診断が必要不可欠である。深達が粘膜固有層にとどまる高分化型の早期胃癌では手術をせずに内視鏡による病変粘膜のみの切除療法も行われている。

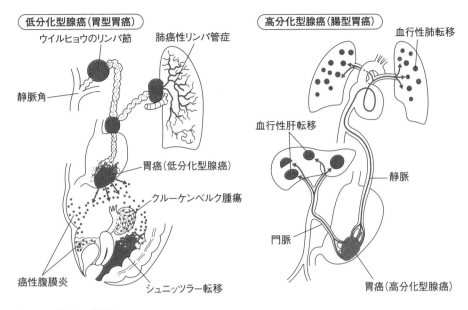

図 4-6　胃癌の進展

問題8 **炎症性腸疾患**

次の文章の空欄に、適切な語句を語句群より選び、記入しなさい。
また、[　]内の適切な語句を選択しなさい。
[語句群]　回腸末端部　潰瘍　縦走　直腸　S 状結腸　類上皮細胞
偽ポリープ　急性虫垂炎、壊疽性　腹膜炎　肺結核症、回盲部　輪状　粘膜
円形　肝膿瘍　菌交代　大腸炎

● **クローン病**：腸管に多発性の①＿＿＿＿＿を形成する原因不明の慢性炎症性
疾患である。病変の分布は分節状だが、好発部位は②＿＿＿＿＿＿＿と
大腸である。患者は10〜30歳台に多く、女性より男性が多い。潰瘍は、腸間
膜付着側や結腸ヒモに沿った③＿＿＿＿**潰瘍**を形成することが多い。潰瘍
のほかに**裂溝・瘻孔**の形成や④＿＿＿＿＿＿＿＿**肉芽腫**がみられる。炎症
は腸管壁の全層をおかす。治療にはステロイド剤や抗TNF-α抗体製剤が用
いられるが、難治である。

● **潰瘍性大腸炎**：潰瘍形成を伴う慢性炎症性疾患であるが、潰瘍は広く
[⑤　**浅い**　**深い**　] もので、⑥＿＿＿＿＿に始まり口側へと連続性に広
がっていく。粘膜の充血、びらん、Ul-Ⅱまでの浅い潰瘍形成、潰瘍間に取
り残された再生粘膜が隆起しているようにみえる⑦＿＿＿＿＿＿＿＿形
成、陰窩膿瘍などの所見が出現するが、いずれも粘膜下までの病変からなっ
ている。好発年齢は20〜40歳台で、臨床症状としては**粘血便**と**腹痛**が特徴的
である。10年以上の長期罹患で大腸癌が発生する場合がある。原因は確定し
ていないが、自己免疫性疾患ではないかと考えられている。治療にはステロ

イド剤・免疫抑制剤や抗TNF-α抗体製剤などによる薬物療法が行われるが、重症合併症や発癌の危険例では大腸の切除を含む手術療法も選択される。

● **虫垂炎**：

・**急性虫垂炎**：糞石などによる閉塞や細菌感染が原因となって起きる非特異性炎症である。患者は若年者が多く、急激な腹痛で発症し末梢血では好中球が増加する。進行すると⑧＿＿＿＿＿＿＿**虫垂炎**から穿孔して、⑨＿＿＿＿＿＿＿＿を合併する。

・**慢性虫垂炎**：急性虫垂炎が遷延し瘢痕治癒したものは癒着や狭窄を伴うことが多く、再燃を繰り返す。

● **腸結核**：結核菌が経口的に腸に達して病変を形成する。⑩＿＿＿＿＿＿＿＿＿に続発することがほとんどである。好発部位は⑪＿＿＿＿＿＿＿で、腸管を帯状にとりまく潰瘍を形成し⑫＿＿＿＿＿**潰瘍**とよばれる。

● **細菌性赤痢**：赤痢菌の経口感染によるもので、病変は下行結腸から直腸に好発する。赤痢菌は腸管の粘膜を貫通し、粘液分泌、充血、白血球浸潤、浮腫、そして浅い⑬＿＿＿＿**潰瘍**を起こす。

● **アメーバ赤痢**：赤痢アメーバの経口感染によって大腸の炎症を起こす。多発性の深い⑭＿＿＿＿＿**潰瘍**を形成する。潰瘍部から門脈を通じて肝臓にアメーバが達すると⑮＿＿＿＿＿＿＿を合併することがある。

● **偽膜性大腸炎**：偽膜とは隆起したびらんの表面に壊死・滲出物が付着した半透明の膜である。大腸に常在する**クロストリジウム・ディフィシル菌**が、抗生物質の投与によって⑯＿＿＿＿＿＿**現象**を起こすと、偽膜を付着した特有の⑰＿＿＿＿＿＿を発症する。

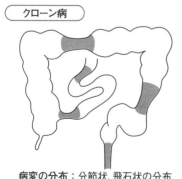

病変の分布：分節状、飛石状の分布

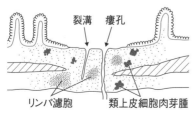

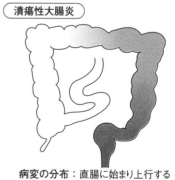

病変の分布：直腸に始まり上行する

図4-7　クローン病と潰瘍性大腸炎

問題9 大腸ポリープと大腸癌

次の文章の空欄に、適切な語句を語句群より選び、記入しなさい。

[語句群] 過誤腫性　過形成性　隆起性　腺腫性　若年性　大腸癌
腺腫内癌　直腸　絨毛　常染色体潜性　常染色体顕性　K-ras　APC
上皮性悪性　デュークス　ボールマン　所属リンパ節　肝臓

● **大腸ポリープ：**

・① ＿＿＿＿＿＿＿＿**ポリープ**：異型性のない粘膜上皮の限局性過形成によっ
て生じるものである。非腫瘍性のポリープでは最も多くみられるものであ
る。

・② ＿＿＿＿＿＿＿＿**ポリープ**：主として小児でみられ、小嚢胞状に拡張した異
型性のない腺管と浮腫状の間質がみられる。③ ＿＿＿＿＿＿＿＿**ポリープ**
で、びらん出血を伴いやすく、直腸出血の原因となることがある。

・④ ＿＿＿＿＿＿＿＿**ポリープ**（腺腫）：大腸の粘膜上皮から発生する良性腫瘍
で、腺癌ほどではないが異型性がある。⑤ ＿＿＿＿＿＿＿＿**病変**を形成する。
良性腫瘍であるが、癌化したり、一部に腺癌を伴うものがあり、前癌病変と
考えられる。とくに、大きなものや多発するもので癌化が起きやすい。組織
学的には**管状腺腫**、**管状絨毛腺腫**、**絨毛腺腫**、**鋸歯状腺腫**の4型に分類され
る。このうち⑥ ＿＿＿＿＿＿**腺腫**が最も癌化率が高い。腺腫の一部に腺癌が含
まれたものは⑦ ＿＿＿＿＿＿＿＿とよばれる。

・**家族性大腸腺腫症**：⑧ ＿＿＿＿＿＿＿＿**遺伝病**である。大腸に多数の腺
腫を形成し、中年頃までに⑨ ＿＿＿＿＿＿＿＿が必発する。腺腫は思春期から
できはじめ、その数を増すとともに癌発生の危険性が増大する。腺腫は多発
するが、診断のためには最低で100個を確認する必要がある。原因は5番染
色体に存在するがん抑制遺伝子の⑩ ＿＿＿＿＿＿**遺伝子**の変異である。

● **大腸癌**：大腸癌は、大腸の⑪ ＿＿＿＿＿＿＿＿＿＿**腫瘍**である。従来欧米に多
い癌であったが、食生活が欧米化するのに従って、わが国でも増加してい
る。好発年齢は50歳台以後で、男女差はあまりない。好発部位は第1に
⑫ ＿＿＿＿＿＿、次いでS状結腸に多くみられる。初期の段階では症状に乏し
いが、進行すると内腔狭窄と腫瘍からの出血による排便障害と血便がみられ
る。組織学的には腺癌が圧倒的に多く、かつ高分化型腺癌が大半である。早
期癌の定義は胃癌と同様に癌の浸潤が粘膜下までに留まり、リンパ節転移の
有無は問わない。進行癌は肉眼的に胃癌とほぼ同様の
⑬ ＿＿＿＿＿＿＿＿**分類**に準じた1〜5型に分類される。転移はリンパ行
性には⑭ ＿＿＿＿＿＿＿＿＿＿に、血行性では⑮ ＿＿＿＿＿＿に多くみられ
る。胃癌とは異なり、癌性腹膜炎となることは少ない。大腸は内部に糞便が
あり長さが長いため胃のようにX線や内視鏡による集団健診はできない。し
かし、ヒトのヘモグロビンに対する免疫反応を用いた潜血反応が大腸癌や大
腸腺腫のスクリーニングテストとして用いられ、よい結果が得られている。

次の文章の空欄に、適切な語句を語句群より選び、記入しなさい。

[語句群] 直腸　嵌頓　腹膜炎　腸重積　先天欠損　腸間膜　腹膜偽粘液腫
巨大結腸症、麻痺性　痔瘻　痔核　腹膜中皮腫　クローン病　癌性腹膜炎

● **イレウス（腸閉塞）**：腸管の内容物の通過障害をイレウス（腸閉塞）とよぶ。
主な原因疾患を以下に述べる。

・**ヘルニア**：体腔内から壁の弱い部分を押しのけて臓器が飛び出すことである。腸管は鼡径管、大腿管、臍部などが弱くなったときにヘルニアを起こす。脱出した腸管が浮腫に陥ると、元に戻れなくなる。この状態が ① ＿＿＿＿＿＿ **ヘルニア**で、イレウスの原因として最も多い。

・② ＿＿＿＿＿＿＿＿＿：腸の一部が隣の腸の部分にもぐり込む状態である。成人ではあまり起こらず、生後6か月から2歳ぐらいまでの乳幼児でみられる。

・**腸捻転**：③ ＿＿＿＿＿＿＿＿＿を軸として腸管がねじれる状態である。正常の腸はいくら動いてもふつう腸捻転は起こさないが、手術などで部分的な癒着があると、その部分を軸として捻転することが多い。

・**ヒルシュスプルング病**：大腸壁内の副交感神経節細胞の④ ＿＿＿＿＿＿＿や低形成によって起きる新生児の疾患である。腸管の運動障害によりイレウス状態となる。この神経節細胞の欠損は必ず⑤ ＿＿＿＿＿＿下端部をおかし、その重症度によって上向性に欠損領域が広くなる。欠損部より上部の大腸は大きく拡張するので、⑥**先天性** ＿＿＿＿＿＿＿＿＿ともよばれる。治療は人工肛門により排便をはかり、成長を待ってから根治手術を行うことが多い。

・⑦ ＿＿＿＿＿＿＿＿＿**イレウス**：器質的な変化なしに腸管が麻痺した結果起きるイレウスである。

● **肛門疾患**：

・⑧ ＿＿＿＿＿＿：直腸肛門周囲の静脈叢に形成された静脈瘤が突出したもの。炎症、出血、血栓などを伴うため、排便時の出血や痛みを生じる。直腸にできたものを**内**⑧、肛門にできたものを**外**⑧と区別している。

・⑨ ＿＿＿＿＿＿：痔核や直腸肛門にできた傷の感染から膿瘍を形成し、これが直腸肛門に排膿して瘻孔を形成したもの。トンネルのように両端が開口するものを**完全**⑨、一方が盲端のものを**不完全**⑨という。⑩ ＿＿＿＿＿＿＿＿＿が原因のこともある。

● **腹膜の疾患**：

・⑪ ＿＿＿＿＿＿：腹膜の炎症で、原因として多いのは腹腔内臓器の炎症の波及と消化管などの穿孔・破裂である。炎症の種類に応じた腹水を伴うことが多い。炎症ではないが、癌の腹膜播種の際も血性の腹水が貯留するので⑫ ＿＿＿＿＿＿＿＿＿とよばれる。

・⑬ ＿＿＿＿＿＿＿＿＿：腹膜の表面をおおう中皮細胞から発生する腫瘍で、悪性のものは腹膜表面にびまん性に広がり、腹膜全体が肥厚したようにな

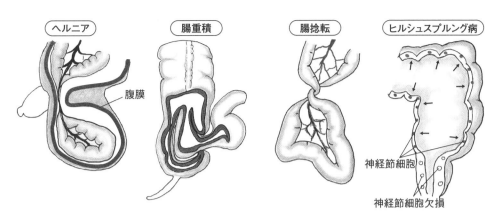

| ヘルニア | 腸重積 | 腸捻転 | ヒルシュスプルング病 |

腹膜

神経節細胞

神経節細胞欠損

図4-8　腸閉塞（イレウス）

る。進行は緩徐であるが、手術ができないので最終的な予後は不良である。

・⑭_____：腹腔内に大量のゼリー状の粘液が貯留する病気で、非常に高分化型の粘液腺癌の腹腔内播種によるものである。虫垂や卵巣の粘液嚢胞腺癌の破裂によることが多い。

問題11 ウイルス性肝炎

> 次の文章の空欄に、適切な語句を語句群より選び、記入しなさい。
> また、〔　〕内の適切な語句を選択しなさい。
> [語句群（複数回の使用可）]　DNA　RNA　肝性昏睡　不顕性　肝不全
> 肝硬変症　肝細胞癌　無症候性　グリソン　アポトーシス　トランスアミナーゼ
> クッパー　HBs抗原　抗HBs抗体　抗HCV抗体　キャリアー

● ウイルス性肝炎は非常に軽症のまま治癒する①_____**感染**や、ウイルスを保持したまま肝炎を発症しない無症候性②_____の状態もある。肝炎ウイルスは感染すると肝細胞の表面にウイルス抗原を発現するため、T細胞は感染した肝細胞を非自己と認識して攻撃する。肝炎で肝細胞が破壊されると、肝細胞中に多く含まれる③_____（GOTやGPT）が血液中に遊出するので、血液中の③の測定は肝炎の診断に役立つ。

● ウイルス性肝炎は臨床経過によって、劇症肝炎、急性肝炎、慢性肝炎に分類される。

・**劇症肝炎**：短期間に大量の肝細胞が破壊されて急激（発病後8週間以内）に④_____を伴う高度の⑤_____に陥るもので、死亡率が高い。肉眼的にも肝臓は急激に小さくなり、組織学的には肝細胞の広範な壊死・消失がみられる。

・**急性肝炎**：⑥_____で発症し、1～2か月で治癒するが、慢性肝炎に移行することもある。肉眼的に肝臓は腫大し、組織学的には肝細胞の散在性の⑦_____と、⑧_____**細胞**の活性化がある。

⑨＿＿＿＿＿＿＿＿＿**鞘**にはリンパ球の浸潤がある。

- **慢性肝炎**：6か月以上にわたり肝炎が持続するもので、急性肝炎を経過するものと、最初から慢性肝炎で発症するものがある。肝硬変症へと進展するものもある。組織学的には急性肝炎の所見に加えて、⑩＿＿＿＿＿＿＿＿＿＿**鞘**が線維化によって拡大・延長し、予後の悪いものでは線維化が進んで⑪＿＿＿＿＿＿＿＿＿＿へと移行する。

● ウイルス性肝炎はA、B、C、D、E、G型の6種類が知られているが、そのうち重要なA型、B型、C型の3種類について説明する。

- **A型肝炎**：A型肝炎ウイルス（HAV）はエンテロウイルスに分類される⑫＿＿＿＿＿＿**ウイルス**で、感染したヒトの糞便中に排泄される。感染経路は〔⑬　**経口　　非経口**　〕的に伝染し、急性肝炎を発症する。HAVは急性肝炎を起こすのみで、慢性肝炎や肝硬変となることはない。

- **B型肝炎**：B型肝炎ウイルス（HBV）は⑭＿＿＿＿＿＿**ウイルス**で、表面にHBs抗原、中心部にHBcとHBe抗原をもっている。ウイルスは感染者の肝細胞、血液および体液に含まれる。感染経路は〔⑮　**経口　　非経口**　〕で、汚染血液の輸血、針刺し事故、性的接触および垂直感染などによる。HBVに免疫のない成人が感染すると急性肝炎あるいは劇症肝炎となる。急性肝炎の慢性化はまれで、大部分は完治する。経過中は⑯＿＿＿＿＿＿＿＿＿＿が血液中に出現するが、治癒すると⑯は消失して、⑰＿＿＿＿＿＿＿＿＿＿＿が出現する。その結果HBVに対する免疫を獲得する。分娩時に新生児が垂直感染を受けたり、免疫力の未熟な乳幼児が感染すると抗体ができずにウイルスを保持する⑱＿＿＿＿＿＿＿＿となってしまう。B型慢性肝炎の多くはこの⑱から発症したものと考えられている。

- **C型肝炎**：C型肝炎ウイルス（HCV）は⑲＿＿＿＿＿＿**ウイルス**で、血液や体液から〔⑳　**経口　　非経口**　〕に感染する。C型急性肝炎は高率に慢性化し、この慢性肝炎は肝硬変へと進んで、㉑＿＿＿＿＿＿＿＿＿＿を発生しやすい。感染すると㉒＿＿＿＿＿＿＿＿＿＿＿ができて、C型肝炎の診断には役立つが、この抗体はウイルスを排除することはできない。

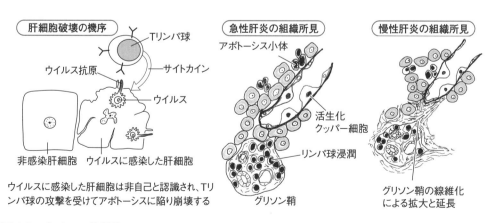

図4-9　ウイルス性肝炎

問題12 アルコール性肝障害と薬剤性肝障害

次の文章の空欄に、適切な語句を語句群より選び、記入しなさい。

[語句群（複数回の使用可）] 脂肪 トリグリセリド 類洞 中心静脈 線維化 マロリー小体 好中球 好酸球 再生結節 肝不全 食道静脈瘤 胆汁うっ滞 肝細胞障害

- 慢性のアルコール飲料の過剰摂取は肝臓の障害を起こす。エチルアルコールには、**肝細胞毒性**とコラーゲン合成酵素の活性を高めて**線維化を促進する作用**があるためである。アルコール性肝障害は、アルコール性脂肪肝、アルコール性肝線維症、アルコール性肝炎、アルコール性肝硬変症に分類される。

- **アルコール性脂肪肝とアルコール性肝線維症**：エチルアルコールの肝細胞内代謝障害の結果、肝細胞の胞体内に中性脂肪（①＿＿＿＿＿＿＿＿＿＿＿）が蓄積した状態がアルコール性脂肪肝である。肉眼的に肝臓は腫大し黄色調となる。組織学的には滴状の②＿＿＿＿＿＿**沈着**が肝細胞の胞体内に多数みられ、核が辺縁に押しやられる。②**沈着**は③＿＿＿＿＿＿＿周囲から始まり、進行するにしたがって小葉全体に広がってゆく。②**沈着**が高度となると、今度は③周囲より④＿＿＿＿＿＿＿がはじまり、⑤＿＿＿＿＿＿に沿って広がってゆく。この状態がアルコール性肝線維症である。脂肪変性は可逆的変化であり、飲酒をやめれば消失して元に戻るが、線維化が始まると非可逆的となる。脂肪変性が目立たずに始めから線維化が主体となるアルコール性肝線維症もある。

- **アルコール性肝炎**：常習的な飲酒者であったものが、さらに過剰な飲酒をきっかけに全身倦怠や腹痛・嘔吐などの症状をもって発症することが多い。肉眼的に肝臓の表面は、凹凸不整となる。組織学的に肝細胞胞体内には⑥＿＿＿＿＿＿＿＿＿（**アルコール硝子体**）の出現を伴った変性と中心静脈から始まり類洞に沿って広がる線維化がみられる。小葉内には、⑦＿＿＿＿＿＿＿の浸潤もみられる。

- **アルコール性肝硬変症**：肝硬変症はすべての肝疾患の末期像であり、非可逆性の病変である。アルコール性肝障害も末期像は肝硬変症となる。肝臓の正常の構築は失われて、結節状の肝細胞の塊（⑧＿＿＿＿＿＿＿）とこれを隔てる線維化によって表面がデコボコで硬い肝臓となってしまう。組織学的には他の原因によるものより⑧が小型であるのが特徴で、さらに詳細に観察すると⑨＿＿＿＿＿＿＿があったり、線維化のパターンがアルコール性肝線維症に似ていたりする。肝機能障害による⑩＿＿＿＿＿＿も起こすが、門脈圧亢進症による⑪＿＿＿＿＿＿＿＿からの出血が問題となることも多い。

- **薬剤性肝障害**：医療に用いられる薬剤のなかには肝障害を起こすものが多くある。その機序は薬剤や薬剤の代謝物に肝毒性がある場合と、薬剤に誘発されたアレルギー機序によるものがある。肝毒性のタイプには肝細胞の変性・

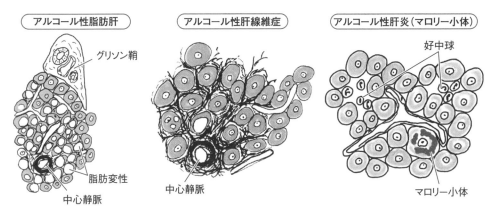

アルコール性脂肪肝　　　アルコール性肝線維症　　　アルコール性肝炎（マロリー小体）

グリソン鞘

好中球

脂肪変性

中心静脈

中心静脈

マロリー小体

図 4-10　アルコール性肝障害

壊死と線維化を起こす⑫＿＿＿＿＿＿＿＿＿＿による場合と、肝内の胆汁の流れが悪くなる⑬＿＿＿＿＿＿＿＿＿＿による障害がある。

問題13 肝硬変症

次の文章の空欄に、適切な語句を語句群より選び、記入しなさい。
[語句群]　再生結節、中隔　浮腫　ビリルビン　アンモニア　アルブミン
門脈圧亢進症　出血傾向　腹水　肝性昏睡　門脈圧亢進症　閉塞性黄疸
溶血性黄疸　慢性肝炎　劇症肝炎

- 肝硬変症は肝小葉構造の広範な破壊の結果起きる非可逆的な病変で、肝臓全体が①＿＿＿＿＿＿＿＿や偽小葉とよばれる肝細胞の結節状の塊と、これらを隔てる線維性の②＿＿＿＿＿＿で置換された状態である。正常な組織構築の再生に失敗した結果で、さまざまな肝障害の終末像である。また、末期には、しばしば肝細胞癌を合併する。
- 肝硬変症の原因は、ウイルス性慢性肝炎からの移行が多いが、アルコール性や薬剤性の肝障害、肝毒性の毒物中毒も原因となる。肝細胞傷害の他、慢性うっ血や胆汁うっ滞が長期に渡った場合や肝吸虫などの寄生虫疾患が原因となる場合がある。ウイルソン病やヘモクロマトーシスといった代謝障害も肝硬変症の原因となる。
- 肝硬変症による障害には、主に次のようなものがある。
- **肝不全**：肝臓のさまざまな機能が失われた状態である。タンパク質代謝の老廃物である③＿＿＿＿＿＿＿＿＿の血中濃度の上昇がその指標となる。症状としては肝臓における産生障害により血液中の④＿＿＿＿＿＿＿が減少し、膠質浸透圧の減少により⑤＿＿＿＿＿や皮膚の⑥＿＿＿＿＿を生じる。同じくプロトロンビンなどの血液凝固因子の産生障害による⑦＿＿＿＿＿＿＿がみられる。また、③をはじめとする老廃物の解毒障害のため脳の機能が障害され⑧＿＿＿＿＿＿＿とよばれる状態となる。

・**食道静脈瘤破裂**：線維性中隔が肝内門脈枝を巻き込み、狭窄や閉塞を起こす。その結果、⑨＿＿＿＿＿＿＿＿＿＿が起きて、食道静脈瘤が形成される。これが破裂すると、部位的に止血が難しく、出血傾向を伴うことが多いため失血死することが多い。

・**肝細胞癌**：肝硬変症に合併するものが圧倒的に多く、とくにB型とC型の慢性ウイルス性肝炎に由来する肝硬変症では発生頻度が高い。

● 肝硬変症の分類には、次の2つがある。

・**一般型肝硬変症の分類**：わが国では甲型と乙型に分類する長与分類が多く用いられている。甲型肝硬変症は⑩＿＿＿＿＿＿＿や中毒性肝障害などによる広範な肝細胞壊死によるもので、壊死後性肝硬変症ともよばれる。再生結節は大小不同が著しく線維性中隔は幅広い。肝臓は小さく萎縮する。乙型肝硬変症は⑪＿＿＿＿＿＿＿による門脈域の線維増生が主体となるもので、線維性中隔は幅が狭く、再生結節は大きさがそろっている。輪状肝硬変症や肝炎後性肝硬変症ともよばれる。

・**特殊型肝硬変症の分類**：原因が明らかなものは寄生虫性肝硬変、うっ血性肝硬変症、胆汁（うっ滞）性肝硬変症、脂肪性肝硬変症などのように分類される。

● **原発性胆汁性肝硬変症**：中年女性に好発し、慢性の⑫＿＿＿＿＿＿＿を呈する疾患である。肝内胆管を破壊する自己免疫性の慢性炎症で、血中に抗ミトコンドリア抗体が証明される。肝内胆管の破壊と再生を繰り返し、最終的には胆汁性肝硬変症となる。

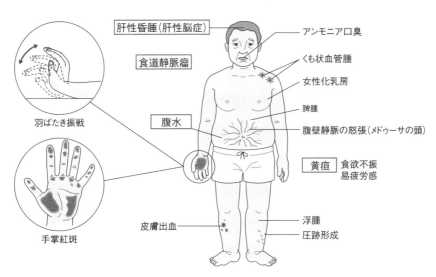

図4-11 肝硬変症の症状

> 次の文章の空欄に、適切な語句を語句群より選び、記入しなさい。
> [語句群（複数回の使用可）]　血行性　リンパ行性　腺癌　壊死　導管　腺房
> ウイルス性　α-フェトプロテイン　シアリル Tn 抗原　血管腫　管状腺癌

- 原発性の肝悪性腫瘍には① _____ **細胞**（肝細胞）に由来する肝細胞癌と、② _____（肝内胆管）由来の胆管細胞癌がある。小児腫瘍としては肝芽腫がみられる。また、肝臓は、転移性肝癌も頻度が高い。

- **肝細胞癌**：肝臓に原発する悪性腫瘍では、最も頻度が高い。その大部分は肝硬変症を背景病変として発生し、そのうちでもB型とC型の③ _____ **慢性肝炎**に由来する肝硬変に合併するものがとくに多い。肝臓の腺房から発生した④ _____ であるが、組織像が特徴的なため、通常のものとは区別して、とくに肝細胞癌とよばれる。組織像は肝細胞と似た腫瘍細胞が索状の胞巣をつくり、胞巣の間には肝類洞と似た血洞がみられるのが典型像である。患者の90%以上は血清中の⑤ _____ が異常高値を示す。このタンパク質は幼弱な肝細胞が産生するタンパク質で、胎児のときは正常でも産生されているが、成熟した肝細胞ではつくられない。肝細胞癌になると先祖返りを起こしてまた作り始めるため、肝細胞癌の診断に役立つ。しかし、他の肝疾患でも産生される場合があるので、特異的とはいえない。

- **胆管細胞癌**：肝内の胆管から発生した⑥ _____ で、肝細胞癌とは対照的に背景に肝硬変を伴わないのが普通である。原因は不明であるが、農産物に残留した農薬が原因の１つではないかと疑われている。組織像は比較的高分化型の⑦ _____ で管状に癌細胞が配列したものが多い。したがって、多発した場合は転移性の腺癌との区別が難しくなることがある。

- **血管肉腫**：高度悪性の腫瘍であるが、肝原発のものは塩化ビニル、ヒ素への曝露後数十年で発生する。

- **肝芽腫**：年少小児の肝に発生する悪性腫瘍で、胎芽期あるいは胎児期の肝臓上皮、または上皮と間葉組織の混在したものに類似した組織からなる。

- **転移性肝癌**：肝腫瘍で最も多いものは、他臓器に原発した腫瘍の転移である。肝臓には門脈が流入するため、消化管や膵臓からの⑧ _____ **転移**が多くみられる。また、肝臓は消化器以外の悪性腫瘍でも⑧**転移**が比較的多くみられる。転移性腫瘍の特徴は肉眼的に多発性で結節性のものが多く、結節の中心が⑨ _____ に陥ることが多いことである。

- **その他の肝腫瘍**：肝臓の良性腫瘍で最も多いものは⑩ _____ である。肝の被膜直下に紫色のやわらかい結節状の腫瘤としてみられる。肝細胞腺腫は異型性を伴わない肝細胞の結節状の増殖からなる。経口避妊薬を服用する女性に好発し、服用の中止で消退する。肝細胞癌への悪性化は非常にまれとされている。

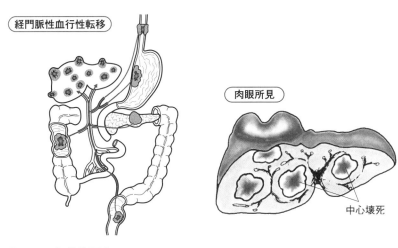

経門脈性血行性転移

肉眼所見

中心壊死

図 4-12　転移性肝癌

問題15 胆道疾患

> 次の文章の空欄に、適切な語句を語句群より選び、記入しなさい。
> [語句群（複数回の使用可）]　黄疸　肝細胞性黄疸　閉塞性黄疸　溶血性黄疸
> 肝腫大　胆石症　急性結石性　腺癌　ウイルムス　クルーケンベルク

● **先天性胆道閉鎖症**：肝外胆管の全部あるいはその一部が閉鎖している新生児の疾患で、わが国は外国に比較して頻度が高い。生後まもなく
①＿＿＿＿＿＿＿＿＿、②＿＿＿＿＿＿＿＿＿、**灰白色便**で発症する。胆管は線維性の素状物となっており内腔が消失している。強い胆汁うっ滞により、生後半年程度で胆汁性肝硬変へ移行してしまうので、それ以前の早期に手術をする必要がある。放置あるいは手術が成功しなければ2年以内に死亡する。
● **胆嚢炎**：
・**急性胆嚢炎**：その多くは③＿＿＿＿＿＿＿を伴っており、結石が胆嚢頚部や胆嚢管を嵌頓閉塞することによって起きるので、④＿＿＿＿＿＿＿**胆嚢炎**とよばれる。胆嚢内圧が上昇し強い腹痛が現れる。内圧上昇はまた内部の胆汁酸による粘膜への刺激を増強し、急性炎症の原因となる。胆嚢は緊満・腫大し、組織学的にはうっ血、浮腫、好中球浸潤、壊死など、通常の急性炎症の所見がみられる。少数ではあるが細菌の上向性感染による場合は、急性無結石性胆嚢炎となる。
・**慢性胆嚢炎**：ほとんどの患者では⑤＿＿＿＿＿＿＿を伴い、慢性の胆嚢粘膜への刺激が原因の多くを占めていると考えられる。通常上腹部の鈍痛程度で、あまり強い症状を伴わないことが多い。⑤の治療のため切除された胆嚢では、慢性胆嚢炎を伴うことが多い。肉眼的に胆嚢壁には肥厚と硬化がみられる。組織学的には線維組織の増生と慢性炎症細胞の浸潤があり、しばしば粘膜腺が増殖して筋層や漿膜下まで侵入して拡張し、**ロキタンスキー・アショフ洞**を形成することが多い。

- **胆嚢癌**：60〜70歳の女性に好発する。胆嚢の底部や体部に発生し、びまん性に浸潤して胆管に達すると初発症状として⑥＿＿＿＿＿＿が出現するが、その時点ではかなり進行していることが多い。組織学的には⑦＿＿＿＿＿＿が90％を占めるが、残りの10％程度は腺扁平上皮癌や扁平上皮癌もみられる。半数以上は胆石を伴っており、胆石の刺激による慢性炎症が粘膜の癌化に関連していると考えられる。癌の進展は連続性に肝臓に浸潤し、リンパ行性に肝門部や膵頭部のリンパ節に転移がみられる。腹腔内播種も比較的多く、卵巣に転移して⑧＿＿＿＿＿＿＿＿＿**腫瘍**となることもある。

- **肝外胆管癌**：好発年齢は60〜70歳であるが、胆嚢癌と対照的に患者は男性が多い。発生部位は総胆管、肝管と胆嚢管の合流部、および十二指腸への開口部であるファーター乳頭部で、この順番に好発する。初発症状は⑨＿＿＿＿＿＿＿＿＿である。一般に予後は不良であるが、ファーター乳頭部に発生したものは早期から⑩＿＿＿＿＿＿の症状が現れることが多く、膵頭十二指腸切除術により根治可能の場合がある。

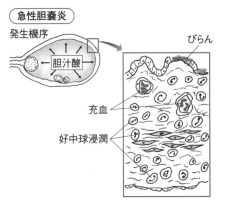

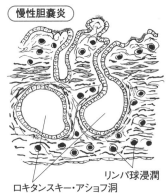

図 4-13　胆嚢炎

問題16 膵炎

次の文章の空欄に、適切な語句を語句群より選び、記入しなさい。

[語句群（複数回の使用可）] 自己消化 仮性嚢胞 アルコール アミラーゼ
慢性萎縮性 急性浮腫性 急性出血性 脂肪壊死

● **急性膵炎**：急激に発症する腹部の激痛を特徴とし、これは膵酵素による膵臓の① ＿＿＿＿＿＿＿＿ と、これに伴った炎症に由来する。膵臓の消化酵素の一種である② ＿＿＿＿＿＿＿＿ の血液中および尿中の増加がみられる。重症度には幅があり、簡単に治癒する③ ＿＿＿＿＿＿＿＿ 膵炎から、生命の重大な危機を伴う④ ＿＿＿＿＿＿＿＿ 膵炎までの病型がある。いずれの病型においても遊離した膵リパーゼにより⑤ ＿＿＿＿＿＿＿＿ がみられる。さらに、重症になると血管も破壊されて出血を伴うようになる。病気の本態は、正常では膵内で活性化されることはない膵酵素が、膵内で活性化してしまうことである。原因の多くは、結石による胆管や膵管の閉塞や、アルコールによる十二指腸乳頭括約筋の攣縮により、膵管内圧の上昇や胆汁の膵内逆流が膵酵素の活性化につながると推定される。急性膵炎の発症は、暴飲暴食や多量の飲酒の後に起きることが多い。後遺症として⑥ ＿＿＿＿＿＿＿＿ を形成することがある。これは破壊された膵組織内に形成された嚢状の空隙で、内面は肉芽で構成され上皮細胞の裏打ちはない。内容物は膵酵素を含んでおり、破裂や感染を起こすと非常に危険である。

● **慢性膵炎**：持続性あるいは間欠性の上腹部痛、脂肪便、糖尿病を呈する慢性疾患で、成人例の原因の大部分は、慢性の⑦ ＿＿＿＿＿＿＿＿ 摂取である。⑦により膵外分泌は亢進する一方で、十二指腸乳頭部括約筋は収縮して膵管内圧が上昇し、膵酵素の活性化によって膵実質の破壊が繰り返される。その結果、膵臓は線維性の硬い瘢痕に置換されて、膵管は拡張し分泌物が貯留しており、分泌物が濃縮して結石を伴うことが多い。膵は硬く萎縮するため⑧ ＿＿＿＿＿＿＿＿ 膵炎とよばれる。結石は小型の砂状のものがみられ、程度が著しい場合は腹部の単純レントゲン写真でも確認できる。

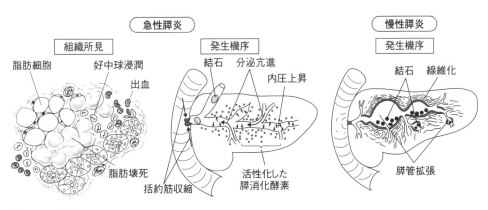

図 4-14 膵炎

●**囊胞性膵線維症**：先天性の全身性外分泌腺異常で、分泌物が異常に濃厚であるため腺管腔を閉塞し、さまざまの障害を生じる。常染色体劣性（潜性）遺伝病で、欧米人に多い疾患であるが、日本人では非常にまれである。膵では分泌導管が粘稠な分泌物で閉塞されてしまうため、腺房や小導管に分泌物が貯留し拡張する。間質は線維化に陥り、腺房は萎縮して、一種の
⑨＿＿＿＿＿＿＿＿＿＿膵炎の状態となる。

問題17 **膵腫瘍**

次の文章の空欄に、適切な語句を語句群より選び、記入しなさい。
［語句群］ 膵頭部 閉塞性黄疸 溶血性黄疸 低血糖発作 腺癌

●**膵臓癌**：膵臓の導管上皮から発生する①＿＿＿＿＿＿＿が大部分である。男女比は2：1で男性に多く、好発年齢は50〜60歳である。発生部位は膵頭部、膵体部、膵尾部に分けられるが、②＿＿＿＿＿＿＿＿に発生するものが60％と最も多い。膵頭部内は総胆管が走行しているため、膵頭部癌は
③＿＿＿＿＿＿＿＿＿＿をきたしやすく、黄疸が初発症状であることが多い。膵体部および膵尾部の癌はかなり進行するまで症状に乏しいため、転移巣が先に症状を現して原発巣の膵臓癌が後から発見されたり、死亡するまで発見できず、病理解剖ではじめて膵臓癌の転移であることがわかることもある。膵臓癌は早期発見が難しく、また、手術の難しい部位であるため予後は非常に悪い。膵頭部癌で比較的早期に発見されたものは期待がもてるが、膵体尾部癌はとくに予後不良である。

●**膵内分泌細胞腫**：膵臓の内分泌細胞由来の腫瘍で、ホルモン産生・分泌能をもったものが多い。腫瘍は良性のことが多いが悪性の場合もある。普通は単発性に生じるが、多発性内分泌腫瘍症候群（MEN）に伴うものは多発性のことが多い。症状は分泌するホルモンの種類と量に依存する。産生・分泌されるホルモンでいちばん多いのはインスリンで、この場合は
④＿＿＿＿＿＿＿＿＿＿とよばれる。⑤＿＿＿＿＿＿＿＿＿のために、しばしば昏睡に陥ったり、行動異常を呈することがある。非常に頻度は少ないが、次にみられるのはグルカゴンを産生する⑥＿＿＿＿＿＿＿＿である。無症状のことが多いが、2次性の糖尿病を呈したり、特殊な皮疹を伴うことがある。

・**多発性内分泌腫瘍症候群**（MEN）：内分泌系腫瘍や過形成の多発する症候群である。その組み合わせから1型、2A型、2B型の3つに分類されている。いずれも常染色体性優性（顕性）遺伝病で、原因遺伝子が同定されている。

・**MEN 1型（ウェルマー症候群）**：副甲状腺、下垂体および膵内分泌細胞の腫瘍や過形成があり、副腎皮質や甲状腺の病変を伴うこともある。

・**MEN 2A型（シップル症候群）**：甲状腺の髄様癌とよばれる特殊な癌と副腎髄質の神経節細胞由来でカテコールアミンを分泌する褐色細胞腫を合

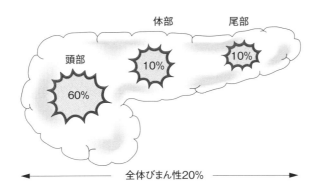

図 4-15　膵臓癌の好発部位

表 4-1　多発性内分泌腫瘍症候群

病　型	臓　器	病　変	頻　度	産生ホルモン
MEN1型 ウェルマー症候群	副甲状腺	過形成＞腺腫＞癌	90%	PTH
	膵島	腺腫＞過形成＞癌	60%	ガストリン＞グルカゴン
	下垂体	腺腫＞過形成	60%	非機能性
	副腎皮質	過形成＞腺腫＞癌	25%	
	甲状腺	過形成＞腺腫＞癌	20%	
MEN2A型 シップル症候群	甲状腺	髄様癌	100%	カルシトニン
	副腎髄質	褐色細胞腫	100%	カテコールアミン
	副甲状腺	過形成＞腺腫	20%	PTH
MEN2B型	甲状腺	髄様癌	100%	カルシトニン
	皮膚・粘膜	神経腫＞神経節腫	100%	
	副腎髄質	褐色細胞腫	50%	カテコールアミン
		マルファン症候群様体型	70%	

　　併する。副甲状腺機能亢進症があれば高カルシウム血症を呈する。
・**MEN 2B 型（3型）**：MEN のなかでは最も頻度が低い。甲状腺髄様癌と
　褐色細胞腫に加えて皮膚や粘膜の神経腫や神経節腫などの神経系の良性腫
　瘍が多発する。マルファン症候群に似た骨格系の異常を呈する事もある。

5 泌尿器疾患

問題1 原発性糸球体疾患①

次の文章の空欄に、適切な語句を語句群より選び、記入しなさい。
また、[ ]内の適切な語句を選択しなさい。

[語句群] 浮腫　腎不全　高コレステロール血症　低アルブミン血症　糸球体　高血圧症　脂質異常症

- **腎炎症候群**：腎炎症候群では主に①＿＿＿＿＿＿＿＿における炎症の結果、糸球体毛細血管の透過性が高まって血液中の赤血球やタンパク質が尿中に漏れ出るため**血尿**と**タンパク尿**が出現する。また、糸球体での炎症細胞の浸潤やメザンギウム細胞の増殖のために糸球体毛細血管が圧迫されて細くなり、腎血流量が［②　**増加**　**減少**　］する。そのため腎臓の老廃物を取り除く機能、すなわち**腎機能の低下**とレニン・アンギオテンシン系を介した③＿＿＿＿＿＿＿＿＿がみられる。経過によって急性、亜急性、慢性の腎炎症候群に分けることができる。

- ・**急性腎炎症候群**：急激に発症し、症状も強いが、急性期を乗り越えれば治癒することが多い。

- ・**亜急性腎炎症候群**：月単位の経過で発症・増悪し半年程度で腎臓が荒廃し、④＿＿＿＿＿＿＿となる。

- ・**慢性腎炎症候群**：最初から慢性腎炎症候群としてみられるものと、急性腎炎症候群に引き続いて起きるものがある。経過はさまざまで、徐々に腎機能が悪化し長年の経過で慢性腎不全に陥るものや、軽度のタンパク尿や血尿が持続するが腎機能は保たれる場合もある。

- **ネフローゼ症候群**：腎糸球体毛細血管のタンパク質に対する透過性の強い亢進で、このため**タンパク尿**の量は腎炎症候群より非常に多く、尿タンパクは1日量で3.5g以上が診断基準となっている。大量の血漿タンパク質、そのなかでもとくにアルブミンが尿中に失われるため、⑤＿＿＿＿＿＿＿＿＿＿となり、その結果、血漿の膠質浸透圧は低下して⑥＿＿＿＿＿＿が出現する。⑤に伴った複雑な機序による脂質代謝の異常（⑦＿＿＿＿＿＿＿＿）の結果、とくに⑧＿＿＿＿＿＿＿＿＿＿＿が出現する。腎機能は原疾患の末期に至るまでは保たれることが多い。

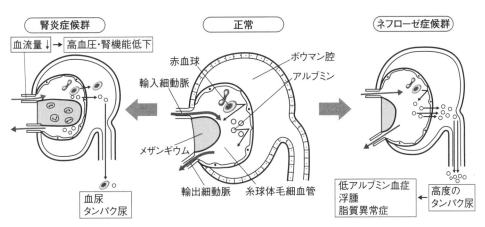

図 5-1　腎炎症候群とネフローゼ症候群

問題2 原発性糸球体疾患②

次の文章の空欄に、適切な語句を語句群より選び、記入しなさい。
また、[　]内の適切な語句を選択しなさい。
[語句群]　Ⅰ型　Ⅱ型　Ⅲ型　溶連菌感染後急性　黄色ブドウ
A群β溶血性連鎖　メザンギウム　血管内皮　管内増殖性　慢性腎炎
ネフローゼ　慢性腎不全　半月体　亜急性腎炎　急速進行性

● **管内増殖性糸球体腎炎**：代表例は小児の① _____ **糸球体腎炎**
である。② _____ **球菌**による上気道の先行感染が治癒し
て2〜4週間を経過した後に、突然の血尿、タンパク尿、浮腫、高血圧で発
症する。通常は予後良好であるが、少数例では慢性化もみられる。腎糸球体
には好中球を含む炎症細胞の浸潤と③ _____ **細胞**や
④ _____ **細胞**の増殖がみられ、毛細血管内腔は狭小化する。毛細
血管壁には②**球菌**を抗原とする免疫複合体の沈着が電子顕微鏡で確認でき
る。⑤ _____ **アレルギー**による病態である。

● **メザンギウム増殖性糸球体腎炎**：⑥ _____ **糸球体腎炎**の
[⑦　**急性型**　**慢性型**　]で、メザンギウム細胞の増殖や線維化を主体と
するが、炎症細胞の浸潤は軽度である。通常は⑧ _____ **症候群**を
呈するが、⑨ _____ **症候群**となる場合もある。軽症のまま経過し
腎機能が比較的保たれるものと、糸球体の線維化が次々と進んで腎組織が荒
廃して⑩ _____ に陥る場合とがある。

● **半月体形成性糸球体腎炎**：⑪ _____ とよばれる三日月形の細胞増殖
が多数の糸球体でボウマン嚢の内側に形成されるもので、臨床的には
⑫ _____ **症候群**を呈して数か月程度の経過で不可逆的な腎不全
に陥る。このため⑬ _____ **糸球体腎炎**の別名もある。

● **膜性腎症**：糸球体毛細血管壁の[⑭　**均等**　**不均等**　]な肥厚をきたす
が、メザンギウム細胞の増殖は乏しい。肥厚は毛細血管基底膜内に免疫複合

体が数珠状に沈着するためで、蛍光抗体法でその沈着を確認できる。成人の
ネフローゼ症候群の多くを占めている。ネフローゼ症候群の治療に多く用い
られるステロイド剤が本症では無効のことが多く、長い経過をとって最終的
には腎不全に陥る。

● **膜性増殖性糸球体腎炎**：糸球体毛細血管壁の［⑮ **均等　不均等**］な肥
　厚と⑯＿＿＿＿＿＿＿＿**細胞**の増殖の両方がみられる。毛細血管基底膜と
　⑯**細胞**の両方に補体第3成分（C3）の沈着があり、血液中の補体も低下す
　ることが多い。ステロイド剤や免疫抑制剤による治療に抵抗性で、慢性腎不
　全は避けられない。

● **微小糸球体変化群**：光学顕微鏡では糸球体にほとんど異常がみられないが臨
　床的には⑰＿＿＿＿＿＿＿＿**症候群**を呈する病気で、小児に多くみられる。
　電子顕微鏡では糸球体上皮細胞の足突起に癒合などの異常が認められる。ス
　テロイド剤が有効のことが多く予後は良好である。

● **巣状糸球体硬化症**：皮髄境界に近い深部の糸球体に始まる分節状のメザンギ
　ウム線維化がみられ、臨床的には成人の⑱＿＿＿＿＿＿＿＿**症候群**を呈す
　る。治療抵抗性の予後不良疾患で数年の経過で腎不全となることが多い。生
　検で病変のある糸球体が得られないことが多いため微小糸球体変化群との鑑
　別が難しいことがある。

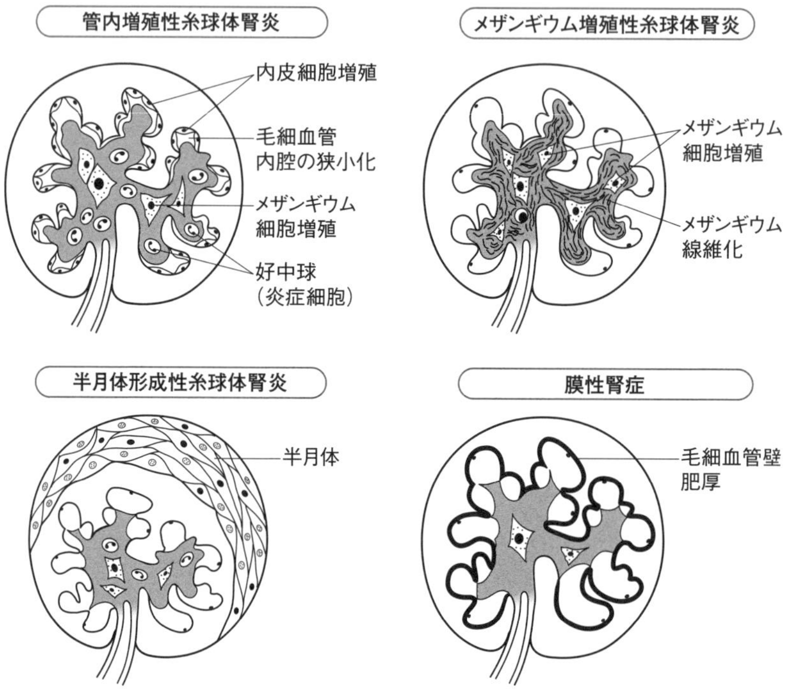

図5-2　主な原発性糸球体疾患

問題3 その他の糸球体疾患

次の文章の空欄に、適切な語句を語句群より選び、記入しなさい。

[語句群]　全身性エリテマトーデス　ワイヤーループ病変　硬化　増殖
キンメルスチール・ウイルソン病変　ネフローゼ　神経性難聴　尿毒症
X染色体連鎖劣性(潜性)　常染色体劣性(潜性)　萎縮腎　続発性萎縮腎

- **ループス腎炎**：① _____(SLE)は、DNAに対する自己免疫疾患である。この際、腎病変としては糸球体腎炎がみられ、これをループス腎炎とよぶ。さまざまな程度に糸球体の細胞増殖とフィブリノイド変性がみられる。病変の分布が一部の糸球体に留まる場合（巣状ループス腎炎）や、ほとんどすべての糸球体がおかされる場合（びまん性ループス腎炎）がある。いずれの場合でも、とくに係蹄毛細血管壁にフィブリノイド物質が沈着して肥厚したものは② _____とよばれ、ループス腎炎に特徴的な所見である。ループス腎炎の重症度がSLEの患者の予後を決定することになる場合が多い。

- **糖尿病腎症**：糖尿病では細血管内皮下に血漿成分の侵入が起きるが、糸球体毛細血管はとくに好発部位である。基底膜の肥厚や結節状の硝子様物質沈着がみられ、さらにメザンギウム基質の増加も加わって特徴的な結節性糸球体硬化症の像を呈し、③ _____とよばれる。その結果、④ _____**症候群**をきたしたり、腎不全となる。糖尿病の罹患が長期に渡るほど本症を発症しやすくなる。

- **アルポート症候群**：代表的な**遺伝性腎炎**で⑤ _____**遺伝病**である。高率に⑥ _____を伴い、白内障も伴うことがある。男性では血尿とタンパク尿が幼児期から始まり、10〜30歳台で⑦ _____となることが多い。女性は軽症のことが多く、⑦になることはまれである。糸球体には、蛍光抗体法で免疫グロブリンの沈着はみられない。

- **IgA腎症**：糸球体メザンギウム細胞の⑧ _____と基質の⑨ _____があり、メザンギウム領域に免疫グロブリンのうちIgAが優位に沈着する糸球体疾患で、成人の慢性糸球体腎炎の多くを占めている。また、PAS染色陽性の半月状IgA沈着物がメザンギウムから突出して認められる。健康診断の尿検査で発見されることが多く、血液中のIgAも高値を示す。一般に予後のよい慢性糸球体腎炎とされるが慢性腎不全に陥る例も少数ある。

- **終末期腎**：進行した慢性腎疾患により糸球体の荒廃が著しく、その病型を判別できないような状態を終末期腎とよんでいる。腎臓は小さく硬くなってしまい⑩ _____の状態となる。ただ、肉眼的な表面の性状から、原因疾患をある程度推定することはできる。すなわち、慢性糸球体腎炎によるものは、表面が細顆粒状で、⑪ _____とよばれる。これに対して、慢性腎盂腎炎によるものは表面が粗大な凹凸を示す。

問題4 尿細管・間質の疾患

次の文章の空欄に、適切な語句を語句群より選び、記入しなさい。

[語句群] 肥大過形成　尿毒症　腎不全　腎盂腎炎　壊死　ショック腎
結核性膿腎症　結核性腎盂腎炎　虚血性　中毒性　経口　上行性　垂直
血行性　尿路結石　好中球　腎乳頭壊死　膿腎症

●**急性尿細管壊死症（急性腎不全）**：尿細管の急激で広範な①＿＿＿＿＿＿＿によるもので、**急性腎不全**（急激な乏尿または無尿と進行性の②＿＿＿＿＿＿＿）として発症する。尿細管上皮は再生が可能であるので、急性期の②を腹膜透析などでうまく乗り越えれば、回復は可能な疾患である。組織学的には尿細管の壊死・破壊がみられる。そのため尿細管から原尿が漏れ出して間質には③＿＿＿＿＿＿＿があり、剥離した尿細管上皮が下部の尿細管内に集積して円柱を形成する。

・④＿＿＿＿＿＿**急性尿細管壊死症**：尿細管上皮に直接毒性をもつ水銀、ヒ素、燐の化合物や四塩化炭素、エチレングリコールなどが原因となる。通常は経口的に摂取されたこれらの毒物が腎臓を通過して排出されるときに尿細管上皮が傷害され、壊死に陥る。

・⑤＿＿＿＿＿＿**急性尿細管壊死症**：腎臓の組織では尿細管上皮が最も虚血に弱い。急激な血圧低下、すなわち、ショックの際は腎動脈が収縮して腎血流量が減少する。その程度が著しいと虚血に弱い尿細管が選択的に壊死に陥る。このため⑥＿＿＿＿＿＿＿＿＿＿ともよばれる。

●**腎盂腎炎**：細菌感染によって引き起こされる腎実質および腎盂の炎症である。感染経路には細菌が尿路を逆行して侵入する⑦＿＿＿＿＿＿＿＿**感染**と、敗血症による⑧＿＿＿＿＿＿＿**感染**がある。頻度は前者が多い。

・**急性腎盂腎炎**：症状は発熱、腰部痛、頻尿などで、尿中に細菌や白血球が出現する。腎組織では尿細管やその周囲の間質に⑨＿＿＿＿＿＿＿＿＿＿を主体とする炎症細胞の浸潤が強くみられ、腎盂粘膜にも⑨の浸潤がある。糸球体や血

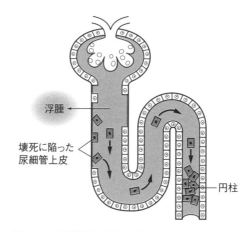

図 5-3　急性尿細管壊死症

管にはほとんど変化を認めない。糖尿病患者では髄質先端部の腎乳頭での炎症が強く、⑩_____という重篤な状態となることがある。

・**慢性腎盂腎炎**：症状は急性腎盂腎炎と異なり不定・多彩であり、尿中に細菌を証明できないこともある（無菌性腎盂腎炎）。しかし、末期になると腎組織は荒廃して⑪_____に陥る。肉眼的に腎臓表面は扁平な瘢痕を伴って萎縮しており、腎盂には拡張と粘膜の肥厚がみられる。組織学的に間質のリンパ球や組織球の浸潤と尿細管の萎縮があり、ボウマン嚢周囲に線維化を認める。

●**水腎症**：尿管や腎盂の出口が狭窄すると、それより上部の尿路は拡張し、腎盂も拡張して腎実質は萎縮する。萎縮が高度となると腎臓は尿を入れた袋のような状態になる。この状態が水腎症で感染を起こしやすく、しばしば、⑫_____を合併する。その結果、腎盂の内容が膿性となったものを⑬_____という。尿路狭窄の原因としては⑭_____、腫瘍や炎症、前立腺の⑮_____などがある。

●**腎結核**：肺結核の病巣から血行性に結核菌が腎に散布されることによって起きることがほとんどで、肺結核の存在が前提となる。⑯_____のかたちをとることが多く、下行性に尿管や膀胱に進展して尿路狭窄を起こし⑰_____となる。

問題5 腎腫瘍とその他の腎疾患

次の文章の空欄に、適切な語句を語句群より選び、記入しなさい。

[語句群] 脳動脈瘤　高血圧症　尿毒症　ウイルムス　グラヴィツ　尿路上皮　明細胞　腎盂結石　尿路結石　萎縮腎　腹部腫瘤　リンパ行性　血行性　フィブリノイド　アミロイド　水腎症　常染色体劣性（潜性）　常染色体優性（顕性）

●**腎腫瘍**：

・**腎細胞癌**（①_____腫瘍）：成人の腎悪性腫瘍の大部分を占めている。尿細管上皮由来の一種の腺癌である。男性に多く発生する。肉眼的には境界明瞭な黄白色調の充実性腫瘍で、出血や壊死を伴いやすい。組織学的に腫瘍細胞はグリコーゲンを含む明るい豊かな胞体をもつものが多く、②_____癌ともよばれる。血管に侵入しやすく肺や骨、肝臓などに③_____転移を起こしやすい。

・**腎芽腫**（④_____腫瘍）：5歳以下の小児にみられる腫瘍で、好発のピークは2歳台にある。⑤_____として発見されることが多く、大きな腫瘤をつくるが境界は明瞭である。中胚葉の後腎芽組織から発生する混合腫瘍で、小型の紡錘形細胞からなる肉腫様成分や腺管様・胞巣状の癌腫様成分が混在しており、未熟な糸球体様の構造がみられることもある。手術と放射線・化学療法を併用することで良好な予後が得られる。

・**腎盂癌**：腎悪性腫瘍の10%程度を占め、大部分は⑥_____癌であ

る。⑦＿＿＿＿＿＿＿＿の合併が多く、血尿を初発症状とすることが多い。

● その他の腎疾患：

・**腎硬化症**：⑧＿＿＿＿＿＿＿＿＿に関連した腎病変が腎硬化症である。

　　a．良性腎硬化症：良性の本態性高血圧症の腎病変で、⑨＿＿＿＿＿＿＿＿と
　　　はなるが尿毒症に陥ることはまれである。細動脈の硝子化と、小動脈内
　　　膜肥厚・内腔狭窄が特徴的である。一部の糸球体は虚血により荒廃し、
　　　硝子様物質の塊（**硝子化**）となる。ネフロンの荒廃と代償肥大が細かく
　　　交錯し、表面細顆粒状の萎縮腎となる。

　　b．悪性腎硬化症：悪性高血圧症の腎病変で、肉眼的に腎は正常大あるいは
　　　腫大し、点状出血を伴う。細動脈の⑩＿＿＿＿＿＿＿＿**壊死**が特
　　　徴的所見で、糸球体にも⑩**壊死**と好中球の浸潤（**壊死性糸球体炎**）が認
　　　められる。急激な血圧上昇による血漿成分の血管壁内への侵入による病
　　　変である。

・**馬蹄腎**：**先天性腎奇形**で、左右の腎臓が下極で癒合している。癒合部は大動
　脈の腹側に位置し、その前面を尿管が下行するため尿管の圧迫狭窄を起こし
　やすい。腎機能は正常だが、⑪＿＿＿＿＿＿＿＿や尿管結石の頻度が高い。

・**孤立腎嚢胞**：後天性の尿管閉塞により、尿管が嚢胞状に拡張して数mmから
　数cmの孤立性単房性の嚢胞を形成する。無症状であるが、外力で破裂する
　と**ショック状態**になることがある。

・**嚢胞腎**：⑫＿＿＿＿＿＿＿＿**遺伝病**で、両側の腎臓に無数の嚢胞を形成
　し、腎機能が障害される。多くは成人型で生下時に病変はみられないが、
　徐々に嚢胞が増加し、40歳前後で腎機能障害が現れ⑬＿＿＿＿＿＿＿＿に陥る。
　肝、膵、肺にも嚢胞をみたり、⑭＿＿＿＿＿＿＿＿を合併することがある。

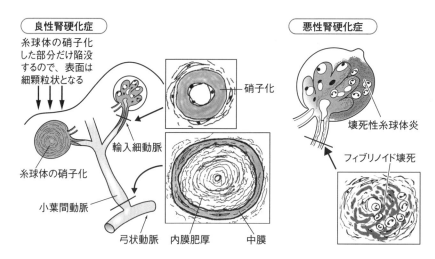

図 5-4　腎硬化症

問題6 下部尿路疾患

次の文章の空欄に、適切な語句を語句群より選び、記入しなさい。

[語句群] 血尿　疝痛　シュウ酸　リン酸　尿酸　システイン　キサンチン
扁平上皮　尿路上皮　黄色ブドウ　クラミジア　大腸　膀胱刺激　感染性
出血性　急性化膿性炎症　尿路上皮乳頭腫　反応性関節炎

● **尿路結石症**：尿成分から不溶物が結晶として析出し、硬い固形物（結石）を形成したものである。部位により**腎盂結石、尿管結石、膀胱結石、尿道結石**に分けられる。結石の多くは腎盂内で形成され尿路を下行し、その過程で成長する。下行中に結石が生理的狭窄部位などで詰まって嵌頓状態になると、激烈な痛みを生じ、①＿＿＿＿＿＿とよばれる。腎盂内で大きくなってしまった結石は、腎盂内に留まり鋳型状となる。結石が原因となって尿路の機械的刺激による炎症、2次性の細菌感染、および水腎症などを起こす。結石の種類にはシュウ酸結石、リン酸結石、尿酸結石、システイン結石、キサンチン結石があり、そのうち、②＿＿＿＿＿＿**結石**と③＿＿＿＿＿＿**結石**が多い。結石は尿中の成分が析出して形成されるが、その機序には、食事、体質、薬剤、内分泌など多くの要因が関連しており、不明の点も少なくない。

● **膀胱腫瘍**：悪性腫瘍としていちばん多いのは④＿＿＿＿＿＿**癌**（**移行上皮癌**）で、悪性腫瘍としても比較的頻度の高い腫瘍である。アニリン色素工場の労働者の職業病としても知られるが、職業と無関係の例も多い。50歳以上の男性に好発し、初発症状は⑤＿＿＿＿＿＿が多い。好発部位は膀胱三角部と側壁である。大部分は乳頭状・多層性（上皮層が7層以上）に増殖する腫瘍細胞が内腔に向かってカリフラワー状の腫瘤を形成する。良性腫瘍としては⑥＿＿＿＿＿＿＿＿＿がある。腫瘍細胞は乳頭状の増殖をするが上皮層の肥厚はみられず、被蓋細胞が保存されている。

● **膀胱炎**：急性膀胱炎は女性に多くみられる疾患で、それは尿道が短く細菌が侵入しやすいためと考えられる。起炎菌は、⑦＿＿＿＿＿＿**菌**が多い。症状としては排尿痛、残尿感、頻尿などの⑧＿＿＿＿＿＿**症状**を伴う。膀胱内に導尿カテーテルを留置された入院患者では、その刺激や細菌侵入によるものが多くみられ、そのうち出血を伴う重症のものは⑨＿＿＿＿＿＿**膀胱炎**とよばれる。

● **尿道炎**：起炎菌により淋菌性尿道炎と非淋菌性尿道炎に分類される。淋菌性尿道炎は性行為によって感染し、⑩＿＿＿＿＿＿＿＿＿を起こす。強い排尿痛があり、膿尿中に淋菌を認める。非淋菌性尿道炎の大多数は⑪＿＿＿＿＿＿の感染によるもので、やはり性行為によって感染する。臨床症状は淋菌性に比較して軽症であるが、排尿時不快感や粘液膿性の尿道分泌物が認められる。非淋菌性急性尿道炎は⑫＿＿＿＿＿＿＿＿＿の誘因となることがある。

男性生殖器疾患

問題1 精巣疾患

> 次の文章の空欄に、適切な語句を語句群より選び、記入しなさい。
> [語句群]　未熟　精上皮　陰囊　胚　セルトリ　流行性耳下腺炎　体細胞
> 胚細胞性腫瘍　思春期前型　思春期後型　複合組織型腫瘍、精上皮　胎児性
> α-フェトプロテイン　合胞　ラングハンス　ヒト絨毛性ゴナドトロピン

● **停留睾丸**：発生過程で精巣が①＿＿＿＿＿＿＿内まで下降せず、途中に留まるもの。精子の形成が障害され、両側性の場合は男性不妊の原因となる。また、停留睾丸からは②＿＿＿＿＿＿＿＿＿が発生しやすい。

● **男性不妊症**：精液中の精子数の減少や運動能力の低下による不妊症をいう。最も多いのは原因不明の特発性男性不妊症で、精巣生検の所見により成熟抑制（③＿＿＿＿**細胞**が精子を形成する過程の途中で成熟が停止している）、③**細胞**低形成（成熟過程はそろっているが④＿＿＿＿＿＿**細胞**の数が少ない）、⑤＿＿＿＿＿＿＿＿＿**細胞**単独症（③**細胞**がなく、⑤**細胞**のみが認められる）の３種類に分類される。

● **精巣炎と精巣上体炎**：⑥＿＿＿＿＿＿＿＿＿＿（おたふくかぜ）の約20％で精巣炎がみられ、その後遺症は男性不妊の原因となることがある。精巣上体炎には、**結核性**、**淋菌性**および**非淋菌性**（ブドウ球菌、大腸菌などによる）のものがある。

● **精巣腫瘍**：精巣に発生する腫瘍は、悪性の⑦＿＿＿＿＿＿＿＿＿**腫瘍**が多い。また、症例の半数以上は複数の組織型の⑦**腫瘍**が混在する⑧＿＿＿＿＿＿＿＿＿**腫瘍**である。

・⑨＿＿＿＿＿＿**腫**（セミノーマ）：精巣腫瘍の内で最も頻度が高い。30〜40歳台に発生し、精巣の腫大で気づかれることが多い。腫瘍は灰白色充実性で境界は明瞭である。組織学的には精母細胞に似た大型で円形の腫瘍細胞の増殖からなり、間質にリンパ球の浸潤を伴うのが特徴である。放射線治療に対する感受性が高い。

・⑩＿＿＿＿＿＿**癌**：小児あるいは20〜30歳台に好発する。異型性が強く、非常に転移を起こしやすい。組織学的には大型で異型性の強い腫瘍細胞が腺管状や乳頭状に増殖し、核分裂像を多数認める。化学療法に対する感受性が高い。

・**奇形腫**：幼児から成人まで幅広くみられる。腫瘍性胚細胞がさまざまの体細胞成分（たとえば神経性組織、筋組織、骨・軟骨組織、扁平上皮甲状腺、気

管、皮膚など）への分化を呈しながら増殖したものである。これらの成分は組織構造がランダムに、あるいは器官の構造を模倣するように配列している。以前は未熟成分を含む未熟奇形腫が悪性、成熟奇形腫が良性とされていたが、現在では背景の精巣組織内に上皮内胚細胞腫瘍の病巣がみられる成人に多い⑪＿＿＿＿＿＿＿＿＿＿が悪性、これを認めず小児に多い⑫＿＿＿＿＿＿＿＿＿＿が良性と考えられるようになった。

・**卵黄嚢腫瘍**：新生児〜小児に好発する。腫瘍は卵黄嚢に似た網状、管状、乳頭状、充実性の構造を示す未熟な内皮様細胞の増殖からなっている。腫瘍細胞は⑬＿＿＿＿＿＿＿＿＿＿＿（AFP）を産生するので、その測定値が診断や治療効果の判定に用いられる。奇形腫と同様に思春期前型と思春期後型に分類され、思春期前型は予後良好であることが多いが、思春期後型は予後不良である。

・**絨毛癌**：絨毛における⑭＿＿＿＿＿＿細胞と⑮＿＿＿＿＿＿細胞に類似した腫瘍細胞が増殖するが、絨毛構造は形成しない。精巣腫瘍中では最も悪性度が高い。腫瘍細胞は⑯＿＿＿＿＿＿＿＿＿＿（hCG）を産生するので、男性でも妊娠反応陽性となる。

問題2 前立腺疾患

次の文章の空欄に、適切な語句を語句群より選び、記入しなさい。

[語句群] 尿路感染　血行性感染　間質成分　水腎症　腎盂腎炎
前立腺特異抗原　前立腺性酸性フォスファターゼ　ホルモン依存性、潜在　腺
移行上皮　骨　肺　女性　男性

● **前立腺炎**：**急性前立腺炎**の多くは淋菌、大腸菌による①＿＿＿＿＿＿＿＿＿に続発し、化膿性炎症のかたちをとる。**慢性前立腺炎**は急性型から移行したものと、はじめから慢性炎症のかたちでくるものがある。最初から慢性炎症のものは歯・扁桃・副鼻腔からの②＿＿＿＿＿＿＿＿＿によるものが多い。

● **前立腺肥大症（過形成）**：正確には**肥大**ではなく、**過形成**である。尿道周囲の前立腺の内腺に過形成が起き、通常、同時に③＿＿＿＿＿＿＿＿＿（平滑筋と線維芽細胞）も増生している。増殖した腺上皮に異型性を認めず、外側に筋上皮細胞を伴っているのが特徴である。その結果、前立腺自体は多結節性の腫大をきたし、尿道は著しく圧迫されて狭窄し、排尿障害をきたす。排尿障害が続くと膀胱、尿管、腎盂が拡張し、**水尿管症**、④＿＿＿＿＿＿＿を起こす。この状態を放置すると、**膀胱炎**や⑤＿＿＿＿＿＿＿を合併しやすくなる。前立腺肥大症は高齢者にみられる疾患で、加齢に伴う性ホルモンのバランスの崩れが原因と考えられている。

● **前立腺癌**：60〜70歳台の高齢者に多く発生する。欧米では男性の悪性腫瘍のうちでは最も発生頻度の高いものの1つであるが、わが国ではそれほどではない。しかし、最近は増加傾向が目立っている。組織型は⑥＿＿＿＿＿＿癌が大

多数で、高分化型のものから低分化型のものまであるが、高分化型と中分化型が多い。高分化型では大きさのそろった小型腺管状の配列をとる腫瘍細胞の増殖からなることが多いが、過形成とは異なり筋上皮細胞を伴わない。肥大症とは対照的に前立腺実質の外側から発生するので、尿道をおかして排尿障害を起こす前に周囲組織へ浸潤したり転移する傾向がある。リンパ行性転移は所属リンパ節である骨盤内と傍大動脈リンパ節にみられ、血行性転移は⑦＿＿＿＿＿転移が多い。腫瘍細胞は⑧＿＿＿＿＿＿＿＿＿＿＿＿（PSA）を産生・分泌するので、これらは診断や治療後の経過観察に役立つ。とくに、PSAは特異性が高いので、前立腺癌の腫瘍マーカーとしてスクリーニング検査に用いられている。前立腺癌はホルモン依存性であり、

⑨＿＿＿＿＿**ホルモン**で増殖し、⑩＿＿＿＿＿**ホルモン**で抑制される。このため精巣摘除術とエストロゲン製剤の投与が治療法（ホルモン療法）として行われている。前立腺癌以外で亡くなった50歳以上の剖検例の前立腺を詳細に調べると、15〜20％に転移や周囲への浸潤のない小さな前立腺癌を発見できるという。このような臨床的に発見不可能な癌は⑪＿＿＿＿＿**癌**とよばれ、プロモーターが働かなければ一生そのままに留まると考えられている。

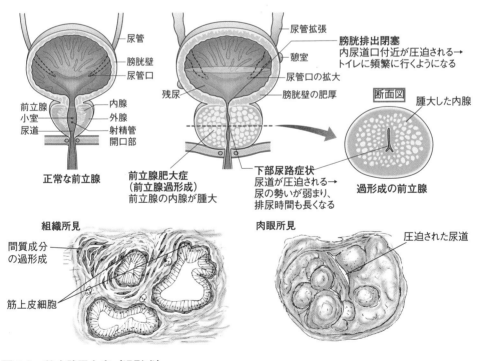

図6-1　前立腺肥大症（過形成）

Chapter 7 女性生殖器および乳腺疾患

問題1 外陰部と腟の疾患

> 次の文章の空欄に、適切な語句を語句群より選び、記入しなさい。
> [語句群] 外陰上皮内　浸潤　扁平上皮　腺　酸性　アルカリ性　びらん
> 扁平コンジローム　初期硬結　ヒトパピローマウイルス　水いぼ　ポリープ
> エクリン　アポクリン

- **外陰・腟の性感染症関連疾患STD**：外陰部には主に性行為によって感染を受けた結果生じる病変が多くみられる。

- **梅毒**：梅毒トレポネーマによる全身感染症であるが、第1期には外陰や腟に ① ＿＿＿＿＿＿＿＿ を形成する。第2期では② ＿＿＿＿＿＿＿＿＿＿＿ という多発性の隆起性病変がみられる。

- **2型単純ヘルペスウイルス感染**：外陰・腟の病変は主に性行為により感染し、有痛性の水疱や③ ＿＿＿＿＿ を形成する。

- **尖圭コンジローム**：④ ＿＿＿＿＿＿＿＿＿＿＿＿＿＿ （HPV）感染による病変で外陰部、腟壁、子宮頸部に⑤ ＿＿＿＿＿ **状**の病変をつくる。重層扁平上皮の乳頭状増殖からなり、表面に角化物が増加し上皮細胞の核周囲に空胞を形成するのが特徴である。HPVは現在80種類以上の型が知られているが、尖圭コンジロームは **6型**、**11型**による感染が多い。

- **伝染性軟属腫**：軟属腫ウイルスの感染によるイボで、小児に多い⑥ ＿＿＿＿＿＿ として知られているが、成人の間で性行為によっても広がることがある。

- **乳房外パジェット病**：外陰部に難治性のびらんを伴った湿疹様の病変が持続する。組織学的に調べると上皮内にパジェット細胞とよばれる胞体の淡明で大型の⑦ ＿＿＿＿ **癌**細胞がみられる。深部の⑧ ＿＿＿＿＿＿＿＿ **汗腺**で発生した癌細胞が上皮内を移動して、表面の重層扁平上皮内に達したものである。非浸潤癌であるためこの段階で治療されれば予後は良好であるが、放置すれば⑨ ＿＿＿＿＿ **癌**に進展する。乳房の乳頭部で最初に同様の病変が発見されパジェット病と名づけられた。そのため、乳頭部以外のものは乳房外パジェット病とよばれる。

- **外陰癌**：高齢の女性にみられ、その大部分は⑩ ＿＿＿＿＿＿＿ **癌**である。局所での浸潤と鼠径リンパ節転移がみられる。癌が外陰部に留まり、転移も鼠径リンパ節までに限局していれば、予後は良好であるが、骨盤内他臓器（膀胱、直腸など）への浸潤や血行性転移のある場合は不良である。外陰癌

133

の多くは最初から浸潤癌で発見されるが、比較的年齢の若い例では扁平上皮異形成を経て発症するものがある。外陰扁平上皮の異形成は

⑪＿＿＿＿＿＿＿**腫瘍**（VIN）ともよばれ、上皮層内に扁平上皮系の異型細胞がみられるが基底膜を越えて間質内への浸潤は認めない。異型性の程度に従ってVIN 1 ～ 3 に分類される。すなわち、軽度異形成相当のものはVIN 1、中等度異形成相当のものはVIN 2 とよばれる。高度異形成と上皮内扁平上皮癌は互いに鑑別が難しいので区別せずにまとめてVIN 3 とされる。

● **腟炎**：外陰部でみられたさまざまな細菌やウイルスなどの感染症は同様に腟炎も起こしうる。成熟女性の腟正常細菌叢は腟を⑫＿＿＿＿＿＿＿に保ち、雑菌の繁殖を抑制する。この細菌叢は女性ホルモンにより保たれるが、閉経後は細菌叢が破壊され雑菌による腟炎を起こしやすくなる。このようなものは老人性腟炎とよばれる。

問題2 子宮頸部の疾患

次の文章の空欄に、適切な語句を語句群より選び、記入しなさい。
[語句群（複数回の使用可）]　偽びらん　不正性器出血　イチゴ状　扁平上皮
上皮内　微小浸潤　ヒトパピローマウイルス　腺　上皮内癌

● **慢性頸管炎と子宮腟部偽びらん**：子宮頸腟部では外陰・腟と同様のSTDによる炎症もみられるが、いちばん多いのは非特異性の**慢性頸管炎**である。頸管粘膜にリンパ球や形質細胞が浸潤し、びらんを伴うことが多い。成熟女性の子宮腟部では内頸部の円柱上皮粘膜が外反して赤くみえる。この状態は肉眼的にびらんと似ているので①＿＿＿＿＿＿＿とよばれる。またこの状態は慢性頸管炎を伴いやすい。いずれの状態も②＿＿＿＿＿＿＿＿＿や性交時の接触出血を起こしやすく、粘膜の肉眼所見も後述の子宮頸癌と似ている。

● **頸管ポリープ**：内頸部の粘膜から発生する非腫瘍性の隆起性病変の総称である。頸管炎に伴う炎症や頸管腺の閉塞による貯留嚢胞の形成などが原因となって粘膜が隆起する。肉眼的には小豆大程度の③＿＿＿＿＿＿＿のポリープのことが多い。組織学的には円柱上皮性粘膜からなり、粘膜固有層には血管拡張、浮腫、貯留嚢胞などを認め、表面はびらん性で扁平上皮化生を伴うこともある。頸管ポリープが癌化することはない。

● **子宮頸癌**：子宮の頸部に発生する悪性腫瘍で、その大部分は

④＿＿＿＿＿＿＿**癌**である。子宮に発生する癌の約8割を占め（残りの2割は子宮体部粘膜から発生する内膜癌）、日本人女性では比較的頻度の高い悪性腫瘍である。好発年齢は40～50歳台で、経産婦に多く、若年初産や多産の女性に多い傾向がある。初発症状は⑤＿＿＿＿＿＿＿＿＿や性交時の接触出血が多い。子宮頸癌の病期は **0 期**から**Ⅳ期**に分類され、そのうち

⑥＿＿＿＿＿＿＿**癌**（0 期）と⑦＿＿＿＿＿＿＿＿＿**癌**（Ⅰa期：径7 mm以下の病変で癌の浸潤が上皮下5 mm以内にとどまる）は早期癌とされ、その

５年生存率は100％と予後良好である。しかし、病期の進行に従い予後は悪化する。子宮頚部の⑧_____癌は従来はまれとされてきたが、近年増加傾向にある。依然頻度は少ないが無視できなくなっている。同じ病期であれば、⑧**癌**のほうが④**癌**より予後不良の傾向にある。

● **異形成、上皮内癌（CIS）/子宮頚部上皮内腫瘍（CIN）/扁平上皮内病変（SIL）**：
異形成とは子宮頚部の重層扁平上皮層内に異型性をもった上皮細胞があるが癌とは言えないもので前癌病変と考えられている。異型性の強さによって軽度異形成（異型上皮細胞があるがその出現は上皮層内の基底側１/３以内にとどまる）、中等度異形成（異型上皮細胞は上皮層内の２/３以内にとどまる）、高度異形成（異型細胞は上皮層内の基底側２/３を超えてさらに上層部におよんでいる）に分類されている。異型上皮細胞の増殖が上皮層のほぼ全層を置換して、上皮細胞の異型性が癌といえるほど強ければ
⑨_____と判断される。異形成はそのすべてが癌になるわけでなく、異形成のままで持続したり、消失する事もあるが、癌に進展する確率は異型性の強さに比例する。最近は異形成の代わりに子宮頚部上皮内腫瘍（CIN）の概念が用いられる傾向にある。すなわち、CIN１は軽度異形成、CIN２は中等度異形成であり、CIN３は高度異形成と上皮内癌を含んでいる。また、細胞診による診断ではベセズダ分類も用いられている。すなわち、ベセズダ分類ではLSIL（低異型度扁平上皮内病変）はCIN１に相当し、HSIL（高異型度扁平上皮内病変）はCIN２とCIN３を含んでいる。さらにASC-US（LSILが疑われる）、やASC-H（HSILが疑われる）などの用語を用いた結果報告も行われる。

　子宮頚部の微小浸潤癌は必ず上記の前癌病変および上皮内癌を経て発生する。したがって、細胞診による検診を完全に行えば子宮頚癌は必ず前癌病変や上皮内癌の段階で発見可能である。子宮頚部の異形成や子宮頚部扁平上皮癌の発生には、⑩_____（HPV）の感染が大きく関与している。HPVのうちでも16型と18型がとくにハイリスクであることが知られている。HPVに感染した細胞では核形の不整とともに核周囲に明暈を生じ、コイロサイトーシスとよばれる。実際CIN１やCIN２の病変では異型細胞の出現と同時にコイロサイトーシスがみられることが多い。

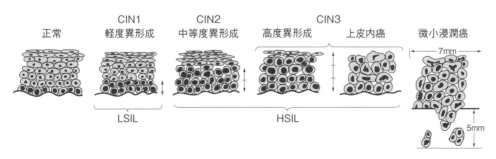

図7-1　子宮頚部の異形成から微小浸潤癌

次の文章の空欄に、適切な語句を語句群より選び、記入しなさい。

[語句群（複数回の使用可）] プロゲステロン　エストロゲン　更年期
子宮内膜剥離不全　消退出血　平滑筋腫　漿膜下　内膜下　筋腫分娩
月経困難症　不正子宮出血　異所性増殖　類内膜　子宮内膜異型増殖症

- **機能性子宮出血**：器質性病変はなく、ホルモン分泌の不均衡で起きる子宮内膜からの出血の総称である。いろいろなタイプがあるが、比較的多いのは無排卵周期で、① ＿＿＿＿＿＿＿＿＿＿ の過剰・遷延分泌の後、急に分泌が減少し肥厚していた増殖性内膜が崩壊し出血するものである。内膜は増殖期のままで排卵はない。もう１つのパターンは② ＿＿＿＿＿＿＿＿＿＿ で、分泌期に③ ＿＿＿＿＿＿＿＿＿＿ が不規則に遷延して減少し、内膜出血が持続する。いずれもホルモン血中濃度の低下によって出血するので④ ＿＿＿＿＿＿＿＿＿＿ とよばれる。機能性出血の診断には、内膜生検による器質疾患の除外が必須である。

- **子宮筋腫**：子宮に発生する⑤ ＿＿＿＿＿＿＿＿ で、異型性のない平滑筋の過剰増殖からなる。人体に発生する良性腫瘍では最も頻度の高いものの１つである。肉眼的に単発あるいは多発性の、多くは球状の硬い充実性腫瘍で、周囲との境界は明瞭である。発生部位は体部や底部に多く、頚部はまれである。筋層内の部位により⑥ ＿＿＿＿＿＿ **筋腫**、壁内筋腫、および⑦ ＿＿＿＿＿＿ **筋腫**に分けられる。⑦筋腫が有茎性に下垂し、頚管から腟内へ突出したものは⑧ ＿＿＿＿＿＿＿＿ よばれる。子宮筋腫の症状としては⑨ ＿＿＿＿＿＿＿＿＿＿ 、貧血、疼痛がある。腫瘤により子宮の収縮が妨げられて月経時の出血が持続するためである。

- **子宮内膜症と子宮腺筋症**：機序は不明であるが、子宮内膜組織が骨盤内の臓器内にもぐり込んで⑩ ＿＿＿＿＿＿＿＿ を示す状態が子宮内膜症である。月経周期に応じて増殖や出血を繰り返す場合は、その刺激により組織増殖、癒着、出血、囊胞化などを伴う。子宮内膜症が子宮筋層内に広範・多発性に起きたものが子宮腺筋症で、子宮筋層のびまん性肥厚をきたし、⑪ ＿＿＿＿＿＿＿＿＿＿ （月経時の痛みが強いこと）などの症状を伴う。

- **子宮内膜癌**：子宮内膜から発生する癌腫であり、エストロゲンの過剰分泌による子宮内膜増殖症を母地として発生するⅠ型と、エストロゲンとは関係なく萎縮性の内膜に発生するⅡ型のものがある。Ⅰ型は子宮内膜癌の80%以上を占めており、その大部分は⑫ ＿＿＿＿＿＿＿＿ である。子宮内膜腺に似た組織像を呈する腺癌であるが、部分的に扁平上皮化生を伴うこともある。腺癌成分の異型度に応じてGrade１〜Grade３に分類される。好発年齢は閉経前後で、子宮頚癌と対照的に未婚で未産の女性に多い。危険因子として多囊胞性卵巣（スタイン・レーベンタール）症候群、エストロゲン産生卵巣腫瘍、および、エストロゲン補充療法がある。Ⅱ型では漿液性癌や明細胞癌が

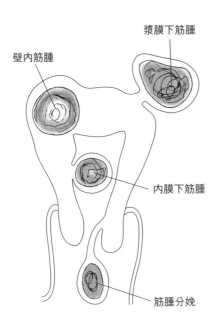

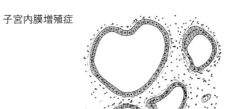

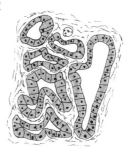

図 7-2　子宮筋腫　　　　　　**図 7-3　子宮内膜増殖症**

ある。一般に Ⅰ 型腫瘍は Ⅱ 型に比較して予後がよい。

● **子宮内膜増殖症**：⑬＿＿＿＿＿＿＿＿＿＿の刺激の過剰により子宮内膜の腺成
分と間質成分の過形成を起こした状態である。増殖した腺上皮に異型性があ
り腺構造の乱れの強いものは⑭＿＿＿＿＿＿＿＿＿＿＿あるいは、類内
膜上皮内腫瘍とよばれる。

問題4 卵巣疾患

> 次の文章の空欄に、適切な語句を語句群より選び、記入しなさい。
> [語句群]　囊胞腺腫　囊胞腺癌　子宮内膜　卵胞　スタイン・レーベンタール
> チョコレート　ブレンナー　クルーケンベルク　類内膜　明細胞
> エストロゲン　アンドロゲン　線維腫　メイグス　奇形　未分化　低分化　皮様

● **卵巣囊胞**：卵胞が排卵せずに囊胞状に拡張したものは①＿＿＿＿＿＿囊胞で、
これが多発して不妊症を伴うものは②＿＿＿＿＿＿＿＿＿症候群
とよばれる。卵巣に子宮内膜症が起こると月経周期に一致して出血を繰り返
すため、黒褐色の内容物を含んだ③＿＿＿＿＿＿囊胞を形成する。臨床
的には④＿＿＿＿＿＿囊胞とよばれる。

● **卵巣腫瘍**：

・**表層上皮性腫瘍**：卵巣腫瘍のなかで最も頻度の高いグループで、ミュラー管
由来の卵巣表層細胞由来の腫瘍である。それらのうち、頻度の高いものは多
房囊胞性の腫瘤を形成する良性の⑤＿＿＿＿＿＿＿＿で、上皮の性格によ
り**漿液性**③（囊胞内容物が漿液性で腫瘍細胞は卵管上皮に似ている）と**粘液**

性③（嚢胞内容物は粘液性で腫瘍細胞は子宮頸部の粘液腺上皮に似ている）がある。いずれもその一部あるいは大部分に異型性の強い成分を含み浸潤性増殖を認める場合は漿液性および粘液性の⑥＿＿＿＿＿＿＿＿＿である。さらに、一部に異型性を伴う成分はあっても明らかな浸潤性増殖を認めない場合は、境界悪性漿液嚢胞性腫瘍および境界悪性粘液嚢胞性腫瘍とされるが、予後はおおむね良好であることが多い。充実性腫瘍としては腫瘍細胞が移行上皮に類似した⑦＿＿＿＿＿＿**腫瘍**があり、その多くは良性である。悪性腫瘍では腫瘍細胞が子宮内膜に類似した⑧＿＿＿＿＿＿**癌**や、グリコーゲンをもった胞体の明るい腫瘍細胞からなる⑨＿＿＿＿＿＿**癌**がある。

・**性腺間質性腫瘍**：卵巣の間質細胞由来の腫瘍で、境界悪性または良性の腫瘍が多い。また、ホルモン活性を示すものが多い。たとえば、顆粒膜細胞腫は⑩＿＿＿＿＿＿**産生能**をもつことが多く、セルトリ・ライディヒ細胞腫は⑪＿＿＿＿＿＿**産生能**がある。その他、莢膜細胞腫、莢膜線維腫、線維腫などもある。⑫＿＿＿＿＿＿は良性腫瘍であるが、まれに胸水と腹水を伴うことがあり、⑬＿＿＿＿＿＿**症候群**として知られる。

・**胚細胞性腫瘍**：精巣と同様に**奇形腫、胎児性癌、卵黄嚢腫瘍、絨毛癌**がある。精上皮腫と同じものも発生するが、卵巣のものは⑭＿＿＿＿＿＿**胚細胞腫**とよばれる。⑮＿＿＿＿＿＿**腫**は卵巣に発生する胚細胞性腫瘍の90%を占め、頻度が高い。嚢胞状で毛髪と皮脂腺成分が発達した成熟奇形腫が多く、⑯＿＿＿＿＿＿**嚢腫**とよばれる。

・**転移性腫瘍**：胃癌、大腸癌、乳癌などの転移と白血病や悪性リンパ腫の浸潤がみられる。これらのうち、印環細胞癌や低分化腺癌の転移により卵巣が硬く腫瘤状となったものは⑰＿＿＿＿＿＿**腫瘍**とよばれる。通常両側性で、胃癌の播種性転移が多い。臨床的には原発性の卵巣腫瘍とまぎらわしい所見を呈する。

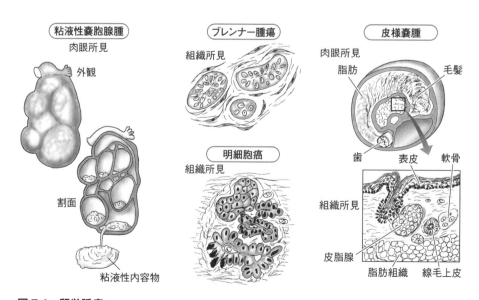

図 7-4　卵巣腫瘍

問題5 妊娠関連疾患

> 次の文章の空欄に、適切な語句を語句群より選び、記入しなさい。
> [語句群（複数回の使用可）]　AFP　hCG　17　22　27　32　37　卵管膨大部
> 破壊性　流産　早産　染色体異常　常位胎盤早期剥離　卵管破裂　胞状奇胎
> 破壊性　侵入奇胎　出血壊死　リンパ行性　血行性

- **多胎妊娠**：複数の胎児を妊娠することである。**一卵性**と**多卵性**がある。一卵性の診断は胎盤の形態によって可能であるが、多卵性の場合は新生児の血液型などの検査も必要となる。①＿＿＿＿＿＿週未満の妊娠中絶が②＿＿＿＿＿＿で、③＿＿＿＿＿＿週以降、④＿＿＿＿＿＿週未満の出産が⑤＿＿＿＿＿＿である。妊娠3か月以内の早期での流産の原因は妊娠胎児の重症の**奇形**や⑥＿＿＿＿＿＿によることが多い。妊娠4〜6か月の中期では絨毛羊膜炎などの胎盤の疾患や子宮奇形などの**子宮の異常**によることが多い。妊娠7か月以降の早産は、**妊娠中毒**や⑦＿＿＿＿＿＿によることが多い。流産の診断は、子宮内容掻爬物や子宮排出物の病理組織検査で絨毛などの胎盤成分や胎児の部分を確認することによって可能である。

- **子宮外妊娠**：妊卵が、子宮体部内膜以外の部位に着床することである。卵管妊娠がいちばん多く、大半は⑧＿＿＿＿＿＿に着床し、⑨＿＿＿＿＿＿を起こすと大量の腹腔内出血を起こす。卵管炎による受精卵の運動障害が原因となることがある。子宮外妊娠の約半数では子宮内膜腺に**アリアス・ステラ現象**といって大型の核と空胞化した胞体をもった上皮が腺腔内に突出する所見がみられる。妊娠反応が陽性で子宮内容掻爬物の病理組織検査でこのような現象がみられ、胎盤成分がみられない場合は子宮外妊娠の可能性が高い。

- **絨毛羊膜炎**：子宮頚部から上行性に感染するものが多く、流産や早産の原因となる。

- **絨毛性疾患**：

- **胞状奇胎**：絨毛が水腫性変化により嚢状に腫大しブドウの房状となったもので、嚢胞の直径は2mm以上が規準である。すべての絨毛が嚢胞化し胎児や臍帯を認めない**全胞状奇胎**と、嚢胞化が部分的あるいは胎児、臍帯を認める**部分胞状奇胎**に分けられる。奇胎が子宮筋層に侵入するものは⑩＿＿＿＿＿＿**胞状奇胎**あるいは⑪＿＿＿＿＿＿とよばれる。胞状奇胎を娩出した場合、後に約5％で絨毛癌の発生をみるため前癌病変として厳重にhCG測定を含む経過観察を行う必要がある。

- **絨毛癌**：胎盤絨毛を構成するトロホブラスト由来の悪性腫瘍であるが、絨毛構造は認められない。妊娠に続発する妊娠性絨毛癌の約半数は⑫＿＿＿＿＿＿に続発し、残りは正常出産、流産および人工流産がそれぞれ1/3ずつを占める。非妊娠性絨毛癌には卵巣や精巣の胚細胞から発生する胚細胞性腫瘍と、胚細胞とは関係のない胃や肺などから発生する場合も

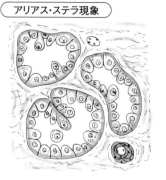

子宮外妊娠の着床部位
卵管膨大部妊娠(90%)
卵巣妊娠
腹膜妊娠

アリアス・ステラ現象

図 7-5　子宮外妊娠

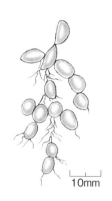

10mm

図 7-6　胞状奇胎

ある。いずれの場合でも絨毛癌は⑬_____傾向が強く高率に肺と脳への⑭_____**転移**がみられる。絨毛癌の腫瘍細胞は⑮_____（**略語**）を産生・分泌するので、その血中・尿中濃度の測定は、絨毛癌の診断や治療の経過観察に有用である。

問題6 乳腺疾患

次の文章の空欄に、適切な語句を語句群より選び、記入しなさい。
［語句群］　硬結　肉芽腫　化膿菌　葉状腫瘍　巨大線維腺腫
高エストロゲン血症　エストロゲン　乳管内乳頭腫　乳房内腫瘤

- **乳腺炎**：急性乳腺炎はその大半が授乳期に起き、乳頭や乳暈の傷を通じた①_____の侵入による。乳房の痛みと腫脹があり、膿瘍形成に至る場合もある。

- **脂肪壊死**：脂肪組織の壊死に伴い脂肪を貪食した組織球や異物型巨細胞を含む②_____を形成する。不整な硬い腫瘤を形成するので乳癌とまぎらわしいことがある。完全な良性病変で悪性化することはない。原因は打撲などの外傷性と考えられるが、外傷の既往が明らかでないことが多い。

- **乳腺症**：ホルモンバランスの失調による乳腺組織の**非腫瘍性反応性増殖疾患**で、③_____が重要ではないかと考えられている。30〜40歳台女性に多く、乳腺疾患のなかでも最も多くみられるものである。病変は乳房内の④_____（しこり）として触知される。組織学的には導管上皮の増殖や囊胞状の拡張、上皮のアポクリン化生、および間質結合組織の増生などの多彩な病変が混在してみられることが多い。原則として異型性はないが、増殖性の強い場合は核分裂像の出現や構造の乱れが強く癌との鑑別が難しいこともある。一部は前癌病変としての意味があると考える意見もある。

- **女性化乳房**：男性の乳腺が大きくなることで、⑤_____の増加による。乳管の増殖と周囲の浮腫状の線維化がみられる。思春期や高齢者の性ホルモンバランスの失調、⑤産生腫瘍、肝硬変による⑤の代謝障害などが

原因となる。

● **線維腺腫**：間質線維成分の増殖と乳腺導管上皮の腺管状増殖が同時に起きる良性腫瘍で、境界明瞭で可動性の⑥＿＿＿＿＿＿＿＿＿＿を形成する。20歳台女性にみられる。組織学的には線維成分の増殖が強く、腺管を圧排進展して樹枝状の上皮索を形成する管内型と腺管周囲を線維成分が取り巻く管周囲型に分類するが、腺上皮の周囲に筋上皮を伴うが特徴がある。思春期の女性では大きな腫瘍を形成する場合があり、⑦＿＿＿＿＿＿＿＿＿＿とよばれる。

● ⑧＿＿＿＿＿＿＿＿＿＿：線維腺腫と同様に線維成分と導管上皮の増殖があるが、線維成分の増殖のほうが著しく、組織学的に葉状構造を呈する。間質成分の異型性の程度に応じて良性、境界悪性、悪性の３種類に分類される。

● ⑨＿＿＿＿＿＿＿＿＿＿：乳管内に発生する乳頭状の良性腫瘍で、導管上皮と筋上皮の２層性が保たれた状態で増殖している。しばしば乳管が囊胞状に拡張したなかに発育し、囊胞内乳頭腫のパターンをとる。症状として血性の乳頭分泌物を呈することが多い。

問題7 乳癌

次の文章の空欄に、適切な語句を語句群より選び、記入しなさい。

[語句群]　内側上部　内側下部　外側上部　外側下部　乳管癌　腺管形成
充実　硬性　腺　小葉　陥凹　湿疹　乳房温存治療　抗エストロゲン製剤
ホルモン療法　HER2

● 乳癌は40〜50歳台の女性に好発する。非常に少数ではあるが男性の乳腺に発生することもある。欧米では女性の悪性腫瘍の第１位を占め非常に高頻度である。わが国では欧米に比較すると頻度は１/３程度であるが、近年急速に増加しつつある。好発部位は乳房を扇形に４分割した①＿＿＿＿＿＿＿＿で、左右差はない。乳癌は出産経験のない中高年者や高年齢で初産を経験した女性に多い傾向がある。肥満および乳癌の家族歴も危険因子とされている。

● 乳癌の大部分は②＿＿＿＿癌で、導管由来の③＿＿＿＿癌と小葉由来の④＿＿＿＿癌に分類される。また、浸潤の有無によって浸潤癌と非浸潤癌に分類する。このうち浸潤性乳管癌は全乳癌の90％を占め最も頻度が高い。わが国では浸潤性乳管癌をさらに、腫瘍細胞が乳頭状あるいは管状配列を示す⑤＿＿＿＿＿＿＿型、充実性小腺管や索状・髄様胞巣が圧排性に増殖する⑥＿＿＿＿＿＿型、および小さな癌胞巣に豊富な間質を伴う⑦＿＿＿＿型に分類している。

● 特殊な乳癌として**パジェット病**がある。これは乳管癌が乳頭や乳暈の表皮内に進展したもので、乳頭部の⑧＿＿＿＿＿＿様の湿潤とびらんを主徴とする。表皮内にはパジェット細胞とよばれる胞体の淡明な大型の腺癌細胞を認める。乳腺内にはパジェット細胞の由来となる非浸潤性あるいは浸潤性の乳管癌の病巣が存在するので、手術の際にはこの原発巣を含めて切除する。

- 乳癌は局所的には乳房の脂肪組織、皮膚および胸筋へ連続浸潤し、リンパ行性には腋窩リンパ節と鎖骨下リンパ節に転移する。血行性転移は骨、肺、胸膜、および⑨＿＿＿＿＿に多くみられる。

- 乳癌は乳房内の「しこり」として発見されることが多く、硬度は硬く周囲組織と癒着して可動性に乏しい。さらに皮膚へ浸潤すると皮膚の⑩＿＿＿＿＿を伴うようになる。また、血性の乳頭分泌物をみることがある。検査としては触診、乳房X軟線撮影（**マンモグラフィー**）、超音波検査、乳管造影、乳管内視鏡検査などが行われる。病理学的検査としては乳頭分泌物や穿刺吸引による細胞診と針生検やマンモトーム生検、切除腫瘍に関する組織診が行われる。

- 乳癌の古典的な手術法は乳房切断術と所属リンパ節郭清であるが、最近は小さな癌に関して乳房部分切除や腫瘍切除と放射線療法を組み合わせた⑪＿＿＿＿＿＿＿＿＿＿が行われるようになっている。乳癌はホルモン依存性癌であるため⑫＿＿＿＿＿＿＿＿＿＿も行われる。乳癌細胞でエストロゲン受容体の発現のあるものでは術後補助療法や再発に対してホルモン療法として⑬＿＿＿＿＿＿＿＿＿の投与が行われる。また、⑭＿＿＿＿＿タンパクの高発現がある場合には同タンパクに対する分子標的薬（トラッズマブなど）が術前・術後療法として使用される。

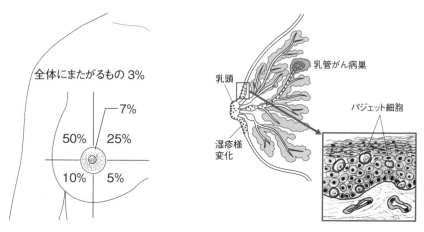

図7-7　乳癌の好発部位

全体にまたがるもの 3%
7%
50%　25%
10%　5%

図7-8　乳房のパジェット病

乳管がん病巣
乳頭
パジェット細胞
湿疹様変化

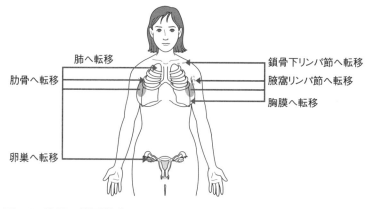

図7-9　乳癌の進展様式

肺へ転移
肋骨へ転移
鎖骨下リンパ節へ転移
腋窩リンパ節へ転移
胸膜へ転移
卵巣へ転移

8 内分泌疾患

問題1 下垂体疾患

> 次の文章の空欄に、適切な語句を語句群より選び、記入しなさい。
> [語句群] 副腎皮質刺激　糖尿　成長ホルモン　下垂体後葉　シモンズ
> シーハン　抗利尿　低身長　両耳側半盲　プロラクチン

● **下垂体機能亢進症**：

・**先端巨大症**：成人になって骨端線が閉鎖した後の① 　　　　　　　　　ホルモン
（GH）過剰分泌によってみられる症状で、四肢末端、長管骨末端部の肥大と
内臓（心、腎、肝、脾）の肥大があり、下顎骨、口唇、舌も肥大し特有の顔
貌となる。GH産生性の下垂体腺腫が原因であることが多い。

・**下垂体性巨人症**：骨端線閉鎖以前の成長期にGHの過剰分泌があると長管骨
の延長をきたす。GHは血糖値を上昇させる機能もあるので② 　　　　　病
を発症することがある。機能性下垂体腺腫が原因の場合は、圧迫で性腺刺激
ホルモンが減少し卵巣や精巣の萎縮を伴うことが多い。

・**クッシング病**：下垂体機能腺腫から過剰な③ 　　　　　　　　　ホルモン
（ACTH）が分泌されることにより、満月様顔貌、中心性肥満、皮膚線条、
高血糖、高血圧、および骨粗鬆症をきたす。これ以外の副腎皮質糖質コルチ
コイド過剰により同じ症状を呈するものは本症と区別して**クッシング症候群**
とよばれる。

● **下垂体腺腫**：下垂体前葉の腺細胞から発生した良性腫瘍である。腫瘍細胞の
胞体の染色性に応じて嫌色素性腺腫、好酸性腺腫、好塩基性腺腫に分類され
る。また、ホルモン産生能の有無によって機能性腺腫と非機能性腺腫に分け
られる。腺腫はその増大に伴ってトルコ鞍を破壊し、視交叉を圧迫した場
合は④ 　　　　　　　　　　　をきたす。機能性腺腫は⑤ 　　　　　　　　　、
成長ホルモンおよび副腎皮質刺激ホルモンを産生するものが多い。プロラク
チン過剰状態は女性では無月経・不妊症となるが、男性では無症状である。

● **下垂体前葉機能低下症**：すべての種類の前葉ホルモンの産生・分泌が減少し
た状態を汎下垂体機能低下症という。慢性化すると、性腺、甲状腺、副腎の
萎縮、内臓の萎縮や脱毛などがみられる。

・⑥ 　　　　　　　病：成人に発生する下垂体機能不全の総称である。

・⑦ 　　　　　　　症候群：分娩時の大出血による下垂体前葉の虚血性壊死が
原因となるもの。

・**下垂体性小人症**：発育期の下垂体前葉機能障害があると、成長ホルモン不足

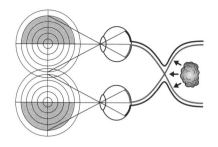

耳側視野に対応する網膜鼻側の神経は、視交叉で交差するので下垂体腫瘍による圧迫・傷害を受ける。鼻側視野の神経は交差せず、外側を走行するので傷害をまぬがれる

図8-1　下垂体腺腫による両耳側半盲

により著しい⑧＿＿＿＿＿＿＿＿となる。身体全体のバランスは保たれ知能障害もない。

●**尿崩症**：淡色で低比重の尿を大量・慢性的に排出し，脱水と極度の口渇を伴う状態を尿崩症とよぶ。⑨＿＿＿＿＿＿＿＿の機能不全では、

⑩＿＿＿＿＿＿**ホルモン**（ADH・バソプレシン）の不足により尿崩症となる。原因疾患としては、下垂体後葉や視床下部をおかす外傷、腫瘍、炎症性肉芽腫などがある。

問題2 甲状腺疾患

> 次の文章の空欄に、適切な語句を語句群より選び、記入しなさい。
> [語句群]　腺腫様　粘液水腫　眼球突出　濾胞腺腫　クレチン　バセドウ
> 多核巨　橋本

●①＿＿＿＿＿＿**病**：甲状腺機能亢進症を呈する代表的な疾患で、20〜30歳台の女性に多い。甲状腺がびまん性に腫大し、甲状腺ホルモンの過剰により代謝が亢進して、頻脈、動悸、多汗、下痢、手指振戦、倦怠感がある。また、自己免疫反応による眼窩内結合織の浮腫性炎症のため

②＿＿＿＿＿＿＿＿を伴うことが多い。病気の本態は甲状腺刺激ホルモン受容体（TSH-R）に対する自己抗体を産生する自己免疫疾患と考えられている。**抗TSH-R自己抗体**はこの場合甲状腺刺激ホルモンと同様の働きをもち、TSH-Rに結合してこれを活性化する。甲状腺では濾胞上皮の過形成と間質のリンパ球浸潤がみられる。

●**甲状腺機能低下症**：

・③＿＿＿＿＿＿**病**：先天性の甲状腺欠損や甲状腺ホルモン合成酵素の先天性欠損があると小人症とともに離れた目、眼窩周囲の腫れ、低い鼻、大きい舌などの特有の顔貌を呈し、　知的障害をみる。

・④＿＿＿＿＿＿＿＿：後天性に発症した甲状腺機能低下症で、全身結合織に粘液多糖体が貯留し浮腫状となる。全身倦怠感、寒冷寛容性の低下、無気力、筋力低下、知的活動の鈍化がみられる。皮膚は浮腫状であるが、通常の浮腫とは異なり圧迫しても圧痕を残さない。心筋組織がおかされると心不全

に陥る。

●**甲状腺炎**：

・**亜急性甲状腺炎**：若年から中年の女性に多くみられる。甲状腺の痛みを伴った腫脹と発熱で発症する。放置しても数週間から数か月で自然治癒するが、ステロイド剤は有効である。病因としてある種のウイルス感染が疑われている。甲状腺には炎症細胞の浸潤と濾胞の破壊があり、⑤＿＿＿＿＿＿＿**細胞**が出現するのが特徴である。

・**慢性甲状腺炎**：⑥＿＿＿＿＿＿**病**ともよばれ、中年女性に好発する。自己免疫性の慢性甲状腺炎で、甲状腺は炎症細胞浸潤のために腫脹するが、甲状腺濾胞は破壊され最終的には甲状腺機能低下症に陥る。

●**甲状腺腺腫**：甲状腺濾胞上皮の良性腫瘍で、女性に多い。甲状腺に単発性の全周性の被膜をもった境界明瞭な腫瘤を形成する。組織学的には⑦＿＿＿＿＿＿＿＿＿＿とよばれる甲状腺濾胞を形成する異型性のない濾胞上皮の増殖からなる。内分泌腺の腫瘍であるにもかかわらず機能性腺腫であることは非常にまれである。

●**単純性甲状腺腫**：甲状腺ホルモン不足などによる⑧＿＿＿＿＿＿**ホルモン**（TSH）の過剰分泌に基づく過形成である。ヨード不足や甲状腺ホルモン合成にかかわる酵素の先天性欠損が原因となるが、わが国でみる症例の多くは原因不明である。過形成はびまん性に起きるものと、多結節性になるものがある。多結節性の過形成は⑨＿＿＿＿＿＿**甲状腺腫**とよばれる。腺腫様の結節が多発し、被膜様の線維もみられるが、全周性ではなく不完全である。

問題3 甲状腺癌・悪性リンパ腫

次の文章の空欄に、適切な語句を語句群より選び、記入しなさい。
[語句群] Ｂ Ｔ 多核巨 紡錘形 カルシトニン アミロイド
フィブリノイド 乳頭 髄様 濾胞

●①＿＿＿＿＿＿**癌**：甲状腺癌のなかで約7割を占め最も頻度が高く、最も予後のよい癌である。若年から老年までどの年齢層にもみられる。幼若時の頭頸部への放射線曝露が危険因子としてあげられている。組織学的には乳頭状構造を呈する分化型の腺癌で、腫瘍細胞の核に特徴がある。すなわち、すりガラス状でクロマチンの少ない核や、胞体が核膜を伴って核内にもぐり込む**核内胞体（細胞質）封入体**を認める。転移は、リンパ行性に頸部リンパ節にみられることが多いが、それでも15年生存率が80％である。

●②＿＿＿＿＿＿**癌**：甲状腺癌の約15％を占める分化型の腺癌で、中高年に発生する。正常の甲状腺濾胞を模した濾胞様の配列がみられ乳頭状配列の成分は含まない。乳頭癌と対照的にリンパ行性転移は少なく、その代わり血行性に肺や骨への転移が多い。癌としては予後のよいほうであるが、乳頭癌よりは

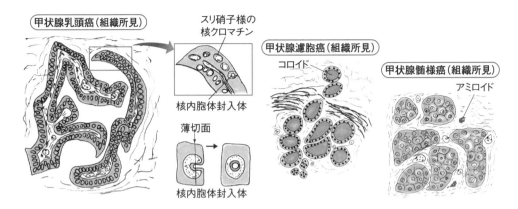

図8-2　甲状腺癌

やや悪く15年生存率は70％である。

● **未分化癌**：濾胞上皮由来であるが、未分化な癌で甲状腺癌の約１割を占める。非常に予後が悪く発症後１年以内にほぼ全員が死亡する。高齢者に多く、最初から未分化癌で発症するものと乳頭癌や濾胞癌から脱分化を起こしてくるものがある。臨床的には急速に増大し周囲組織に破壊性に浸潤する腫瘤として気づかれることが多い。組織学的には非常に異型性の強い腫瘍細胞が不規則に配列して増殖し、③＿＿＿＿＿＿＿＿＿＿**細胞**や肉腫様の④＿＿＿＿＿＿＿＿＿＿**細胞**もみられる。

● ⑤＿＿＿＿＿＿**癌**：甲状腺内の⑥＿＿＿＿＿＿＿＿＿＿産生細胞であるＣ細胞（傍濾胞細胞）由来の癌である。患者の⑥の血中濃度は上昇する。甲状腺癌全体の約５％を占める。家族性に発生することがあり、この場合は多発性・両側性であることが多い。組織学的には腫瘍細胞がシート状に増殖し、間質に⑦＿＿＿＿＿＿＿＿＿＿の沈着を伴うのが特徴である。

● **悪性リンパ腫**：甲状腺原発の悪性リンパ腫は全甲状腺腫瘍の約５％を占め、⑧＿＿＿＿＿**細胞**由来の非ホジキンリンパ腫が多い。肉眼的には境界不明瞭な白色の腫瘤で、しばしば消化管にもリンパ腫の病変を伴う。

問題4 副腎疾患

次の文章の空欄に、適切な語句を語句群より選び、記入しなさい。

[語句群]　アルドステロン　コン　アジソン　　ロゼット形成
メラニン細胞刺激　副腎皮質刺激クッシング　アミロイド　クルック　神経芽
クロム親和性　褐色　副腎性器　バニルマンデル酸

● ①＿＿＿＿＿＿＿＿**病**：原発性の副腎皮質機能不全の総称である。自己免疫による特発性副腎皮質萎縮が多く、その他、悪性腫瘍の副腎転移や副腎結核も原因となる。副腎皮質ホルモン全般の分泌減少のため低血圧、低血糖、脱水、体毛の減少などとともに、ネガティブ・フィードバックがかからないた

め下垂体から②＿＿＿＿＿＿＿**ホルモン**（ACTH）が過剰に分泌され、このホルモンが同時にもっている③＿＿＿＿＿＿**ホルモン**（MSH）としての作用によって皮膚や口腔粘膜の色素沈着をきたす。

- **副腎皮質腺腫**：副腎皮質細胞由来の良性腫瘍である。多くは単発性で、機能性腺腫が多い。

・④＿＿＿＿＿**症候群**：機能性腺腫あるいは副腎皮質束状帯の特発性過形成により糖質コルチコイドが過剰に分泌されて、クッシング病と同じ症状を呈する。下垂体でのACTH産生は抑制される。下垂体前葉の好塩基細胞は硝子変性に陥り、⑤＿＿＿＿＿＿**変性**とよばれる。対側の副腎は萎縮する。異所性④**症候群**は副腎以外の臓器の機能性腫瘍（たとえば肺小細胞癌）が糖質コルチコイドを異所性に産生する場合にみられる。医原性④**症候群**は治療の目的で副腎皮質ホルモン製剤を多量に投与することにより起きる。

・⑥＿＿＿＿＿**症候群**：機能性腺腫あるいは皮質球状帯の特発性過形成により⑦＿＿＿＿＿＿＿を主体とする鉱質コルチコイドの過剰分泌が原因となって、高血圧、高ナトリウム血症、低カリウム血症、多飲、多尿を生じる。原発性アルドステロン症ともいう。

・⑧＿＿＿＿＿**症候群**：副腎皮質由来の性ホルモン過剰分泌により性器の機能や形態に異常を生じるものをいう。成人型の⑧**症候群**は皮質の機能性腫瘍が原因で、女性患者に男性化徴候がみられることが多い。先天性の⑧**症候群**は副腎皮質コルチコイド合成酵素の先天欠損に由来するACTH過剰分泌が原因となって副腎皮質過形成と性ホルモンの過剰分泌が起きる。女児では半陰陽や性器奇形がみられ、男児では性早熟となることが多い。

- ⑨＿＿＿＿＿**細胞腫**：カテコールアミンを含む副腎髄質細胞（⑩＿＿＿＿＿＿**細胞**）由来の機能性腫瘍で、大部分は良性である。悪性のものも少数あるが、病理組織検査で区別することは困難である。アドレナリンやノルアドレナリンを分泌し、持続的あるいは発作性の2次性高血圧を起こす。腫瘍の摘除で高血圧は治癒する。組織学的にはクロム親和性顆粒を胞体内にもった腫瘍細胞の胞巣状の増殖があり、間質には毛細血管が多い。

- ⑪＿＿＿＿＿**細胞腫**：副腎髄質の交感神経細胞から発生する悪性腫瘍で、患者は5歳以下の小児が大部分である。転移はリンパ節、肝臓、頭蓋骨に多い。腫瘍はカテコールアミンを産生し、尿中に排泄される。その代謝産物の⑫＿＿＿＿＿＿＿＿（VMA）の測定は診断やスクリーニングに役立つ。組織学的には円形の濃い核をもった細胞がびまん性に増殖し、その中に腫瘍細胞が放射状に配列する⑬＿＿＿＿＿＿＿＿を認める。

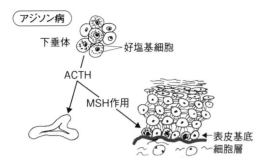

アジソン病ではACTHが過剰に分泌され、このホルモンが同時にもっているメラニン細胞刺激ホルモン（MSH）としての作用によって皮膚が黒くなる

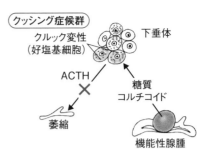

クッシング症候群では下垂体好塩基細胞は変性し、対側の副腎は萎縮する

図 8-3　アジソン病とクッシング症候群

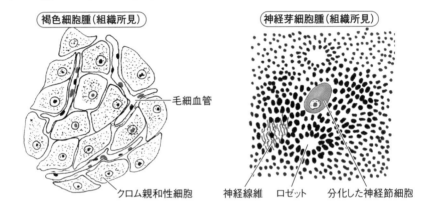

図 8-4　褐色細胞腫と神経芽細胞腫

問題5 上皮小体疾患

次の文章の空欄に、適切な語句を語句群より選び、記入しなさい。
[語句群（複数回の使用可）]　ビタミンD　カルシウム　高カルシウム
低カルシウム　低リン酸　良性副甲状腺機能　慢性腎不全　テタニー、小児
成人　老年　ディ・ジョージ　胸腺

● 副甲状腺は、副甲状腺ホルモン（PTH）を分泌する米粒大程度の内分泌腺である。甲状腺左右両葉の後側に付着して、通常上下2対、計4個ある。PTHは骨から①＿＿＿＿＿＿＿＿＿を遊離し、腎ではカルシウムの再吸収を増加させる。また、②＿＿＿＿＿＿＿＿＿の活性化を促進して、消化管からのカルシウムの吸収を増加させる。

● **副甲状腺機能亢進症：**

・**原発性副甲状腺機能亢進症**：副甲状腺からのPTH過剰分泌のために

③＿＿＿＿＿＿＿**血症**と④＿＿＿＿＿＿＿**血症**を呈する。症状によって尿路結石を反復する腎型、骨融解の目立つ骨型、③**血症**のみで症状に乏しい化学型に分けられる。その他、消化性潰瘍、抑うつなどの精神症状もみら

れる。原因の多くは単発性の⑤_____腺腫（80％）であるが、原因不明の原発性上皮小体過形成（15％）による場合もある。この場合はすべての腺が過形成を示すが、上部のもののほうが大きいことが多い。まれに機能性の副甲状腺癌（5％）によることもある。

・**2次性副甲状腺機能亢進症**：⑥_____血症に反応したPTHの過剰分泌で、副甲状腺はすべて過形成を示すが、下部のもののほうが大きくなる傾向がある。原因は⑦_____が多い。PTHリセプター異常でも同様の過形成がみられ**偽性副甲状腺機能亢進症**とよばれる。

・**3次性副甲状腺機能亢進症**：2次性副甲状腺機能亢進症による過形成のうち1個が自律性を獲得し、機能性腺腫に転化することがある。

・**異所性副甲状腺機能亢進症**：副甲状腺以外の腫瘍がPTHと同じような作用をもつ物質を産生・分泌し、⑧_____血症を呈することがある。

● **副甲状腺機能低下症**：PTH不足による⑨_____血症では神経・筋の被刺激性が亢進し、⑩_____とよばれる筋肉の硬直性痙攣が生じる。

・**特発性副甲状腺機能低下症**：原因不明であるがおそらくは自己免疫による副甲状腺萎縮が起きるもので、多くは⑪_____期に発症する。

・⑫_____症候群：先天性の免疫不全症候群で、副甲状腺と⑬_____の先天欠損症がある。

・**2次性副甲状腺機能低下症**：甲状腺手術などで副甲状腺を摘除した場合や放射性ヨード治療の副作用としてみられる。

・**偽性副甲状腺機能低下症**：家族性疾患で骨や腎尿細管のPTH受容体の異常がある。副甲状腺は正常あるいは過形成性であるにもかかわらずPTHが作用せず、副甲状腺機能低下症の症状を呈する。

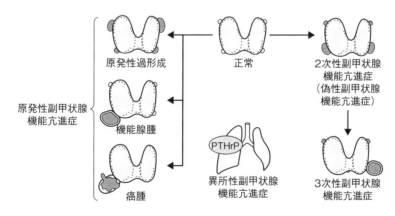

図 8-5　副甲状腺機能亢進症

問題1 筋疾患

次の文章の空欄に、適切な語句を語句群より選び、記入しなさい。

[語句群] 神経原性　筋原性　ポリオ　デュシェーヌ型
進行性筋ジストロフィー　常染色体優性（顕性）　常染色体劣性（潜性）
X染色体連鎖劣性（潜性）　輪状筋線維　膠原病　胸腺腫　偽性肥大
皮膚筋炎　心筋障害

- **筋萎縮**：骨格筋の萎縮は2種類に大きく分類される。脊髄や末梢神経の障害によって、2次的に生じる①＿＿＿＿＿＿＿**萎縮**と、骨格筋細胞自体の変性によって生じる②＿＿＿＿＿**萎縮**である。①**萎縮**は③＿＿＿＿＿（急性灰白髄炎）や外傷などによる神経損傷で起きる。筋電図では異常放電があり、筋肉では神経支配領域に一致した筋細胞がまとまって萎縮する。②**萎縮**は④＿＿＿＿＿＿＿＿＿＿＿などでみられる。筋電図では低電位となり、筋萎縮は不規則・散在性の分布を示す。

- **進行性筋ジストロフィー**：骨格筋の変性により筋萎縮を呈する遺伝疾患で、いくつかのタイプに分類されている。そのうち⑤＿＿＿＿＿＿＿＿が最も頻度が高く重症で、重要である。X染色体上に原因遺伝子をもつ⑥＿＿＿＿＿＿＿＿**遺伝病**であるため、患者は普通、男性で5歳までに発症する。対称性の筋萎縮が最初は大腿部に生じ、次第に上肢近位の筋肉に及ぶ。腓腹筋などの⑦＿＿＿＿＿（筋肉それ自体は萎縮しているが、代償的に脂肪組織が過剰増殖して肥大しているようにみえること）や⑧＿＿＿＿＿＿＿を呈する。これらに対して発語・嚥下筋と横隔膜は末期までおかされない。病状は常に進行性であり、大多数は思春期に心不全によって死亡する。

- **重症筋無力症**：骨格筋の脱力が出現するが休息で回復し、寛解増悪を繰り返す。しばしば、⑨＿＿＿＿＿を合併する。原因は自己免疫機序によるアセチルコリン受容体に対する自己抗体で、神経筋接合部にあるアセチルコリン受容体を破壊したりアセチルコリンの結合をブロックするためである。胸腺の細胞には骨格筋のアセチルコリン受容体との共通抗原が存在する。この抗原に対する自己抗体の形成が胸腺腫に合併する重症筋無力症の発生に関与していると考えられている。

- **多発性筋炎**：骨格筋炎を主体とする⑩＿＿＿＿＿の一種で、中年女性に好発する。筋力低下と筋肉痛がみられる。四肢近位部の筋肉がおかされやす

い。筋肉組織では間質にリンパ球を主体とする非化膿性炎症細胞浸潤があり、筋肉細胞の変性を伴っている。紅斑を伴う皮膚炎を合併するものもあり、その場合は⑪＿＿＿＿＿＿＿＿＿＿とよばれる。治療は副腎皮質ステロイド剤が有効である。機序は不明であるが、患者の20％は消化管や性器の悪性腫瘍を合併しているので注意が必要である。

● **筋緊張性ジストロフィー**：⑫＿＿＿＿＿＿＿＿＿**遺伝病**で、10〜20歳台に発症する。進行性の筋萎縮と筋緊張の亢進があり、握りしめた拳は急に開くことができない。骨格筋以外の症状として白内障、前頭部を主体とする禿頭、性腺萎縮、知能発育不良を伴う。組織学的に骨格筋では、正常では胞体の辺縁部にあるべき核が中心部に移動している所見が特徴的である。また、⑬＿＿＿＿＿＿＿＿＿＿とよばれる変性像もみられる。

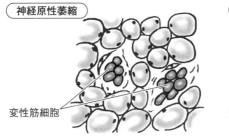

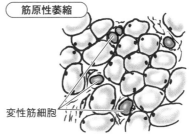

図 9-1　筋萎縮（組織所見）

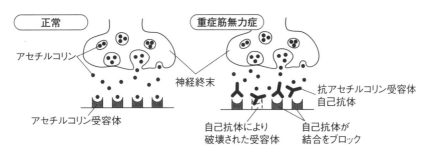

図 9-2　重症筋無力症

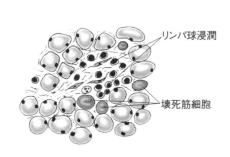

図 9-3　多発性筋炎（組織所見）

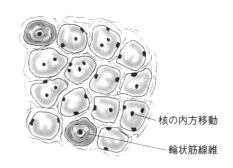

図 9-4　筋緊張性ジストロフィー（組織所見）

骨の非腫瘍性疾患

次の文章の空欄に、適切な語句を語句群より選び、記入しなさい。

[語句群] ステロイド性　無腐性　骨性　老人性　開放性　外傷性　閉鎖
病的　骨形成不全症　肉芽組織　骨芽細胞　偽関節　骨粗鬆症、閉経後
ハヴァース管　くる病　椎骨　長管骨　腐骨　黄色ブドウ　乾酪壊死
化膿レンサ　脊椎カリエス

● **骨折**：骨の連続性が断たれた状態である。過大な外力が加わった結果起きる
　①＿＿＿＿＿＿＿**骨折**と、骨組織の脆弱性のために軽微の外力でも起きる
　②＿＿＿＿＿＿**骨折**がある。②**骨折**の原因としては、転移性あるいは原発性の
　骨腫瘍、③＿＿＿＿＿＿＿＿＿などの代謝障害および先天性の
　④＿＿＿＿＿＿＿＿＿などがある。また、骨折部の外界との関係で
　⑤＿＿＿＿＿＿＿**骨折**（複雑骨折）と⑥＿＿＿＿＿＿＿**骨折**（単純骨折）に分類
　できる。骨折の治癒過程は、骨折部の組織欠損や血腫が⑦＿＿＿＿＿＿＿で
　置換され、さらに⑧＿＿＿＿＿＿＿と骨基質からなる類骨や軟骨が形成さ
　れ1次仮骨となる。1次仮骨は、石灰化して2次仮骨（⑨＿＿＿＿＿**仮骨**）
　となる。2次仮骨は成熟し、余計な部分は吸収されて完全に元どおりの形に
　治癒する。治癒が不完全で骨皮質に欠損が残り、線維組織や軟骨組織で結合
　された場合は骨折部に異常な可動性が生じる。この状態は⑩＿＿＿＿＿＿と
　よばれる。

● **骨粗鬆症と骨軟化症**：骨粗鬆症は、骨組織量の単位体積当たりの減少のため
　に骨が脆弱性になる病態である。骨梁は狭小化し数も減少して、骨皮質は薄
　くなる。原因としては、加齢（⑪＿＿＿＿＿＿＿**骨粗鬆症**）、エストロゲン
　欠乏（⑫＿＿＿＿＿＿**骨粗鬆症**）、糖質コルチコイドの過剰
　（⑬＿＿＿＿＿＿**骨粗鬆症**）などがある。骨軟化症はカルシウム欠乏
　のために、石灰化骨が減少して石灰化されていない骨基質である類骨が増加
　することである。骨梁では表面側から、皮質では⑭＿＿＿＿＿＿＿＿に
　沿って類骨が増加する。骨は軟化し変形や骨折を起こしやすくなる。経過が
　長くなると類骨が吸収されて、骨粗鬆症に移行する。小児の
　⑮＿＿＿＿＿＿＿はカルシウム欠乏や紫外線不足による全身的骨軟化症であ
　る。

● **特発性大腿骨頭壊死**：大腿骨頭部の荷重面を中心として骨組織の
　⑯＿＿＿＿＿＿＿**壊死**、すなわち感染や腐敗を伴わない壊死が生じて骨頭部
　が変形する。ステイロイド剤の大量投与やアルコール中毒でみられるが、原
　因不明の例も多い。近年増加傾向にある。

● **骨髄炎**：

・**化膿性骨髄炎**：骨および骨髄の化膿性炎症である。大部分が血行性の細菌感
　染によるもので、膝関節周囲の⑰＿＿＿＿＿＿＿に好発する。起炎菌は
　⑱＿＿＿＿＿＿＿**球菌**が多い。骨髄内および骨膜下に膿瘍を形成し、骨

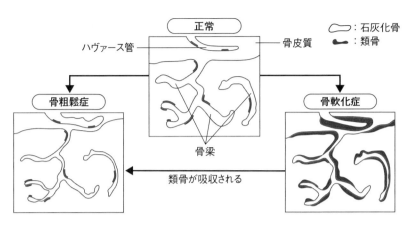

図 9-3 骨粗鬆症と骨軟化症

皮質は循環障害から壊死に陥り、⑲＿＿＿＿＿＿となる。大きな腐骨を形成した急性骨髄炎は、外科的に腐骨を取り除かないかぎり慢性骨髄炎に移行する。そうなると骨髄ではリンパ球や組織球の浸潤を伴った肉芽の増生がみられ、瘻孔を形成して持続的に膿汁が排出され、難治性である。

- **結核性骨髄炎**：肺結核から血行性に結核菌が骨に達することにより起きる。⑳＿＿＿＿＿＿に好発し、㉑＿＿＿＿＿＿＿＿＿とよばれる。骨は破壊されて㉒＿＿＿＿＿＿＿による膿瘍を形成する。膿は皮膚に通じる瘻孔を形成したり、組織間を流れて離れた部位にたまり流注膿瘍を形成する。結核の膿瘍は、熱感が乏しいため冷膿瘍とよばれる。

問題3 関節疾患

次の文章の空欄に、適切な語句を語句群より選び、記入しなさい。
[語句群]　リウマトイド因子　膝関節　股関節　捻挫　骨棘　関節軟骨　脱臼　髄核　膝窩　関節ねずみ　線維輪　ヘベルデン結節　ガングリオン

- **捻挫と脱臼**：過度の運動強制による関節嚢の損傷が①＿＿＿＿＿＿である。関節部分が外れた状態が②＿＿＿＿＿＿で、外傷性のものが多い。形成異常による先天性の脱臼は③＿＿＿＿＿＿に好発する。
- **拘縮と強直**：関節嚢や周囲組織の硬化・収縮により関節の運動が障害された状態が④＿＿＿＿＿＿で、関節内で骨どうしが癒合してしまった状態が⑤＿＿＿＿＿＿である。
- **変形性関節症**：加齢と疲弊による⑥＿＿＿＿＿＿の磨耗・変性による疾患である。股関節、膝関節、脊椎関節など荷重のかかる関節に好発する。関節軟骨表面は不規則にすり減ってザラザラになり、周囲の骨は反応性に増殖して⑦＿＿＿＿＿＿という隆起を形成する。すり減った軟骨が遊離して関節内に浮遊したものは⑧＿＿＿＿＿＿＿とよばれる。関節のクッションである軟骨が破壊され、痛みと運動障害を生じる。中高年女性の指末節関節にも

変形性関節症が好発し⑨_____という関節の変形がみられる。

● **椎間板ヘルニア**：椎体と椎体の間には、線維性軟骨でできた椎間板がある。椎間板は強靱な外側の層（線維輪）と内側のゼリー状の部分（髄核）から構成され、外からのショックを吸収する構造となっている。脊椎の過度の屈曲伸展が繰り返されたり、線維輪の一部に弱い部分が生じたために、⑩_____を押し出して⑪_____が飛び出た状態が椎間板ヘルニアである。飛び出す方向によって脊髄や脊髄神経を圧迫し、痛みや神経症状を呈する。

● **ベーカー嚢胞**：関節腔の脱出による嚢胞性病変で、⑫_____部に好発する。嚢胞内面は滑膜組織でおおわれていることもあるが、結合組織のみのことも多い。

● ⑬_____：腱鞘や関節周囲の結合組織の粘液変性で発生する嚢胞状病変で、手や足の伸側の皮下に好発する。若い女性に多く、嚢胞内容は透明なゼリー状の粘液からなっている。

● **関節リウマチ**：自己免疫に基づく慢性の関節炎で、30〜40歳台の女性に好発する。四肢末端近くの関節や膝関節がおかされやすい。経過が長く再発を繰り返して、関節の破壊や強直を起こす。血液中には⑭_____（RF）とよばれる変性IgGに対する自己抗体が出現する。関節では滑膜にリンパ球や形質細胞の浸潤があり、フィブリノイド壊死を伴う。悪性関節リウマチは⑮_____を合併し、予後不良である。

● **色素性絨毛結節性滑膜炎**：滑膜細胞の増殖性疾患で、若年成人の⑯_____に好発する。病因に関しては炎症説と良性腫瘍説があるが結論は出ていない。関節の腫脹と痛みがあり、関節液は血性を呈する。組織学的には滑膜細胞の絨毛状・結節状の増殖があり、ヘモジデリンを貪食した組織球、多核巨細胞、およびリンパ球の浸潤を伴っている。

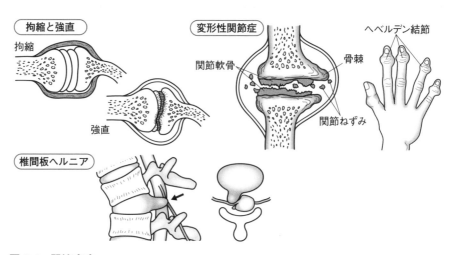

図9-4　関節疾患

問題4 骨腫瘍①

次の文章の空欄に、適切な語句を語句群より選び、記入しなさい。

[語句群（複数回の使用可）] 頭蓋骨　骨盤骨　下肢骨　長管骨　単発性　病的
動脈瘤様　血液　骨好酸性　単発性　線維性　オールブライト病　オリエ病
マフッチイ症候群

● **腫瘍様病変**：

・① ＿＿＿＿＿＿ **骨嚢腫**：10～20歳台の② ＿＿＿＿＿＿＿＿＿骨幹端部に好発する。内面を薄い線維組織でおおわれた嚢胞で、内容物は水様である。無症状であるが③ ＿＿＿＿＿ **骨折**の原因となる。原因として骨端軟骨板での骨形成の障害が考えられている。

・④ ＿＿＿＿＿＿ **骨嚢腫**：10～20歳台に好発する骨内嚢胞状病変であるが、嚢胞内容は血液を含んだ海綿状組織である。組織学的には多核巨細胞、組織球、類骨などを伴った線維性隔壁中に⑤ ＿＿＿＿＿＿成分の貯留を認める。

・⑥ ＿＿＿＿＿＿ **異形成症**：骨形成異常による線維組織の骨髄内異常増殖で、10歳台に好発する。単発性のものが多いが、多発性で皮膚の色素沈着と性的早熟を伴うものは⑦ ＿＿＿＿＿＿＿＿＿＿＿＿とよばれる。

・⑧ ＿＿＿＿＿＿ **肉芽腫**：ランゲルハンス細胞組織球症とよばれる疾患群の1つである。10歳前後の小児に好発する。臨床的にはX線写真上の骨融解像として認められることが多い。骨髄内では組織球の腫瘍様の増殖に好酸球を主体とする炎症細胞浸潤を伴い、多核巨細胞もみられる。予後は良好である。

● **軟骨性腫瘍**：

・**骨軟骨腫**：⑨ ＿＿＿＿＿＿＿＿の骨幹端に発生する、表面を
⑩ ＿＿＿＿＿＿（軟骨帽）で包まれた骨性隆起を形成する腫瘍である。10歳台に好発する。原発性骨腫瘍では最も多く、良性腫瘍の約半数を占める。多発性のものはまれに悪性化がみられる。

・**内軟骨腫**：骨髄内に発生する良性軟骨腫で、若年者に好発する。どの骨にも発生しうるが、手指骨に好発する。身体の片側に多発するものは
⑪ ＿＿＿＿＿＿、血管腫を合併するものは⑫ ＿＿＿＿＿＿＿＿＿＿とよばれる。

・**軟骨肉腫**：軟骨細胞由来の悪性腫瘍である。悪性骨腫瘍の13％を占め、骨肉腫に次いで2番目に多い。好発年齢は30～50歳台である。
⑬ ＿＿＿＿＿＿＿＿がいちばんの好発部位である。多くは前駆病変なしに発生するが、一部は軟骨性良性腫瘍の悪性化によって発生する。組織学的には異型性のある軟骨性腫瘍細胞の増殖からなる。良性軟骨腫との区別が難しいような高分化型のものから、軟骨性腫瘍であることがすぐには認識できないほど低分化型のものまである。一般に分化型のもののほうが多く、発育は緩徐

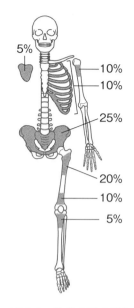

5%

10%
10%

25%

20%
10%
5%

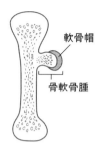

軟骨帽

骨軟骨腫

図 9-5　骨軟骨腫

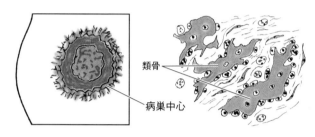

類骨

病巣中心

図 9-6　軟骨肉腫の発生部位　　図 9-7　類骨肉腫（組織所見）

で転移の頻度も低い。しかし、難治性で最終的な予後は不良である。

● **良性骨性腫瘍**：

・**骨腫**：緻密骨の増殖からなる良性腫瘍で⑭＿＿＿＿＿＿＿と顔面骨に好発する。ただし、非腫瘍性の反応性骨増殖との区別は必ずしも明確にはできない。

・**類骨骨腫**：⑮＿＿＿＿＿＿＿の骨幹部に発生する有痛性の良性腫瘍である。痛みは夜間に増強し、アスピリンで軽快する。X線写真で病巣中心（nidus）とよばれる円形の骨透明巣と周囲の骨硬化像がみられる。小児期・青年期に好発する。

問題5 **骨腫瘍②**

> 次の文章の空欄に、適切な語句を語句群より選び、記入しなさい。
> ［語句群］　脊索腫、骨巨細胞腫　病的　大腿骨　骨幹　骨幹端　骨端　膝関節
> 硬化型　溶骨型　コッドマン三角　ユーイング腫瘍

● **骨肉腫**：類骨や骨を形成する悪性腫瘍である。骨原発悪性腫瘍の約20％を占め、最も頻度が高い。10〜20歳台に好発し、男女比は2：1で男性に多い。好発部位は長管骨の①＿＿＿＿＿＿＿で、とくに②＿＿＿＿＿＿＿遠位部と脛骨・腓骨の近位部の③＿＿＿＿＿＿＿周囲に多い。骨形成を伴う④＿＿＿＿＿＿＿では特徴的なX線写真像として、骨膜由来の骨形成による⑤＿＿＿＿＿＿＿、スピクラ（針状陰影）形成による**太陽光線様外観**や**タマネギ状層状陰影**がある。溶骨型では骨破壊を主体とし、特徴的な所見に乏しく骨巨細胞腫や癌転移との鑑別が難しい。症状は病変部の持続的疼痛と腫脹で、患者の約半数で血清アルカリ性ホスファターゼの上昇がある。早

156

期に血行性の肺転移がみられ予後不良であったが、近年は抗癌剤の治療が発達し劇的に改善している。組織学的には異型性・多型性の強い紡錘形や多角形の腫瘍細胞が増殖し、腫瘍性の類骨形成がみられるのが特徴である。

● **その他の腫瘍**：

・⑥_____：胎生期の脊索の遺残組織から発生する悪性腫瘍で、仙骨と頭蓋底の斜台が好発部位である。

・⑦_____：由来組織不明の骨腫瘍で、腫瘍組織中に多核巨細胞が出現するのでこの名称がある。局所的には破壊性が強いが転移はまれである。20～30歳台に好発し、⑧_____の長管骨⑨_____部に多く発生する。X線写真では骨端部に石けん泡状陰影がみられる。組織学的には破骨細胞様の多核巨細胞と単核の間質細胞の2種類の細胞の増殖からなる。

・⑩_____：正確な起源は不明であるが、おそらくは胎生期の神経外胚葉に由来するのではないかと考えられている非常に未分化な腫瘍である。小児の大腿骨、脛骨、上腕骨などの長管骨⑪_____部に好発する。症状は病変局所の疼痛や腫脹に加えて、発熱や白血球増多症などの全身症状を伴うのが特徴的である。組織学的には類円形の核をもった腫瘍細胞の単調なシート状増殖からなっており、特徴に乏しい。

● **転移性骨腫瘍**：全骨腫瘍のなかで最も頻度の高いものは転移性腫瘍である。症状の主なものは痛みと⑫_____**骨折**である。転移は血行性で、頻度の高いのは乳癌、肺小細胞癌、腎癌、甲状腺癌、および前立腺癌である。小児では神経芽細胞腫が多い。転移は骨破壊・消失を主とする溶骨性転移が多いが、前立腺癌はしばしば骨形成性の転移巣を腰・仙椎につくる。

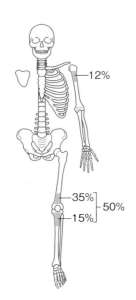

図9-8 骨肉腫の発生部位

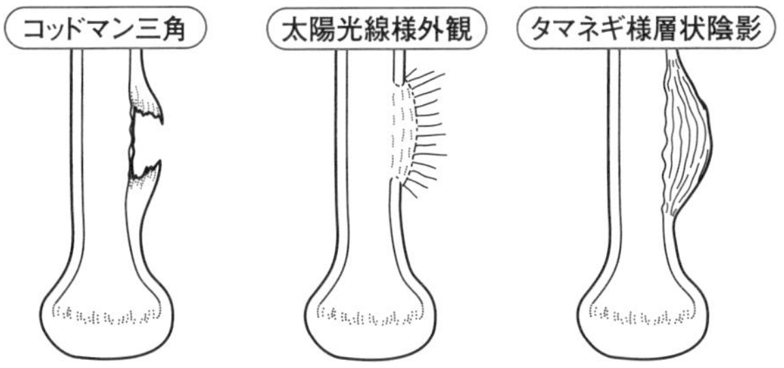

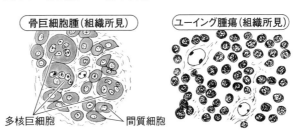

図9-9 骨肉腫のX線写真像

図9-10 骨巨細胞腫とユーイング腫瘍（組織所見）

10 皮膚疾患

問題1 **皮膚疾患①**

次の文章の空欄に、適切な語句を語句群より選び、記入しなさい。

[語句群]　Ⅰ型　Ⅱ型　Ⅲ型　Ⅳ型　アテローム　アトピー性　接触性
遅延型　ヒト・パピローマ　水痘・帯状疱疹　老人性疣贅　尋常性疣贅　湿疹
帯状疱疹　偽性角質嚢胞

● **皮膚炎**：

・① ＿＿＿＿＿＿ **皮膚炎**：一般用語で「かぶれ」とよばれるものにあたる。
化粧品、うるし、金属などと接触したあと皮膚の炎症を起こし、強いかゆみ
を伴う。細胞性免疫に基づく② ＿＿＿＿＿ **アレルギー反応**（**遅延型反応**）によ
るものである。組織学的に表皮では細胞腫脹と細胞間の浮腫性解離である海
綿状態を呈し、真皮では血管周囲の炎症細胞浸潤がみられる。

・③ ＿＿＿＿＿＿：接触性皮膚炎と同様の皮膚所見を呈するが、その原因物質を
指摘できないものをいう。

・④ ＿＿＿＿＿＿ **皮膚炎**：遺伝的なアトピー素因を基盤とし、これにさま
ざまな環境要因が加わって起きる皮膚炎である。乳児期から、かゆみの強い
皮疹が発生し、寛解増悪を繰り返して成人にまで及ぶ。皮膚は乾燥し皮疹は
関節の屈側に多くみられる。

● **尋常性天疱瘡**：自己免疫性疾患で扁平上皮細胞相互の接着が障害され、表皮
内に水疱を形成する。皮膚と粘膜の両方に病変が生じる。
⑤ ＿＿＿＿ **アレルギー反応**（**細胞傷害型反応**）に基づく。治療はステロイド
剤の経口投与が行われる。

● **ウイルス感染症**：

・⑥ ＿＿＿＿＿＿＿＿：神経の走行に一致して痛みを伴った水疱が集簇（しゅうぞく）する。
原因は水痘（ミズボウソウ）と同じ⑦ ＿＿＿＿＿＿＿ **ウイルス**であ
る。初感染時は水痘として発症したのち神経細胞内に潜伏し、抵抗力の減弱
したときに帯状疱疹として発症する。ウイルスは表皮細胞に感染し、表皮内
水疱形成、表皮細胞の腫大と核内封入体、多核巨細胞の形成がみられる。

・⑧ ＿＿＿＿＿＿＿＿：いわゆる「イボ」で、表面顆粒状の扁平隆起性病変を
形成し、自覚症状は通常乏しい。原因は⑨ ＿＿＿＿＿＿ **ウイルス**
の1，2，4，7型の感染である。掻き壊しなどによる自家接種で病変が増加
する。表皮の乳頭状の肥厚と角質の増生があり、表皮細胞の一部で核内封入
体と核周囲空胞を認める。

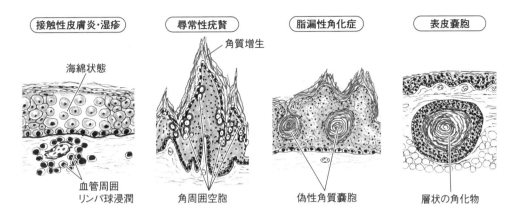

| 接触性皮膚炎・湿疹 | 尋常性疣贅 | 脂漏性角化症 | 表皮嚢胞 |

海綿状態

角質増生

血管周囲
リンパ球浸潤

角周囲空胞

偽性角質嚢胞

層状の角化物

図 10-1 主な皮膚疾患（組織所見）

● **良性腫瘍**：

・**脂漏性角化症**：中年以降の皮膚に発生するイボ状の丘疹で、
⑩＿＿＿＿＿＿＿＿＿＿＿ともよばれる。肉眼的には⑧と似るが、より大きく色
も濃いことが多い。単発性で自家接種は起こさない。表皮細胞の角質増生を
伴った増殖肥厚からなり、しばしば角質増生を伴った角化層が表皮内に陥入
し⑪＿＿＿＿＿＿＿＿＿＿＿を形成する。

・**表皮嚢胞**：真皮から皮下にかけて形成される嚢胞状病変で、破れると特有の
悪臭を放ち、⑫＿＿＿＿＿＿＿＿＿ともよばれる。組織学的には内面を角化傾
向の強い重層扁平上皮でおおわれた嚢胞で、内腔には層状の角化物が充満し
ている。良性病変で、扁平上皮成分の悪性化は非常にまれである。

問題2 皮膚疾患②

> 次の文章の空欄に、適切な語句を語句群より選び、記入しなさい。
> [語句群] 瘢痕　角化　扁平上皮　基底細胞　ボーエン　有棘細胞　日光露出部
> 放射線皮膚障害　角化傾向　膠原線維　メラニン　メラニン形成細　紡錘形腫瘍

● **表皮由来の悪性腫瘍および前癌病変**：

・**日光性角化症**：高齢者の顔面や手背など、日光暴露部位の皮膚に生じる角化
を伴った皮疹で、老人性角化症ともよばれる。前癌病変であり、20〜25％は
①＿＿＿＿＿＿＿癌になる。組織学的には表皮基底細胞層に異型性のある
細胞が増殖するが、上層部では異型性はみられない。

・②＿＿＿＿＿＿病：上皮内扁平上皮癌で、体幹と四肢の皮膚に好発する。
肉眼的には湿疹のようにもみえるが、難治性でびらんを伴う。組織学的には
異型扁平上皮細胞が表皮全層にみられる。放置すると浸潤癌にも進展し、そ
の場合は②**癌**とよばれる。

・**扁平上皮癌**：表皮細胞由来の悪性腫瘍で、③＿＿＿＿＿＿＿＿癌ともよばれ
る。顔面など日光露出部に好発する。②**病**や日光角化症から発生することが

多いが、火傷の④＿＿＿＿＿＿や放射線皮膚障害からも発生する。カリフラワー状の腫瘤を形成したり、噴火口状の深い潰瘍を形成する。局所浸潤とともに転移病巣も形成し得る。組織学的には⑤＿＿＿＿＿＿傾向の目立つ扁平上皮癌で、腫瘍細胞は有棘細胞に似ている。

- ⑥＿＿＿＿＿＿＿＿癌：表皮基底細胞に似た腫瘍細胞の増殖からなる、発育の緩徐な腫瘍である。局所的には浸潤性・破壊性に増殖し、悪性腫瘍であるが、転移巣を形成することは非常にまれである。上皮胚原基から発生すると考えられている。

- **色素細胞腫瘍**：

- **色素母斑**：皮膚組織内での⑦＿＿＿＿＿＿＿＿**細胞**の増加による黒褐色の斑状病変で、腫瘍というよりは一種の組織奇形と考えられている。増加した⑦**細胞**は母斑細胞とよばれる。組織学的には円形ないし卵円形の母斑細胞の集簇が真皮内に（（真皮内母斑）、表皮真皮の接合部に（境界母斑）、あるいはその両方に（複合母斑）分布してみられる。

- ⑧＿＿＿＿＿＿＿＿＿：⑦**細胞**由来の悪性腫瘍で、早期からリンパ行性、血行性の転移がみられ、悪性度の高い腫瘍である。腫瘍細胞は
  ⑨＿＿＿＿＿＿産生能があり、腫瘍自身が黒色を呈することが多いためこの名称がある。色素母斑の悪性化によるものと、はじめから⑧として発生するものがある。

- **皮膚軟部腫瘍**：

- **皮膚線維腫**：真皮内の線維芽細胞とさまざまな程度に混在する組織球の不規則に交錯した増殖からなり、⑩＿＿＿＿＿＿＿の沈着を伴う。表面の表皮は肥厚していることが多い。比較的よくみられる良性の皮膚腫瘍である。

- **隆起性皮膚線維肉腫**：皮膚線維腫の悪性型で、⑪＿＿＿＿＿＿＿＿**細胞**の不規則に交錯する増殖からなり、花むしろ状と表現される配列がみられる。腫瘍細胞に異型性はあるが通常の線維肉腫ほどは強くない。病変上部の表皮は菲薄化または潰瘍化し、浸潤は深部の筋膜に及ぶ。かなり広範に切除しないと再発を繰り返すが、転移することは非常にまれである。

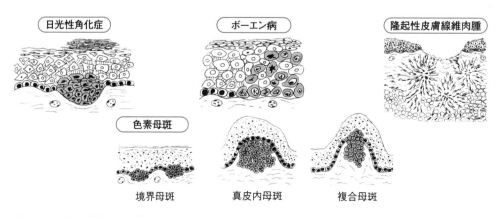

図10-2　主な皮膚疾患（組織所見）

11 神経疾患

問題1 頭部外傷

次の文章の空欄に、適切な語句を語句群より選び、記入しなさい。

[語句群（複数回の使用可）] 第4脳室 脳ヘルニア 架橋 脳挫傷 中硬膜
脳浮腫 脊髄液

- ① ＿＿＿＿＿＿：脳実質のとくに脳回凸部に出血を伴う挫滅損傷を起こ
す。外力の加わった部位の直接的損傷を直撃損傷といい、外力の加わった部
位の反対極に頭蓋骨の反作用を受けて発生する損傷を反衝損傷という。

- **硬膜外血腫**：側頭・頭頂部の頭蓋骨骨折により② ＿＿＿＿＿＿**動脈**が損傷
され、あるいは、静脈洞断裂により出血し、頭蓋骨と硬膜の間に血腫を形成
し、脳を圧迫する。脳実質損傷を伴わないことが多いため、受傷直後は意識
清明であることが多い。血腫は次第に大きくなり、脳圧亢進をきたし、放置
すれば③ ＿＿＿＿＿＿のため致死率は比較的高い。

- **硬膜下血腫**：上矢状静脈洞に入り込む④ ＿＿＿＿＿＿**静脈**および脳表面の小静
脈の破損出血により、硬膜とくも膜の間に血腫が形成される。受傷後すぐに
発生する急性硬膜下血腫と、受傷後数週間から2～3か月後に発生する慢性
硬膜下血腫がある。慢性硬膜下血腫は、受傷時の軽い出血に反応して生じる
肉芽組織内に少量ずつ再出血して生じると考えられている。

- ⑤ ＿＿＿＿＿＿：脳組織が水分を多量に含んで膨張した状態をいい、単な
る血管拡張や水頭症とは区別される。成因からみれば、毛細血管の透過性亢
進に基づく場合（**血管原性**）と、直接の細胞障害に基づく場合（**細胞障害
性**）に分けられる。脳血管障害、外傷、腫瘍、炎症などに続発する普通の⑤
は血管原性で、血漿成分の漏出を本態とする。

- ⑥ ＿＿＿＿＿＿：脳全体はかぎられた容積の頭蓋中にとじこめられてい
る。ここに⑦ ＿＿＿＿＿＿や血腫、腫瘍などの**空間占拠性病変**が生じる
と、容易に圧が高まり、脳組織の一部が、硬膜で仕切られた本来の場所から
隣の腔へはみ出す。脳のはみ出す場所により帯状回ヘルニア、鉤ヘルニア
（テント切痕ヘルニア）、小脳扁桃ヘルニアなどに区別される。これにより意
識や呼吸状態の悪化をきたすので臨床的に重要である。

- ⑧ ＿＿＿＿＿＿：脳脊髄液が脳室内に貯留し、脳室の拡大、脳実質の萎
縮、頭蓋内圧亢進をきたす。原因は脳脊髄液の通過障害が最も多いが、吸収
障害や過剰分泌によることもある。脳脊髄液は脳室の脈絡叢で分泌され、第
4脳室の細い孔を通過して、くも膜下腔に流入し静脈内に吸収される。閉塞

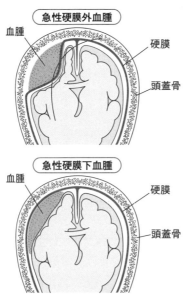

図 11-1　硬膜外血腫と硬膜下血腫

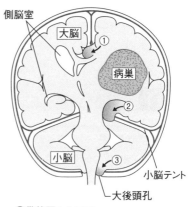

①帯状回ヘルニア
②鉤ヘルニアまたはテント切痕ヘルニア
③小脳扁桃ヘルニア

図 11-2　脳ヘルニア

は⑨＿＿＿＿＿＿＿＿の孔の部分で最も起きやすい。閉塞は脳の先天奇形、炎症（トキソプラズマ症、化膿性髄膜炎）、出血（くも膜下出血）、腫瘍による圧迫（上衣腫）などによる。

問題2　脳血管障害

> 次の文章の空欄に、適切な語句を語句群より選び、記入しなさい。
> ［語句群（複数回の使用可）］　脳動脈瘤　脳血栓症　出血性　一過性脳虚血
> 粥状硬化　脳塞栓症、ラクナ梗塞　項部硬直　攣縮　壊死　視床　被殻

● **脳梗塞**：脳の虚血状態により脳実質が①＿＿＿＿＿＿に陥ることを脳梗塞という。機序としては、脳血管の血栓によるものと塞栓によるものがある。

・②＿＿＿＿＿＿＿＿：脳に流入する動脈の③＿＿＿＿＿＿＿＿＿による狭窄があって、そのうえに血栓が形成されて、最終的に血管の閉塞が起こる。狭窄があるので④＿＿＿＿＿＿＿＿＿＿**発作**（TIA）が先行することがあり、側副血行路が形成されていることも多い。症状は徐々に階段状に悪化する傾向がある。

・⑤＿＿＿＿＿＿＿＿：心疾患患者の心腔内血栓や内頚動脈の壁在血栓が遊離して脳に運ばれ、脳の血管を閉塞することで生じる。側副血行路はできていないので突然に症状が出現し、急速に症状が完成する。塞栓が移動すると⑥＿＿＿＿＿＿**梗塞**になる。

・⑦＿＿＿＿＿＿＿＿：脳の深部に起こる高血圧性の小梗塞。高血圧で脳内の小動脈に動脈硬化症が進み、微小な梗塞が多発する。

- ⑧ _____ 発作（TIA）：突然に片麻痺、知覚障害、失語症、半盲などの症状が出現し、24時間以内に完全に回復する発作で、微小塞栓が原因と考えられている。臨床的に脳梗塞の前駆症状として重要である。
- **脳出血**：脳実質内の細い血管が破れて脳内に血腫を形成した状態である。ほとんどの例は高血圧症が原因となっている。まれに加齢に伴う脳実質内小血管のアミロイド変性によることもある。好発部位と頻度は⑨ _____ **出血**（50％）、⑩ _____ **出血**（30％）、小脳出血（10％）、橋出血（10％）である。
- **くも膜下出血**：脳表を走行する血管が破れて、くも膜下腔に出血を起こした状態。症状は頭を強打されたような急激な頭痛で始まる。また、⑪ _____ などの髄膜刺激症が現れる。出血が脳室まで及ぶと、意識障害が現れることが多い。血液がくも膜下腔に広がると、その刺激で脳動脈が⑫ _____ して脳虚血が起こる。これにより意識障害や脳浮腫が増強し予後不良となる。また、髄液に多量の血液が混じると髄液の吸収が阻害され、水頭症となって脳圧が亢進する。原因は⑬ _____ の破裂が70〜80％を占める。脳底の動脈で形成されるWillis動脈輪の分岐部には囊状動脈瘤が好発する。先天的に脳底部動脈の分岐部の壁が薄く弱い人に生じやすい。頻度は少ないが脳動静脈奇形や血管腫の破裂によるものもある。

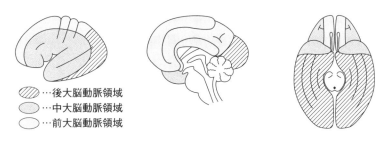

〰️…後大脳動脈領域
▒…中大脳動脈領域
▢…前大脳動脈領域

図 11-3　脳梗塞（閉塞血管と梗塞領域）

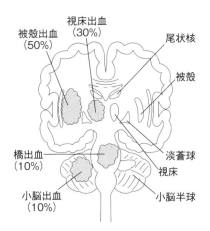

図 11-4　脳出血の部位と頻度

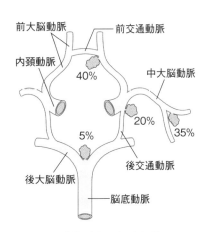

図 11-5　脳動脈瘤の好発部位

問題3 中枢神経系の感染症

> 次の文章の空欄に、適切な語句を語句群より選び、記入しなさい。
>
> [語句群] 麻疹 カンジダ クリプトコッカス ケルニッヒ 脳浮腫
> 進行麻痺 水頭症 脳膿瘍 ヘルペス脳炎

● **細菌感染症**：

・**細菌性髄膜炎**：細菌が血行性に、あるいは中耳や副鼻腔を経由して、髄膜に感染し、炎症を起こす。発熱と① ＿＿＿＿＿＿＿＿＿ **徴候** などの髄膜刺激症状がみられ、しばしば致命的である。起炎菌は髄膜炎菌、黄色ブドウ球菌が多い。髄液中には好中球が増加し、糖は著明に低下する。後遺症としては② ＿＿＿＿＿＿＿＿＿ がある。

・③ ＿＿＿＿＿＿＿＿＿ ：脳内に限局性の膿瘍をつくる。起炎菌は黄色ブドウ球菌、肺炎球菌、大腸菌などである。細菌の侵入経路は、①直接脳外傷部から、②脳に近い細菌感染巣（中耳炎、副鼻腔炎など）から、③肺炎や心内膜炎などから血行性に及ぶ場合がある。

● **結核性髄膜炎**：結核菌は主に血行性に脳に到達する。比較的ゆっくりと頭痛、倦怠感、嘔吐などの髄膜刺激症状が現れ、④ ＿＿＿＿＿＿＿＿＿ や脳圧亢進が起こる。髄液中にはリンパ球が増加する。

● **神経梅毒**：梅毒トレポネーマによる第4期神経梅毒のことで、感染後10〜20年を経て発症する。

・⑤ ＿＿＿＿＿＿＿＿＿ ：梅毒による灰白質脳炎で、認知症、錯乱から人格荒廃に至る。前頭葉は萎縮し、神経細胞の消失と、血管周囲の形質細胞浸潤がみられる。

・⑥ ＿＿＿＿＿＿＿＿＿ ：梅毒による脊髄炎であり、下肢の激痛、膝蓋腱反射消失、対光反射消失をみる。運動失調から麻痺へと進行する。脊髄後索と末梢知覚神経が変性する。

● **真菌性髄膜炎**：肺に感染した真菌が、血行性に髄膜に達することが多い。原因菌としては⑦ ＿＿＿＿＿＿＿＿＿＿＿＿＿ 、アスペルギルスなどが多い。髄膜刺激症状がゆっくりと出現する。

● **ウイルス感染症**：

・⑧ ＿＿＿＿＿＿＿＿＿ （**HSE**）：単純ヘルペスウイルス（HSV）感染による脳炎で、HSV Ⅰ型によるものが多い。痙攣や精神症状があり、側頭葉や前頭葉の下面に出血性・壊死性の炎症を起こす。

・**亜急性硬化性全脳炎**（SSPE）：⑨ ＿＿＿＿＿＿＿ 治癒後数年を経て発症する遅発性ウイルス感染症である。麻疹患者4万人に1人とまれであるが、発症すると予後不良である。白質、灰白質ともにおかされる。

問題4 変性疾患

次の文章の空欄に、適切な語句を語句群より選び、記入しなさい。

[語句群（複数回の使用可）] 神経原性萎縮　錐体路　呼吸筋麻痺　球麻痺
中脳黒質　レーヴィ小体　老年　混乱　健忘　認知症　老人斑　振戦
仮面様顔貌　不随意　随意

● **アルツハイマー病**：進行性の① _____ を呈する原因不明の疾患で記銘力低下が徐々に進行し（② ____ 期）、失見当識、計算能力低下、失語、徘徊、幻覚妄想状態と進み（③ ____ 期）、高度の認知障害、失禁に至る（④ ____ 期）。前頭葉の萎縮、大脳皮質神経細胞のびまん性の脱落があり、生化学的にはコリン作動性ニューロンの脱落がみられる。組織学的には大脳皮質のアルツハイマー神経原線維変化と⑤ _____ が出現する。

● **アルツハイマー型老年性認知症**：アルツハイマー病と基本的に同じ病態と病理所見を呈するが、発症が⑥ ____ 期で比較的ゆっくり進行するものはルツハイマー型老年性認知症とよばれる。発症時期の差のみで本質的に同じ病気であるとの考えで、両者を区別せずにアルツハイマー病とする立場もある。

● **パーキンソン病**：中高年に発症する⑦ _____ のドパミン作動性ニューロンの変性で起こる。症状は安静時⑧ ____、固縮、無動、姿勢反射障害で前傾姿勢、小刻み歩行、加速度歩行があり、顔面の表情が乏しい⑨ _____ などもある。自律神経系も障害され、便秘、起立性低血圧、発汗異常もみられる。⑦のメラニン含有細胞の減少があり、残存する神経細胞に⑩ _____ がみられる。

● **筋萎縮性側索硬化症**：運動ニューロンが変性する疾患である。原因不明で根本的な治療法も確立していない。随意運動の神経路である⑪ ____ を構成する上位運動ニューロン（大脳皮質から脊髄前角まで）、および下位運動ニューロン（脊髄前角から筋肉まで）が選択的におかされる。30～50歳の男性に多く、手の脱力や筋萎縮で発症し⑫ _____ を合併してくる。早期より罹患筋に筋束性攣縮という細かい⑬ ____ **収縮運動**がみられる。知覚障害、眼球運動障害、褥瘡、膀胱直腸障害は一般的にはみられない。筋肉は⑭ _____ を示す。治療は対症療法しかなく、発症4～5年で⑮ _____ となる。

● **ハンチントン病**：常染色体優性（顕性）遺伝病で、⑯ _____ （尾状核と被殻）の神経細胞が変性脱落する。発症は中年になってからで、慢性進行性の精神症状（性格変化と認知症）および⑰ _____ とよばれる踊るような不随運動が出現する。

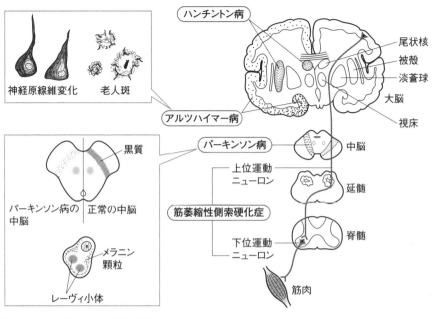

図11-6　変性疾患の病変部位

問題5　脳腫瘍

次の文章の空欄に、適切な語句を語句群より選び、記入しなさい。

[語句群]　小児　成人　小児から若年成人　若年男性　大脳半球　小脳
小脳虫部　第四脳室　トルコ鞍上部　視床下部　良好　不良　膠芽腫　転移
癌性髄膜炎　蜂の巣様構造　ロゼット　偽性柵状配列　微小血管増殖
ローゼンタール

　脳腫瘍は頭蓋内に発生した腫瘍全体を含む。脳の実質や髄膜に発生する。
WHO分類では診断に臨床的悪性度を示す WHO grade（Ⅰ～Ⅳ）を付記す
る事が多い。

神経組織系の腫瘍（神経膠腫）

●びまん性星細胞系および乏突起膠系腫瘍

・**びまん性星細胞系腫瘍**：星状膠細胞に由来すると考えられる腫瘍で、成人の
　グリオーマの約80%を占め、通常は①＿＿＿＿＿＿＿の②＿＿＿＿＿＿＿に
　生じる。異型性の程度に応じて、びまん性星細胞腫（WHO gradeⅡ）、退形
　成性星細胞腫（WHO gradeⅢ）、および、③＿＿＿＿＿＿＿（WHO gradeⅣ）
　に分類される。びまん性星細胞腫は正常の星細胞と非常に良く似ているが細
　胞密度が僅かに増加しており周囲の脳実質内にびまん性に浸潤している。退
　形成性星細胞腫では明らかな細胞密度の増加があり、核の多形性や核分裂像
　などの核異型が出現する。膠芽腫では更に核異型が強く、壊死を伴って、そ
　の周囲に腫瘍細胞の核が柵状に配列する像（④＿＿＿＿＿＿＿＿＿）や毛
　細血管の糸球体様となった増殖（⑤＿＿＿＿＿＿＿＿＿）を認める。びま

ん性星細胞腫はその時点では良性腫瘍で数年は症状が安定していることが多いが、最終的には悪性化し③に転化する事が多い。③に転化した後や、最初から③として発症した場合の余命は1年程度と予後は非常に不良である。なお、2016年の最新のWHO分類ではびまん性星細胞腫および退形成性星細胞腫の確定診断にはIDH（イソクエン酸脱水素酵素）遺伝子の変異のある事が必須条件である。変異の無い場合は形態学的にはその様に見えても他の種類の腫瘍である可能性が残る。また③にはIDH遺伝子の変異陽性と陰性のもがある。

- **乏突起膠腫**：乏突起膠細胞に類似した腫瘍細胞から成る腫瘍で、WHO gradeⅡに相当する。①の前頭葉に多く発生し石灰沈着を伴うことが多い。組織学的には円形の核と空胞状の細胞質を持った腫瘍細胞が敷石状に配列して⑥＿＿＿＿＿＿＿＿＿＿＿を呈する。核異型が強いものは退形成性希突起膠腫（WHO gradeⅢ）である。WHO分類ではIDH遺伝子の変異と1p/19q共欠失（1番染色体の短腕と19番の長腕の両方が同時に欠失する）が条件となる。

● **その他の星細胞系腫瘍**

- **毛様細胞性星細胞腫（WHO gradeⅠ）**：⑦＿＿＿＿＿＿＿＿＿＿＿の⑧＿＿＿＿＿＿＿、視神経、視床下部に好発し、囊胞を形成する事が多い。予後⑨＿＿＿＿＿の腫瘍である。腫瘍細胞は紡錘形で網様突起とよばれる細長い突起をもつ。しばしば⑩＿＿＿＿＿＿＿＿＿線維とよばれる棍棒状のグリア線維が出現する。

● **上衣系腫瘍**

- **上衣腫および粘液乳頭状上衣腫（WHO gradeⅡ）**：いずれも⑪＿＿＿＿＿の⑫＿＿＿＿＿壁が好発部位である。組織学的には小管腔を囲む上衣⑬＿＿＿＿＿＿や血管周囲に腫瘍細胞が放射状に配列した血管周囲性偽⑬がみられる。異型性が強くなると退形成性上衣腫（WHO gradeⅢ）となる。

● **胎児性腫瘍**

- **髄芽腫（WHO gradeⅣ）**：⑪の⑭＿＿＿＿＿＿＿＿に好発する悪性度の高い腫瘍である。しばしば髄膜播種が見られる。組織学的にはクロマチンに富んだ核と狭い胞体をもった腫瘍細胞からなっており、細胞密度が高く核分裂像が目立つ。ホーマーライト型ロゼットがみられることがある。WHO分類では分子遺伝学的亜分類があり、これによって病態や予後を推定する。

神経組織系以外の頭蓋内腫瘍

● **髄膜腫**：大部分はクモ膜の髄膜皮細胞から発生する良性の髄膜腫（WHO gardeⅠ）であり、①の⑮＿＿＿＿＿＿＿に付着して発生する。境界明瞭な充実性腫瘤を形成し脳実質を圧排する。中間的な異型度（WHO gradeⅡ）や高異型度（WHO gradeⅢ）のものもみられることがある。

● **胚腫**：原始生殖細胞から発生する悪性腫瘍で、卵巣の未分化胚細胞と同じものである。⑯＿＿＿＿＿＿＿＿＿の⑰＿＿＿＿＿＿＿に好発する。外国と比

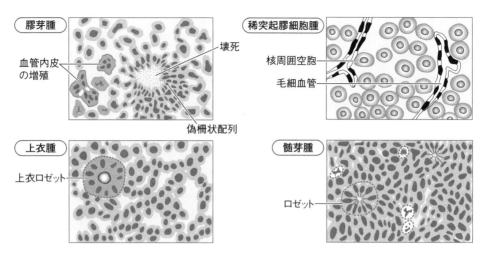

図 11-7　主な脳腫瘍（組織所見）

較して日本人に多い。

● **頭蓋咽頭腫**：胎児期の咽頭にあるラトケ嚢から発生する。⑪の

　⑱＿＿＿＿＿＿＿＿＿＿＿＿に好発する。組織学的には歯のエナメル上皮腫に似

ている。

● **下垂体腺腫**：内分泌の項にて記述。

● ⑲＿＿＿＿＿＿**性脳腫瘍**：男性は肺癌、女性は乳癌に由来することが多い。

消化器癌、腎癌、悪性黒色腫などもある。脳実質内に多発性の腫瘍を形成す

る事が多い。クモ膜にびまん性に浸潤し、⑳＿＿＿＿＿＿＿＿＿＿＿となること

もある。

問題6　その他の脳神経疾患

次の文章の空欄に、適切な語句を語句群より選び、記入しなさい。
[語句群]　神経線維　神経鞘　多発性硬化症　視力障害　運動麻痺
ギラン・バレー　シュワン　聴　視　レックリングハウゼン　異常プリオン
海綿状変性　認知症　狂牛病

● **脱髄疾患**：

・①＿＿＿＿＿＿＿＿＿＿（MS）：中枢神経系に2か所以上（空間的多発）の

脱髄巣があり、再発と寛解を繰り返す（時間的多発）疾患。視神経脊髄型が

日本人では多いが、欧米では大脳型が多い。20～30歳台で急性に発症する。

初発症状は②＿＿＿＿＿＿＿＿が多く、その後、運動麻痺、知覚障害、膀胱

直腸障害などが出現する。

・③＿＿＿＿＿＿＿**症候群**（GBS）：末梢神経の代表的な脱髄疾患であ

り、発症には末梢神経の構成成分に対する自己抗体が関係している。発症は

30～50歳台に多い。前駆症状として下痢、腹痛などの胃腸症状や感冒症状が

あり、その2～3週間後に下肢からしだいに上行する弛緩性の

④_____が発症する。重症では呼吸筋麻痺にまで及ぶことがある。治療として血漿交換療法が行われる。

● **末梢神経腫瘍**：

・⑤_____**腫**：末梢神経線維をおおっている⑥_____**細胞**（鞘細胞）から生じる良性腫瘍で、皮下などの軟部と

⑦_____**神経**に発生することが多い。組織学的には紡錘形腫瘍細胞が束状に配列して増殖し、核の柵状配列がみられる。

・⑧_____**腫症**（⑨_____**病**）：末梢神経のシュワン細胞と線維芽細胞が同時に混じり合って増生した良性腫瘍で、皮下に生じるものが多い。紡錘形細胞の不規則な束状配列で、⑥**腫**より腫瘍細胞の核の形が不規則である。⑧**腫症**は、思春期以降に全身の皮膚に多数の神経線維腫、色素沈着が生じる常染色体優性（顕性）遺伝病である。

● **プリオン病**：感染性タンパク質である⑩_____によって起きる変性神経疾患の総称である。共通した所見として神経・神経膠細胞の空胞形成による⑪_____がみられる。異常プリオンは通常の消毒薬、煮沸、紫外線などによる消毒では病原性を失わない。

・**クロイツフェルト・ヤコブ病**（**CJD**）：長い潜伏期を経て、平均60歳前後で発症する進行性の⑫_____である。発症後は急速に種々の神経症状、精神症状を併発し、死亡する。脳波で**周期性同期性放電**（PSD）がみられるのが臨床的特徴である。脳は著明に萎縮し、脳室は拡大する。大脳皮質には海綿状変性がみられる。本症は別名亜急性海綿状脳症とよばれる。原因は遺伝的なプリオンタンパク遺伝子異常による家族性のもの、孤発性の突然変異、脳手術中の事故や硬膜移植などによる感染性のものがある。実験的にも異常プリオンによる伝播が可能であることが証明されるので病理解剖時の患者の脳や臓器の処理には注意を要する。

・**変異型クロイツフェルト・ヤコブ病**：プリオン病であるウシ海綿状脳症（⑬_____）に汚染された牛肉の食用から感染すると考えられ、イギリスで多くみられた。初期には精神症状があり、その後、感覚障害と小脳失調が出現する。末期には認知症に至り死亡する。患者は若年成人や小児が多く、ヒトのCJDより潜伏期は短いと考えられる。

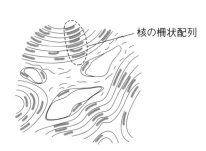

図 11-8　神経鞘腫

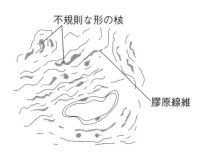

図 11-9　神経線維腫症

問題1　先天異常はどれか（第101回）

1．尋常性白斑
2．急性灰白髄炎
3．重症筋無力症
4．心房中隔欠損症

[　　　　　]

問題2　伴性劣性遺伝病〈X染色体連鎖潜性遺伝病〉はどれか（第100回）

1．血友病
2．ダウン症候群
3．先天性風疹症候群
4．フェニルケトン尿症

[　　　　　]

問題3　Down〈ダウン〉症候群を生じるのはどれか（第102回）

1．13トリソミー
2．18トリソミー
3．21トリソミー
4．性染色体異常

[　　　　　]

問題4　先天性疾患はどれか（第100回）

1．インフルエンザ脳症
2．ファロー四徴症
3．気管支喘息
4．腎結石

[　　　　　]

問題5　アナフィラキシーショックで正しいのはどれか。2つ選べ（第108回）

1．徐脈になる。
2．重症例では死に至る。
3．気道粘膜の浮腫を生じる。
4．Ⅲ型アレルギー反応である。
5．副腎皮質ステロイドは禁忌である。

[　　　、　　　]

問題6　高血圧性脳出血で最も頻度の高い出血部位はどれか（第102回）

1．被殻
2．視床
3．小脳
4．橋

[　　　　　]

問題7　間欠性跛行が出現するのはどれか（第103回）

1．動脈塞栓症
2．血栓性静脈炎
3．深部静脈血栓症
4．閉塞性動脈硬化症

[　　　　　]

問題8　所見と病態の組合せで正しいのはどれか（第102回）

1．レイノー現象————四肢末端の虚血
2．頸静脈の怒張————左心系の循環障害
3．全身性浮腫————リンパ管の還流障害
4．チアノーゼ————還元ヘモグロビンの減少
5．上室性期外収縮——心室から発生する異所性興奮

[　　　　　]

問題9　日和見感染はどれか（第98回）

1．麻疹
2．インフルエンザウイルス感染症
3．マイコプラズマ肺炎
4．ニューモシスチス肺炎

[　　　　　]

問題10　日和見感染症の起炎菌はどれか。2つ選べ（第103回）

1．メチシリン耐性黄色ブドウ球菌〈MRSA〉
2．インフルエンザ菌
3．A群溶連菌
4．髄膜炎菌
5．緑膿菌

[　　　、　　　]

問題11 特定の抗原となる物質によって生じるアレルギー反応で引き起こされるショックはどれか（第105回）

1．心原性ショック
2．出血性ショック
3．神経原性ショック
4．アナフィラキシーショック

[　　　　　]

問題12 出血性ショックで起こるのはどれか（第96回）

1．体温の上昇　　　3．血圧の低下
2．尿量の増加　　　4．皮膚の紅潮

[　　　　　]

問題13 Ⅳ型（遅延型）アレルギー反応について正しいのはどれか。2つ選べ（第103回）

1．IgE抗体が関与する。
2．肥満細胞が関与する。
3．Tリンパ球が関与する。
4．ヒスタミンが放出される。
5．ツベルクリン反応でみられる。

[　　　、　　　]

問題14 1年前にハチに刺された人が再びハチに刺された。起こる可能性のあるアレルギー反応はどれか（第102回）

1．Ⅰ型アレルギー　　　3．Ⅲ型アレルギー
2．Ⅱ型アレルギー　　　4．Ⅳ型アレルギー

[　　　　　]

問題15 ヒト免疫不全ウイルス〈HIV〉が感染する細胞はどれか。（第102回）

1．好中球　　　　　4．ヘルパーTリンパ球
2．形質細胞　　　　5．細胞傷害性Tリンパ球
3．Bリンパ球

[　　　　　]

問題16 母乳が主な感染経路となるのはどれか（第102回）

1．成人T細胞白血病〈ATL〉ウイルス
2．単純ヘルペスウイルス〈HSV〉
3．サイトメガロウイルス
4．風疹ウイルス

[　　　　　]

問題17 母体から胎児への感染はどれか（第107回）

1．水平感染　　　3．接触感染
2．垂直感染　　　4．飛沫感染

[　　　　　]

問題18 浮腫が生じやすいのはどれか（第105回）

1．甲状腺機能亢進症　　3．低栄養
2．過剰な運動　　　　　4．熱中症

[　　　　　]

問題19 浮腫の原因となるのはどれか（第108回）

1．膠質浸透圧の上昇
2．リンパ還流の不全
3．毛細血管内圧の低下
4．毛細血管透過性の低下

[　　　　　]

問題20 血中濃度が上昇すると黄疸となるのはどれか（第102回）

1．グルコース　　　3．クレアチニン
2．ビリルビン　　　4．総コレステロール

[　　　　　]

問題21 前立腺癌の診断に有用な腫瘍マーカーはどれか（第102回）

1．AFP　　　　　3．CEA
2．CA19-9　　　　4．PSA

[　　　　　]

問題22 アスベストが原因となる職業性疾病はどれか（第98回）

1．皮膚炎　　　3．中皮腫
2．腰痛症　　　4．胃潰瘍

[　　　　　]

問題23 チアノーゼの際に増加しているのはどれか（第100回）

1．直接型ビリルビン　　3．酸化ヘモグロビン
2．間接型ビリルビン　　4．還元ヘモグロビン

[　　　　]

問題24 チアノーゼを最も観察しやすいのはどれか（第99回）

1．口　唇　　　　　3．頭　皮
2．耳　介　　　　　4．眼　球

[　　　　]

問題25 急性左心不全の症状はどれか（第103回）

1．肝腫大　　　　　3．下腿浮腫
2．呼吸困難　　　　4．頸静脈怒張

[　　　　]

問題26 空気感染するのはどれか（第100回）

1．結核菌
2．腸管出血性大腸菌
3．ヒト免疫不全ウイルス〈HIV〉
4．メチシリン耐性黄色ブドウ球菌〈MRSA〉

[　　　　]

問題27 ヒト免疫不全ウイルス〈HIV〉感染症で正しいのはどれか（第104回）

1．経皮感染する。
2．無症候期がある。
3．DNAウイルスによる。
4．血液中のB細胞に感染する。

[　　　　]

問題28 循環式浴槽の水質汚染によって発生するのはどれか（第103回）

1．B型肝炎
2．マラリア
3．レジオネラ肺炎
4．後天性免疫不全症候群〈AIDS〉

[　　　　]

問題29 急性大動脈解離について正しいのはどれか（第107回）

1．大動脈壁の外膜が解離する。
2．診断には造影剤を用いないCT検査を行う。
3．Stanford〈スタンフォード〉分類B型では緊急手術を要する。
4．若年者ではMarfan〈マルファン〉症候群の患者にみられることが多い。

[　　　　]

問題30 動脈硬化に最も関連のある危険因子はどれか（第95回）

1．胆石症　　　　　3．高脂血症
2．尿管結石　　　　4．高尿酸血症

[　　　　]

問題31 肺癌について正しいのはどれか（第103回）

1．腺癌は小細胞癌より多い。
2．女性の肺癌は扁平上皮癌が多い。
3．腺癌は肺門部の太い気管支に好発する。
4．扁平上皮癌の腫瘍マーカーとしてCEAが用いられる。

[　　　　]

問題32 喫煙年数の他に、喫煙指数（ブリンクマン指数）を決定するのはどれか。（第101回）

1．喫煙開始年齢　　　3．家庭内の喫煙者数
2．受動喫煙年数　　　4．1日の平均喫煙本数

[　　　　]

問題33 気胸について正しいのはどれか（第104回）

1．外傷は原因の1つである。
2．自然気胸は若い女性に多い。
3．原因となるブラは肺底部に多い。
4．治療として人工呼吸器による陽圧換気が行われる。

[　　　　]

問題34 職業性疾病はどれか。（第97回）
1．骨　折
2．じん肺
3．高血圧症
4．パーキンソン病
　　　　　　　　　　　　　　［　　　　　］

問題35 黄疸で黄染を確認しやすい部位はどれか
（第103回）
1．歯
2．毛　髪
3．爪　床
4．眼球結膜
　　　　　　　　　　　　　　［　　　　　］

問題36 経口感染する肝炎はどれか（第101回）
1．A型肝炎
2．B型肝炎
3．C型肝炎
4．D型肝炎
　　　　　　　　　　　　　　［　　　　　］

問題37 B型肝炎と比べたC型肝炎の特徴につい
て正しいのはどれか（第103回）
1．劇症化しやすい。
2．性行為による感染が多い。
3．無症状のまま慢性化しやすい。
4．ワクチン接種による感染予防対策がある。
　　　　　　　　　　　　　　［　　　　　］

問題38 食道癌について正しいのはどれか。2つ
選べ（第104回）
1．頸部食道に好発する。
2．放射線感受性は低い。
3．アルコール飲料は危険因子である。
4．日本では扁平上皮癌に比べて腺癌が多い。
5．ヨードを用いた内視鏡検査は早期診断に有用
である。
　　　　　　　　　　　　［　　　、　　　］

問題39 肝硬変でみられる検査所見はどれか。2
つ選べ（第103回）
1．血小板増多
2．尿酸値上昇
3．血清アルブミン値低下
4．血中アンモニア値上昇
5．プロトロンビン時間短縮
　　　　　　　　　　　　［　　　、　　　］

問題40 血液感染するのはどれか（第97回）
1．結核
2．A型肝炎
3．B型肝炎
4．インフルエンザウイルス感染症
　　　　　　　　　　　　　　［　　　　　］

問題41 右季肋部の疝痛発作を特徴とする疾患は
どれか（第101回）
1．胃　癌
2．腸閉塞
3．胆石症
4．十二指腸潰瘍
　　　　　　　　　　　　　　［　　　　　］

問題42 胃癌についての組合せで正しいのはどれ
か（第103回）
1．腎臓転移————————ウィルムス腫瘍
2．肝臓転移————————シュニッツラー転移
3．卵巣転移————————クルーケンベルグ腫瘍
4．胃周囲リンパ節転移———ウィルヒョウ転移
　　　　　　　　　　　　　　［　　　　　］

問題43 潰瘍性大腸炎と比べたクローン病の特徴
について正しいのはどれか。2つ選べ
（第103回）
1．悪性化の頻度は低い。
2．瘻孔を併発しやすい。
3．初発症状は粘血便である。
4．炎症は大腸に限局している。
5．好発年齢は50歳以上である。
　　　　　　　　　　　　［　　　、　　　］

問題44 潰瘍性大腸炎の特徴で正しいのはどれ
か。2つ選べ（第106回）
1．遺伝性である。
2．直腸に好発する。
3．縦走潰瘍が特徴である。
4．大腸癌の危険因子である。
5．大量の水様性下痢が特徴である。
　　　　　　　　　　　　［　　　、　　　］

問題45　貧血の診断に用いられるのはどれか（第100回）

1．ヘモグロビン濃度　　3．血糖値
2．収縮期血圧　　　　　4．尿酸値

[　　　　　]

問題46　鉄欠乏性貧血でみられる症状はどれか（第98回）

1．動　悸　　　　　　　3．黄　疸
2．発　熱　　　　　　　4．感覚過敏

[　　　　　]

問題47　ウイルスが原因で発症するのはどれか（第103回）

1．血友病　　　　　　　3．再生不良性貧血
2．鉄欠乏性貧血　　　　4．成人T細胞白血病〈ATL〉

[　　　　　]

問題48　末梢血液中の（　　　）が低下した状態を貧血という。（　　　）に入るのはどれか（第102回）

1．血漿量　　　　　　　3．アルブミン濃度
2．血小板数　　　　　　4．ヘモグロビン濃度

[　　　　　]

問題49　鉄欠乏性貧血の症状または所見として考えられるのはどれか。2つ選べ（第102回）

1．動　悸　　　　　　　4．運動失調
2．匙状爪　　　　　　　5．皮膚の紅潮
3．ほてり感

[　　　、　　　]

問題50　腎盂腎炎について正しいのはどれか（第103回）

1．両腎性である。
2．初尿を用いて細菌培養を行う。
3．肋骨脊柱角の叩打痛が特徴である。
4．原因菌はグラム陽性球菌が多い。

[　　　　　]

問題51　透析導入患者の原疾患として最も多いのはどれか（第102回）

1．慢性糸球体腎炎　　　4．糖尿病性腎症
2．多発性嚢胞腎　　　　5．腎硬化症
3．ループス腎炎

[　　　　　]

問題52　糖尿病の診断指標となるのはどれか（第98回）

1．尿酸値　　　　　　　3．赤血球沈降速度
2．HbA1c　　　　　　　4．プロトロンビン時間

[　　　　　]

問題53　下垂体腺腫について正しいのはどれか（第107回）

1．褐色細胞腫が最も多い。
2．トルコ鞍の狭小化を認める。
3．典型的な視野障害として同名半盲がある。
4．代表的な外科治療として経鼻的な経蝶形骨洞法による下垂体切除術がある。

[　　　　　]

問題54　多発性硬化症で正しいのはどれか。2つ選べ（第104回）

1．脱髄病変が多発する。
2．髄液中のIgGは低下する。
3．視力低下は網脈絡膜炎による。
4．MRIは病変の検出に有用である。
5．末梢神経が障害されることが多い。

[　　　、　　　]

問題55　胸腺腫に合併する疾患で多くみられるのはどれか（第107回）

1．Parkinson〈パーキンソン〉病
2．筋ジストロフィー
3．重症筋無力症
4．多発性硬化症
5．多発性筋炎

[　　　　　]

問題56 下垂体ホルモンの分泌低下により生じる
のはどれか。2つ選べ（第104回）

1．性早熟症
2．低身長症
3．先端巨大症
4．Sheehan〈シーハン〉症候群
5．Cushing〈クッシング〉症候群

　　　　　　　　　　　　［　　、　　］

問題57 重症筋無力症について正しいのはどれか
（第103回）

1．筋肉の障害に起因する。
2．手術療法は甲状腺摘出である。
3．特徴的な症状は眼瞼下垂である。
4．クリーゼが発症した時は抗コリンエステラー
　　ゼ薬を投与する。

　　　　　　　　　　　　［　　　　］

問題58 関節リウマチで起こる主な炎症はどれか
（第103回）

1．滑膜炎　　　　　3．骨軟骨炎
2．骨髄炎　　　　　4．関節周囲炎

　　　　　　　　　　　　［　　　　］

問題59 腰椎椎間板ヘルニアで正しいのはどれか
（第106回）

1．高齢の女性に多発する。
2．診断にはMRIが有用である。
3．好発部位は第1・2腰椎間である。
4．急性期では手術による治療を行う。

　　　　　　　　　　　　［　　　　］

問題60 前立腺肥大症で正しいのはどれか。2つ
選べ（第108回）

1．進行すると水腎症となる。
2．外科治療は経尿道的前立腺切除術を行う。
3．直腸診で石の様な硬さの前立腺を触知する。
4．前立腺を縮小させるために男性ホルモン薬を
　　用いる。
5．前立腺特異抗原〈prostate specific antigen：
　　PSA〉値が100 ng/mL以上となる。

　　　　　　　　　　　　［　　、　　］

問題61 乳癌の検査で侵襲性が高いのはどれか
（第107回）

1．触　診　　　　　4．超音波検査
2．細胞診　　　　　5．マンモグラフィ
3．MRI検査

　　　　　　　　　　　　［　　　　］

参考文献

1）岩田隆子監修、恒吉正澄、小田義直編：わかりやすい病理学、改訂第6版、南江堂、2016

2）大橋健一、谷澤徹、藤原正親、柴原純二：病理学、系統看護学講座、専門基礎分野1、第5版、医学書院　2015

3）笹野公伸、岡田保典、安井弥編集：シンプル病理学、改訂第8版、南江堂、2020

4）豊國伸哉、高橋雅英監訳：ロビンス基礎病理学、原書10版、丸善出版、2018

5）青木重久、小泉富美朝編著：基準病理学、総論、改訂第2版、南江堂　1995

6）青木重久、小泉富美朝編著：基準病理学、各論、南江堂　1992

179

181

ワンポイント問題集
病理学

著　者	岡田英吉
発行人	中村雅彦
発行所	株式会社サイオ出版
	〒101-0054
	東京都千代田区神田錦町 3-6　錦町スクウェアビル 7 階
	TEL 03-3518-9434　FAX 03-3518-9435
カバーデザイン	Anjelico
DTP	株式会社メデュ―ム
本文イラスト	株式会社日本グラフィックス
印刷・製本	株式会社朝陽会

2021 年 2 月 10 日　第 1 版第 1 刷発行　　ISBN 978-4-907176-90-7　　©Eikichi Okada

●ショメイ：ワンポイントモンダイシュウカイボウガク

乱丁本、落丁本はお取り替えします。

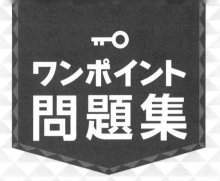

ワンポイント問題集

病理学〈別冊〉

解答・解説

サイオ出版

・病理学　総論・

chapter 1

先天異常　▶p.8〜14

問題1　先天異常
①形態　②機能　③遺伝子　④配偶子　⑤胎芽　⑥胎児
⑦染色体

問題2　染色体異常（配偶子病）
①XY　②XX　③トリゾミー　④モノソミー　⑤欠失
⑥転座　⑦キメラ　⑧ダウン　⑨エドワーズ　⑩パトー
⑪猫鳴き　⑫ターナー　⑬クラインフェルター

問題3　遺伝子病
①高コレステロール血　②マルファン　③大腸腺腫
④脊髄性筋萎縮　⑤赤緑色覚異常（色盲）　⑥血友病
⑦筋ジストロフィー

問題4　環境要因による先天異常
①中枢　②サリドマイド　③有機水銀　④ダイオキシン

問題5　先天奇形
①単体　②重複　③外表　④内臓　⑤二重体　⑥無心体
⑦自生体　⑧寄生体

chapter 2

代謝障害　▶p.15〜23

問題1　萎縮
①生理的　②栄養性　③肝臓　④廃用　⑤神経性
⑥圧迫　⑦水腎　⑧水頭　⑨内分泌性

問題2　タンパク変性
①沈着　②間質　③細胞　④動脈硬化　⑤自己免疫
⑥アミロイド　⑦ミトコンドリア　⑧細胞内小器官

問題3　脂肪・糖原・色素変性
①中性脂肪　②脂肪肝　③グリコーゲン　④糖原病
⑤ヘモジデローシス　⑥ヘモクロマトーシス　⑦肝硬変
⑧糖尿病　⑨リポフスチン　⑩メラニン

問題4　石灰化・結石症
①リン酸カルシウム　②転移性　③高カルシウム血症
④異栄養性　⑤胆道　⑥尿路　⑦ビリルビン　⑧尿酸塩

問題5　黄疸
①ヘモグロビン　②ヘムタンパク　③グルクロン酸
④抱合型　⑤非抱合型　⑥溶血性　⑦肝細胞性
⑧閉塞性

問題6　糖尿病
①血糖値　②インスリン　③グルカゴン［②③順不同］
④高血糖　⑤尿糖　⑥多因子　⑦肥満　⑧運動不足
［⑦⑧順不同］　⑨アミロイド　⑩β　⑪自己免疫
⑫ケトアシドーシス　⑬粥状動脈硬化症　⑭腎不全
⑮自律神経失調症

問題7　その他の代謝障害
①プリン体　②高尿酸血症　③痛風結節　④アンモニア
⑤肝不全　⑥肝性昏睡　⑦血液尿素窒素　⑧尿毒症

問題8　壊死とアポトーシス
①濃縮　②崩壊　③融解　④凝固　⑤自己融解　⑥乾酪
⑦融解　⑧壊疽　⑨アポトーシス小体

---

chapter 3
進行性病変　▶p.24〜27

問題1　肥大と過形成
①作業性　②代償性　③内分泌性　④特発性
⑤慢性胃炎　⑥乳腺症　⑦前立腺

問題2　再生と化生
①生理的　②病的　③完全　④不完全　⑤円柱上皮
⑥尿路上皮　⑦腸上皮化生

問題3　肉芽組織・創傷治癒・異物処理
①結合組織　②肉芽組織　③白血球　④瘢痕
⑤分解酵素　⑥マクロファージ　⑦肉変化

---

chapter 4
循環障害　▶p.28〜36

問題1　充血・うっ血・浮腫
①動脈血　②熱感　③急性炎症　④静脈血　⑤組織間隙
⑥胸水　⑦腹水　⑧うっ血　⑨リンパ浮腫　⑩象皮病

問題2　出血と出血傾向
①破綻　②動脈瘤　③漏出性　④紫斑　⑤点状　⑥斑状
⑦血腫　⑧喀血　⑨吐血　⑩下血　⑪出血性素因
⑫真性血友病　⑬播種性血管内凝固症候群　⑭白血病
⑮壊血病

問題3　血栓症・塞栓症
①壁在　②閉塞性　③白色　④赤色　⑤フィブリン
⑥器質化　⑦栓子　⑧血栓　⑨腫瘍　⑩脂肪　⑪空気
⑫ガス

問題4　虚血と梗塞・側副血行路
①壊死　②終動脈　③吻合枝　④側副　⑤貧血性
⑥出血性　⑦門脈高血圧　⑧食道静脈瘤　⑨臍静脈
⑩メドゥーサの頭　⑪痔静脈叢

問題5　ショック
①意識障害　②多臓器不全　③循環血液量減少性
④心原性　⑤心外閉塞・拘束性　⑥血液分布異常性
⑦外傷性　⑧出血性　⑨エンドトキシン
⑩アナフィラキシー　⑪化学伝達物質

問題6　心不全
①心原性　②心筋梗塞　③うっ血　④肺水腫
⑤心臓喘息　⑥起座呼吸　⑦心臓病細胞　⑧褐色硬化
⑨浮腫

---

chapter 5
炎症　▶p.37〜40

問題1　炎症の定義と過程
①発赤　②腫脹　③発熱　④疼痛　⑤機能障害　⑥変質
⑦ヒスタミン　⑧セロトニン［⑦⑧順不同］　⑨うっ血
⑩血漿　⑪化学走性　⑫細胞浸潤　⑬肉芽組織

問題2　炎症細胞
①急性　②化学走性　③膿球　④Ⅰ型　⑤寄生虫
⑥化学伝達物質　⑦Ⅰ型　⑧ライソゾーム
⑨マクロファージ　⑩慢性　⑪ラングハンス　⑫B
⑬T　⑭形質　⑮慢性

問題3　炎症の分類
①物理　②化学　③生物学　④急性　⑤慢性　⑥漿液性
⑦カタル性　⑧線維素性　⑨偽膜性　⑩化膿性
⑪蜂窩織炎　⑫膿瘍　⑬蓄膿症　⑭壊疽性　⑮特異性
⑯類上皮　⑰乾酪壊死　⑱ゴム腫　⑲形質

---

chapter 6
免疫病理と感染症　▶p.41〜50

問題1　液性免疫と細胞性免疫
①抗原　②免疫グロブリン　③液性　④T　⑤細胞性
⑥ヘルパーT　⑦細胞傷害性T　⑧B　⑨形質　⑩抗体

⑪胸腺　⑫Ｔ　⑬細胞傷害性Ｔ　⑭サイトカイン
⑮マクロファージ

問題2　アレルギー反応
①IgE　②肥満　③ヒスタミン　④即時型
⑤細胞傷害型　⑥溶血性　⑦免疫複合体型
⑧全身性エリテマトーデス　⑨血清病　⑩遅延型
⑪細胞性　⑫接触性　⑬細胞傷害性Ｔ　⑭抑制　⑮亢進

問題3　外因の関与するアレルギー性疾患
①心内膜炎　②弁膜症　③β溶血性連鎖　④交差免疫
⑤Ⅱ型　⑥β溶血性連鎖　⑦糸球体　⑧Ⅲ型　⑨Ⅰ型
⑩Ⅰ型　⑪Ⅳ型　⑫Ⅰ型　⑬全身性アナフィラキシー
⑭Ⅱ型　⑮溶血性　⑯Ⅲ型　⑰Ⅳ型

問題4　自己免疫疾患と膠原病
①自己抗原　②フィブリノイド　③壊死性血管炎
④蝶形紅斑　⑤リブマン・サックス型　⑥抗核抗体
⑦Ⅲ型　⑧レイノー　⑨リウマトイド因子
⑩壊死性血管炎　⑪慢性甲状腺炎

問題5　免疫不全
①X染色体連鎖劣性（潜性）　②X染色体連鎖劣性（潜性）
③IgA単独欠損症　④重症複合免疫不全
⑤X染色体連鎖劣性（潜性）　⑥常染色体劣性（潜性）
⑦エイズ　⑧HIV　⑨ヘルパーＴ　⑩ニューモシスチス

問題6　感染症の成立
①侵入　②定着　③発症　④潜伏　⑤重層扁平
⑥単層円柱　⑦リゾチーム　⑧マクロファージ
⑨好中球　⑩接触　⑪飛沫　⑫空気　⑬垂直伝播
⑭日和見　⑮菌交代症

問題7　感染源
①エンドトキシン　②菌血症　③敗血症　④発疹チフス
⑤ツツガムシ病［④⑤順不同］　⑥オウム病
⑦トラコーマ［⑥⑦順不同］

chapter 7
腫瘍　▶p.51〜62

問題1　腫瘍の定義と分類
①単クローン性　②偏倚　③悪性　④良性　⑤上皮性
⑥非上皮性　⑦癌腫　⑧肉腫　⑨がん　⑩扁平上皮
⑪腺

問題2　腫瘍の形態（肉眼と組織）
①ポリープ　②壊死　③潰瘍　④中心壊死　⑤硬
⑥髄様

問題3　腫瘍の発育と進展
①膨張性　②浸潤性　③原発巣　④播種　⑤リンパ行性
⑥所属リンパ節　⑦静脈角　⑧血行性　⑨肺転移
⑩肝転移　⑪局所　⑫転移性

問題4　腫瘍と宿主の関係
①壊死　②出血　③狭窄　④閉塞　⑤黄疸　⑥尿毒症
⑦悪液質　⑧日和見　⑨ホルモン　⑩正所性　⑪異所性
⑫ホルモン依存性　⑬前立腺　⑭細胞性

問題5　腫瘍の悪性度と病期
①分化度　②異型度　③原発巣　④リンパ節転移
⑤播種・血行性転移　⑥原発巣　⑦所属リンパ節転移
⑧播種・血行転移　⑨予後不良

問題6　発癌因子
①ベンツピレン　②アフラトキシン　③アスベスト
④放射線　⑤紫外線　⑥成人Ｔ細胞白血病　⑦B型肝炎
⑧エプスタイン・バール　⑨ヒトパピローマ　⑩大腸
⑪皮膚　⑫悪性リンパ腫　⑬カポジ肉腫

問題7　発癌の形態・生化学および分子機構
①癌腫　②上皮内　③浸潤　④起始　⑤促進　⑥進行
⑦増殖　⑧アポトーシス［⑦⑧順不同］

問題8　腫瘍各論（上皮性腫瘍）
①乳頭　②扁平　③尿路　④腺　⑤導管　⑥扁平
⑦角化　⑧層状　⑨尿路　⑩尿管　⑪腺　⑫腺管
⑬粘液

問題9　腫瘍各論（非上皮性腫瘍、混合腫瘍、奇形腫）
①メラニン　②線維　③未分化多形　④脂肪　⑤大腿
⑥横紋筋　⑦間葉　⑧癌　⑨皮様囊

・病理学　各論・

chapter 1
循環器疾患　▶p.64〜78

問題1　動脈硬化症
①硬化　②肥厚　③粥状　④細動脈　⑤動脈瘤
⑥高血圧症　⑦糖尿病　⑧喫煙
⑨高コレステロール血症［⑥〜⑨順不同］　⑩脂肪
⑪アテローム　⑫線維化　⑬コレステリン結晶　⑭内皮
⑮サイトカイン　⑯平滑筋　⑰泡沫　⑱硝子化
⑲過形成性［⑱⑲順不同］　⑳類線維素壊死

問題2　高血圧疾患
①冠状動脈　②脳血管［①②順不同］　③多因子
④食塩　⑤喫煙　⑥良性　⑦悪性　⑧減少　⑨収縮
⑩内分泌　⑪バセドウ病　⑫クッシング症候群
⑬原発性アルドステロン症　⑭褐色細胞腫

問題3　動脈瘤
①真性　②偽性　③紡錘形　④嚢状　⑤腹部
⑥大脳基底核　⑦脳出血　⑧冠状　⑨胸部　⑩脳
⑪くも膜下出血　⑫大動脈　⑬マルファン症候群

問題4　静脈瘤、静脈血栓
①下肢　②上昇　③拡張　④側副血行路　⑤静脈奇形
⑥動静脈瘻　⑦静脈炎　⑧うっ血　⑨浮腫
⑩チアノーゼ［⑨⑩順不同］　⑪呼吸困難

問題5　先天性心疾患①
①左右　②肺高血圧症　③右左　④アイゼンメンジャー
⑤チアノーゼ　⑥二次孔　⑦一次孔　⑧ボタロー

問題6　先天性心疾患②
①右左　②チアノーゼ　③左心室　④右心室　⑤完全
⑥修正　⑦管後　⑧管前

問題7　虚血性心疾患
①粥状硬化症　②労作性　③安定　④攣縮　⑤不安定
⑥冠攣縮性　⑦壊死　⑧血栓　⑨急性心不全　⑩断裂
⑪穿孔　⑫不整脈　⑬血栓塞栓　⑭心室瘤

問題8　心肥大
①容積　②圧　③生理的容積　④スポーツマン心臓
⑤求心性　⑥遠心性　⑦拡張性［⑥⑦順不同］
⑧遠心性　⑨動静脈瘻

問題9　心内膜炎・心筋炎
①黄色ブドウ　②潰瘍　③菌塊　④緑色連鎖　⑤疣贅
⑥リウマチ熱　⑦僧帽　⑧大動脈　⑨弁膜症
⑩アショフ結節　⑪全身性エリテマトーデス
⑫クサキーB群　⑬封入体

問題10　心臓弁膜症
①狭窄　②逆流　③粘液変性　④容積　⑤遠心性
⑥うっ血性　⑦リウマチ性　⑧リウマチ性　⑨容積
⑩遠心性　⑪うっ血性　⑫石灰化　⑬圧　⑭求心性

問題11　心筋症
①原発性　②特発性　③続発性　④変性　⑤肥大閉塞型
⑥錯綜配列　⑦アミロイド

問題1　貧血
①ヘモグロビン　②減少　③小型　④ビタミンB₁₂
⑤葉酸　⑥減少　⑦大型　⑧内因子　⑨悪性貧血
⑩骨髄　⑪汎血球減少症　⑫特発性　⑬続発性
⑭ビリルビン　⑮黄疸　⑯自己免疫性

問題2　白血病
①骨髄　②日和見　③貧血　④急性　⑤慢性
⑥白血病裂孔　⑦アウエル小体　⑧分化誘導療法
⑨フィラデルフィア染色体　⑩B　⑪HTLV-1

問題3　その他の骨髄腫瘍性・腫瘍様疾患
①骨髄腫　②打ち抜き像　③多クローン性
④単クローン性　⑤IgG　⑥ベンス・ジョーンズ
⑦B　⑧IgM　⑨前癌病変　⑩19　⑪環状鉄芽球

問題4　リンパ節炎・脾疾患・胸腺疾患
①好中球　②膿瘍　③組織球　④肺門　⑤類上皮細胞
⑥乾酪壊死　⑦肺門　⑧頚部　⑨好中球　⑩肝硬変症
⑪溶血性　⑫ニーマン・ピック病

問題5　悪性リンパ腫
①リード・シュテルンベルク　②ホジキン　③炎症
④白血化　⑤成人　⑥B　⑦最も頻度の高い　⑧小児

問題1　上気道疾患
①感冒　②咽頭炎　③喉頭炎［②③順不同］　④鼻茸
⑤蓄膿症　⑥血管炎　⑦壊死性肉芽腫［⑥⑦順不同］
⑧壊疽性鼻炎　⑨扁桃腺肥大　⑩咽頭扁桃　⑪扁平上皮
⑫リンパ上皮腫　⑬EB　⑭嗄声　⑮扁平上皮
⑯粘膜肥厚　⑰腫瘤　⑱喉頭粘膜

問題2　無気肺・気胸
①肺虚脱　②粘液貯留　③肺門　④胸水
⑤うっ血性心不全　⑥横隔膜　⑦非閉塞性
⑧サーファクタント　⑨新生児呼吸窮迫
⑩成人呼吸窮迫　⑪無気肺　⑫緊張性　⑬自然

問題3　肺の循環障害
①左心不全　②血漿　③ヘモジデリン　④褐色硬化
⑤グッドパスチャー　⑥血漿　⑦左心不全　⑧呼吸困難

⑨低酸素血症　⑩下肢　⑪出血性　⑫右心不全
⑬原発性　⑭叢状　⑮続発性　⑯肺性心　⑰内腔狭窄

問題4　肺炎①
①小葉性　②連鎖球菌　③嚥下性　④胸膜炎　⑤膿胸
⑥膿瘍　⑦肉化　⑧器質化　⑨肺炎球菌　⑩肺胞性
⑪肺線維症　⑫蜂窩肺　⑬特発性　⑭ハンマン-リッチ

問題5　肺炎②
①マイコプラズマ　②寒冷凝集素　③小児・若年成人
④初期変化群　⑤陽性　⑥乾酪壊死　⑦乾酪性　⑧粟粒
⑨クレブジェラ　⑩カンジダ　⑪サイトメガロ

問題6　慢性閉塞性肺疾患
①気管支粘液腺　②びまん性汎　③非可逆的　④ブラ
⑤呼吸細気管支　⑥特発性　⑦閉塞性　⑧喘鳴
⑨可逆的　⑩平滑　⑪アトピー性　⑫内因性
⑬シャルコー・ライデン　⑭非可逆的

問題7　拘束性肺疾患
①低酸素　②硝子膜　③浮腫　④線維化　⑤類上皮細胞
⑥肺線維症　⑦Ⅳ型　⑧非乾酪性　⑨肉芽　⑩線維化
⑪珪肺結節　⑫結核　⑬アスベスト　⑭胸膜中皮腫
⑮サーファクタント

問題8　肺腫瘍
①1　②2　③40　④肺門型　⑤男性　⑥化生
⑦異形成　⑧喀痰細胞診　⑨40　⑩女性　⑪末梢型
⑫瘢痕癌　⑬10　⑭肺門型　⑮神経内分泌　⑯10
⑰神経内分泌　⑱血行性

問題9　胸膜疾患と縦隔疾患
①漏出　②血管　③滲出　④白血球　⑤胸膜炎
⑥膠原病　⑦癌性胸膜炎　⑧悪性中皮腫　⑨アスベスト
⑩胸腺腫　⑪重症筋無力症　⑫悪性リンパ腫
⑬神経鞘腫　⑭神経節神経腫

chapter 4
消化器疾患　▶p.98〜121

問題1　口腔・唾液腺疾患
①虫歯　②歯周病　③扁平上皮癌　④歯根嚢胞
⑤濾胞性歯嚢胞　⑥扁平上皮癌　⑦側縁　⑧耳下腺
⑨多形腺腫　⑩腺様嚢胞癌

問題2　食道疾患
①門脈圧亢進症　②側副血行路　③出血傾向
④逆流性食道炎　⑤ポリープ　⑥嚥下困難
⑦扁平上皮癌　⑧嚥下性肺炎　⑨膿胸

問題3　胃炎
①胃粘膜　②潰瘍　③偽膜　④急性胃粘膜病変
⑤胃粘膜　⑥食中毒　⑦萎縮性　⑧胸やけ　⑨パネート
⑩腸上皮化生　⑪幽門　⑫噴門　⑬胃底　⑭悪性貧血
⑮メネトリエ

問題4　消化性潰瘍
①穿孔　②穿通　③粘液　④ヘリコバクター・ピロリ菌
⑤クッシング　⑥カーリング　⑦小弯　⑧接吻
⑨十二指腸球部　⑩ガストリン

問題5　胃ポリープ
①前庭部　②前庭部　③異型性　④過形成　⑤過誤腫
⑥粘膜下腫瘍

問題6　胃癌①
①小弯　②早期　③進行　④隆起　⑤表面　⑥陥凹
⑦ボールマン　⑧腫瘤　⑨潰瘍限局　⑩潰瘍浸潤
⑪びまん浸潤　⑫腺　⑬慢性萎縮性　⑭腸型　⑮胃型
⑯ニトロソ化合物

問題7　胃癌②
①癌性腹膜炎　②クルーケンベルク腫瘍
③シュニッツラー転移　④ウィルヒョウリンパ節
⑤癌性リンパ管症　⑥血行性　⑦リンパ行性
⑧バリウム造影

問題8　炎症性腸疾患
①潰瘍　②回腸末端部　③縦走　④類上皮細胞　⑤浅い
⑥直腸　⑦偽ポリープ　⑧壊疽性　⑨腹膜炎
⑩肺結核症　⑪回盲部　⑫輪状　⑬粘膜　⑭円形
⑮肝膿瘍　⑯菌交代　⑰大腸炎

問題9　大腸ポリープと大腸癌
①過形成性　②若年性　③過誤腫性　④腺腫性
⑤隆起性　⑥絨毛　⑦腺腫内癌　⑧常染色体優性（顕性）
⑨大腸癌　⑩APC　⑪上皮性悪性　⑫直腸
⑬ボールマン　⑭所属リンパ節　⑮肝臓

問題10　その他の消化管疾患
①嵌頓　②腸重積　③腸間膜　④先天欠損　⑤直腸
⑥巨大結腸症　⑦麻痺性　⑧痔核　⑨痔瘻
⑩クローン病　⑪腹膜炎　⑫癌性腹膜炎　⑬腹膜中皮腫
⑭腹膜偽粘液腫

問題11　ウイルス性肝炎
①不顕性　②キャリアー　③トランスアミナーゼ
④肝性昏睡　⑤肝不全　⑥黄疸　⑦アポトーシス
⑧クッパー　⑨グリソン　⑩グリソン　⑪肝硬変症
⑫RNA　⑬経口　⑭DNA　⑮非経口　⑯HBs抗原
⑰抗HBs抗体　⑱キャリアー　⑲RNA　⑳非経口
㉑肝細胞癌　㉒抗HCV抗体

問題12　アルコール性肝障害と薬剤性肝障害
①トリグリセリド　②脂肪　③中心静脈　④線維化
⑤類洞　⑥マロリー小体　⑦好中球　⑧再生結節
⑨マロリー小体　⑩肝不全　⑪食道静脈瘤
⑫肝細胞障害　⑬胆汁うっ滞

問題13　肝硬変症
①再生結節　②中隔　③アンモニア　④アルブミン
⑤腹水　⑥浮腫　⑦出血傾向　⑧肝性昏睡
⑨門脈圧亢進症　⑩劇症肝炎　⑪慢性肝炎
⑫閉塞性黄疸

問題14　肝腫瘍
①腺房　②導管　③ウイルス性　④腺癌
⑤α-フェトプロテイン　⑥腺癌　⑦管状腺癌
⑧血行性　⑨壊死　⑩血管腫

問題15　胆道疾患
①閉塞性黄疸　②肝腫大　③胆石症　④急性結石性
⑤胆石症　⑥黄疸　⑦腺癌　⑧クルーケンベルク
⑨閉塞性黄疸　⑩黄疸

問題16　膵炎
①自己消化　②アミラーゼ　③急性浮腫性
④急性出血性　⑤脂肪壊死　⑥仮性囊胞　⑦アルコール
⑧慢性萎縮性　⑨慢性萎縮性

問題17　膵腫瘍
①腺癌　②膵頭部　③閉塞性黄疸　④インスリノーマ
⑤低血糖発作　⑥グルカゴノーマ

---

chapter 5
泌尿器疾患　▶p.122〜129

問題1　原発性糸球体疾患①
①糸球体　②減少　③高血圧症　④腎不全
⑤低アルブミン血症　⑥浮腫　⑦脂質異常症
⑧高コレステロール血症

問題2　原発性糸球体疾患②
①溶連菌感染後急性　②A群β溶血性連鎖
③メザンギウム　④血管内皮　⑤Ⅲ型　⑥管内増殖性
⑦慢性型　⑧慢性腎炎　⑨ネフローゼ　⑩慢性腎不全
⑪半月体　⑫亜急性腎炎　⑬急速進行性　⑭均等
⑮不均等　⑯メザンギウム　⑰ネフローゼ
⑱ネフローゼ

問題3　その他の糸球体疾患
①全身性エリテマトーデス　②ワイヤーループ病変
③キンメルスチール・ウイルソン病変　④ネフローゼ

---

⑤X染色体連鎖劣性（潜性）　⑥神経性難聴　⑦尿毒症
⑧増殖　⑨硬化　⑩萎縮腎　⑪続発性萎縮腎

問題4　尿細管・間質の疾患
①壊死　②尿毒症　③浮腫　④中毒性　⑤虚血性
⑥ショック腎　⑦上行性　⑧血行性　⑨好中球
⑩腎乳頭壊死　⑪腎不全　⑫腎盂腎炎　⑬膿腎症
⑭尿路結石　⑮肥大過形成　⑯結核性腎盂腎炎
⑰結核性膿腎症

問題5　腎腫瘍とその他の腎疾患
①グラヴィツ　②明細胞　③血行性　④ウイルムス
⑤腹部腫瘤　⑥尿路上皮　⑦腎盂結石　⑧高血圧症
⑨萎縮腎　⑩フィブリノイド　⑪水腎症
⑫常染色体優性（顕性）　⑬尿毒症　⑭脳動脈瘤

問題6　下部尿路疾患
①疝痛　②シュウ酸　③リン酸　④尿路上皮　⑤血尿
⑥尿路上皮乳頭腫　⑦大腸　⑧膀胱刺激　⑨出血性
⑩急性化膿性炎症　⑪クラミジア　⑫反応性関節炎

---

chapter 6
男性生殖器疾患　▶p.130〜132

問題1　精巣疾患
①陰囊　②悪性腫瘍　③胚　④精上皮　⑤セルトリ
⑥流行性耳下腺炎　⑦胚細胞性　⑧複合組織型
⑨精上皮　⑩胎児性　⑪思春期後型　⑫思春期前型
⑬α-フェトプロテイン　⑭合胞体　⑮ラングハンス
⑯ヒト絨毛性ゴナドトロピン

問題2　前立腺疾患
①尿路感染　②血行性感染　③間質成分　④水腎症
⑤腎盂腎炎　⑥腺　⑦骨　⑧前立腺特異抗原　⑨男性
⑩女性　⑪潜在

---

chapter 7
女性生殖器および乳腺疾患　▶p.133〜142

問題1　外陰部と腟の疾患
①初期硬結　②扁平コンジローム　③びらん
④ヒトパピローマウイルス　⑤ポリープ　⑥水いぼ
⑦腺　⑧アポクリン　⑨浸潤　⑩扁平上皮
⑪外陰上皮内　⑫酸性

問題2　子宮頸部の疾患
①偽びらん　②不正性器出血　③イチゴ状　④扁平上皮

⑤不正性器出血　⑥上皮内　⑦微小浸潤　⑧腺
⑨上皮内癌　⑩ヒトパピローマウイルス

問題3　子宮体部の疾患
①エストロゲン　②子宮内膜剥離不全
③プロゲステロン　④消退出血　⑤平滑筋腫　⑥漿膜下
⑦内膜下　⑧筋腫分娩　⑨不正性器出血　⑩異所性増殖
⑪月経困難症　⑫類内膜癌　⑬エストロゲン
⑭子宮内膜異型増殖症

問題4　卵巣疾患
①卵胞　②スタイン・レーベンタール　③子宮内膜
④チョコレート　⑤嚢胞腺腫　⑥嚢胞腺癌
⑦ブレンナー　⑧類内膜　⑨明細胞　⑩エストロゲン
⑪アンドロゲン　⑫線維腫　⑬メイグス　⑭未分化
⑮奇形　⑯皮様　⑰クルーケンベルク

問題5　妊娠関連疾患
①22　②流産　③22　④37　⑤早産　⑥染色体異常
⑦常位胎盤早期剥離　⑧卵管膨大部　⑨卵管破裂
⑩破壊性　⑪侵入奇胎　⑫胞状奇胎　⑬出血壊死
⑭血行性　⑮hCG

問題6　乳腺疾患
①化膿菌　②肉芽腫　③高エストロゲン血症　④硬結
⑤エストロゲン　⑥乳房内腫瘤　⑦巨大線維腺腫
⑧葉状腫瘍　⑨乳管内乳頭腫

問題7　乳癌
①外側上部　②腺　③乳管　④小葉　⑤腺管形成
⑥充実　⑦硬性　⑧湿疹　⑨卵巣　⑩陥凹
⑪乳房温存治療　⑫ホルモン療法
⑬抗エストロゲン製剤　⑭HER 2

chapter 8
内分泌疾患　▶p.143〜149

問題1　下垂体疾患
①成長　②糖尿　③副腎皮質刺激　④両耳側半盲
⑤プロラクチン　⑥シモンズ　⑦シーハン　⑧低身長
⑨下垂体後葉　⑩抗利尿

問題2　甲状腺疾患
①バセドウ　②眼球突出　③クレチン　④粘液水腫
⑤多核巨　⑥橋本　⑦濾胞腺腫　⑧甲状腺刺激
⑨腺腫様

問題3　甲状腺癌・悪性リンパ腫
①乳頭　②濾胞　③多核巨　④紡錘形　⑤髄様
⑥カルシトニン　⑦アミロイド　⑧B

問題4　副腎疾患
①アジソン　②副腎皮質刺激　③メラニン細胞刺激
④クッシング　⑤クルック　⑥コン　⑦アルドステロン
⑧副腎性器　⑨褐色　⑩クロム親和性　⑪神経芽
⑫バニルマンデル酸　⑬ロゼット形成

問題5　上皮小体疾患
①カルシウム　②ビタミンD　③高カルシウム
④低リン酸　⑤良性副甲状腺機能　⑥低カルシウム
⑦慢性腎不全　⑧高カルシウム　⑨低カルシウム
⑩テタニー　⑪小児　⑫ディ・ジョージ　⑬胸腺

chapter 9
運動器疾患　▶p.150〜157

問題1　筋疾患
①神経原性　②筋原性　③ポリオ
④進行性筋ジストロフィー　⑤デュシェーヌ型
⑥X染色体連鎖劣性（潜性）　⑦偽性肥大　⑧心筋障害
⑨胸腺腫　⑩膠原病　⑪皮膚筋炎
⑫常染色体優性（顕性）　⑬輪状筋線維

問題2　骨の非腫瘍性疾患
①外傷性　②病的　③骨粗鬆症　④骨形成不全症
⑤開放性　⑥閉鎖　⑦肉芽組織　⑧骨芽細胞　⑨骨性
⑩偽関節　⑪老人性　⑫閉経後　⑬ステロイド性
⑭ハヴァース管　⑮くる病　⑯無腐性　⑰長管骨
⑱黄色ブドウ　⑲腐骨　⑳椎骨　㉑脊椎カリエス
㉒乾酪壊死

問題3　関節疾患
①捻挫　②脱臼　③股関節　④拘縮　⑤強直
⑥関節軟骨　⑦骨棘　⑧関節ねずみ　⑨ヘベルデン結節
⑩線維輪　⑪髄核　⑫膝窩　⑬ガングリオン
⑭リウマトイド因子　⑮血管炎　⑯膝関節

問題4　骨腫瘍①
①単発性　②長管骨　③病的　④動脈瘤様　⑤血液
⑥線維性　⑦オールブライト病　⑧骨好酸性　⑨長管骨
⑩硝子軟骨　⑪オリエ病　⑫マフッチイ症候群
⑬骨盤骨　⑭頭蓋骨　⑮下肢骨

問題5　骨腫瘍②
①骨幹端　②大腿骨　③膝関節　④硬化型
⑤コッドマン三角　⑥脊索腫　⑦骨巨細胞腫　⑧膝関節
⑨骨端　⑩ユーイング腫瘍　⑪骨幹　⑫病的

・看護師国家試験過去問・

▶p.170～175

問題 1　解答：4
解説：1．尋常性白斑はメラノサイトの部分的欠失を伴う後天性疾患である。2．急性灰白髄炎（ポリオ）は、小児のポリオウイルス感染によって引き起こされる脊髄性小児麻痺である。3．重症筋無力症はアセチルコリン受容体に対する自己抗体による自己免疫性疾患である。

問題 2　解答：1
解説：2．ダウン症候群は常染色体である第21番染色体のトリソミーにより発症する。3．先天性風疹症候群は、妊娠初期の胎児の風疹ウイルス感染により起こる先天的障害である。4．フェニルケトン尿症は常染色体劣性（潜性）遺伝病による先天性代謝異常である。

問題 3　解答：3
解説：1．第13番染色体のトリソミーはパトー症候群、2．第18番染色体のトリソミーはエドワーズ症候群である。4．性染色体異常にはターナー症候群やクラインフェルター症候群がある。

問題 4　解答：2
1．インフルエンザ脳症は、幼児（1～5歳）がインフルエンザに罹患して神経症状をきたす疾患である。3．気管支喘息は、Ⅰ型アレルギー反応により発作性呼吸困難をきたす疾患である。4．腎結石は、尿中成分の濃度上昇や尿の生化学的性状の変化により腎臓への結晶析出をみる疾患である。

問題 5　解答：2、3
解説：アナフィラキシーショックはⅠ型アレルギー反応であり、抗原暴露後の数分～30分以内に起きる。気管支平滑筋の強い刺激や血管透過性亢進による咽頭浮腫が起こる。致命的である。

問題 6　解答：1
解説：高血圧性脳出血は高血圧の中高年に起こる原発性脳内出血で、持続性高血圧による動脈障害などが原因となる。好発部位は大脳基底核の被殻外側部に最も多く、次いで視床、橋、小脳の順にみられる。

問題7　解答：4

解説：間歇性とは間隔をおいて、起きたり、起きなかったりすること。跛行とは、びっこを引くような歩行障害のこと。歩行などで下肢に負荷をかけると、次第に下肢の疼痛・しびれ・冷感を感じ、一時休息することにより症状が軽減し、再び歩行できるようになり、歩くとまた足が痛くなる症状を繰り返す。原因は全身性の動脈硬化症による下肢の閉塞性動脈硬化症や腰部脊柱管狭窄症などが多い。

問題8　解答：1

解説：1．レイノー現象は強皮症などの膠原病にみられる、四肢末端の循環障害による。2．頸静脈の怒張は右心系の機能障害（右心不全）でみられる。3．リンパ管の還流障害では局所的な浮腫を示す。4．チアノーゼは、還元ヘモグロビンの増加によって発症する。5．上室性期外収縮は心房（すなわち心室の上、上室性）から発生する異所性興奮である。

問題9　解答：4

解説：日和見感染は通常無害な病原体が宿主の免疫力低下に伴い感染症を起こすことで、ニューモシスチス肺炎はニューモシスチス・イロベチイの日和見感染によって発症する。

問題10　解答：1、5

解説：日和見感染を引き起こす病原体には、細菌（MRSA、緑膿菌、レジオネラ、セラチアなど）や真菌（カンジダ、クリプトコックス、ニューモシスチス・イロベチイなど）、ウイルス（ヘルペス、サイトメガロなど）、原虫（トキソプラズマなど）がある。

問題11　解答：4

解説：4．アナフィラキシーショックはⅠ型アレルギー反応である。IgEの抗体が産生されることによって起こる反応で、抗原と接触すると急激に展開するので即時型反応ともよばれる。1．心原性ショックは、心臓のポンプ機能が急激に障害された場合にショックとなる。2．大量の出血により循環血液量が減少するために起こるショックである。3．神経反射によるショックである。

問題12　解答：3

解説：1．出血性ショックでは、循環血液量が減少するため血圧は低下する。血液量の減少とともに、体温の低下、皮膚の蒼白がみられ、腎血流量も減少するため尿量も減少する。

問題13　解答：3、5

解説：Ⅳ型アレルギー反応（遅延型反応）は、細胞傷害性T細胞が主に関与する細胞性免疫反応である。ツベルクリン反応や接触性皮膚炎が該当する。

問題14　解答：1

解説：Ⅰ型アレルギー反応（アナフィラキシー反応）に相当する。ハチに刺されることによって、抗原特異的なIgEが産生され、肥満細胞の表面に結合する。再び刺されることによって抗原がその表面のIgEと結合して肥満細胞からヒスタミンなどの化学伝達物質が放出される。平滑筋の強い収縮や血管透過性の亢進などの反応が起こり、アナフィラキシーショックが起こる。

問題15　解答：4

解説：レトロウイルスであるヒト免疫不全ウイルス〈HIV〉は、数年の無症状期を経てヘルパーTリンパ球に感染し、これを破壊することによって免疫不全を引き起こす〔後天性免疫不全症候群（AIDS）〕。

問題16　解答：1

解説：成人T細胞白血病〈ATL〉は乳児期における同ウイルスキャリアの母親からの母乳によって感染する（約20％に感染がみられる）。単純ヘルペスウイルス〈HSV〉、サイトメガロウイルス、風疹ウイルスは妊娠中の経胎盤感染によって母体から胎児へ感染する。

問題17　解答：2

解説：2．胎盤や産道、母乳を通じて母体から子どもに感染する形式を垂直感染（垂直伝播）という。1．感染源から周囲に感染が広がる感染様式で、接触感染、飛沫感染、空気感染（飛沫核感染）などに分類される。3．皮膚や粘膜からの感染である。4．分泌物に含まれた病原体が咳などで飛沫されて広がる感染である。

問題18　解答：3

解説：通常の状態では血液中の水分は膠質浸透圧によって血管内に保持されている。低栄養（低タンパク血症）になると膠質浸透圧が低下し、血管内に十分に血液を保持できなくなるため浮腫となる。

問題19　解答：2

解説：2．リンパ管は組織間隙内の過剰な水分を吸収し、静脈内に戻している。リンパ管の閉塞などがあると、この過剰な水分が組織間隙内に貯留して浮腫が起こる。1．膠質浸透圧は低下時に、血管内に血液を保持できなくなる。3．毛細血管内圧は上昇すると、血管内の水分が組織間隙に漏れ出す。さらに、4．毛細血管透過性は亢進すると、タンパク質を多く含んだ水分が漏れ出す。

問題20　解答：2

解説：黄疸とは、血液中のビリルビン濃度が異常に高くなった結果生じる病態である。

問題21　解答：4

解説：4．前立腺癌の腫瘍マーカーとしてPSA（前立腺特異抗原）が特異性が高く、PAP（前立腺酸性ホスファターゼ）も用いられる。1．AFPは肝細胞癌や卵黄嚢腫

瘍、2．CA-19-9は膵臓癌や胆道癌などの消化器癌に、3．CEAは消化器や肺などの腺癌の腫瘍マーカーとして用いられる。

問題22 解答：3
解説：アスベスト（石綿）が原因となる疾患には、中皮腫（悪性中皮腫）、肺癌およびじん肺〔石綿肺（アスベスト肺〕などがある。

問題23 解答：4
解説：チアノーゼは、肺疾患や先天性心疾患などによって動脈血酸素分圧や動脈血酸素飽和度が低下し、還元型ヘモグロビンが増加した状態（5 g/dL以上）で出現する。

問題24 解答：1
解説：チアノーゼとは、口唇や四肢末梢などの皮膚や粘膜が青紫色になる状態である。ファロー四徴や大血管転位症などの先天性心疾患でみられる。

問題25 解答：2
解説：心不全の原因が左心系（左心房や左心室と大動脈）の心筋梗塞などによる収縮不全や大動脈弁疾患などによる血流の障害が急激に起こる病態を急性左心不全という。肺静脈から肺毛細血管に血液がうっ滞し、水分貯留（肺水腫）が起こり、呼吸困難の症状が出る。

問題26 解答：1
解説：結核の感染経路は、結核菌を含む5μm以下の飛沫核を吸引することによる空気感染（飛沫核感染）である。腸管出血性大腸菌とメチシリン耐性黄色ブドウ球菌〈MRSA〉は経口感染、ヒト免疫不全ウイルス〈HIV〉は血液感染および接触感染である。

問題27 解答：2
解説：1．主な感染経路は、性行為感染（接触感染）や血液感染、母子感染である。3．HIVの遺伝子はRNAである。4．数年の無症状期を経て、Tリンパ球（ヘルパーT細胞）に感染する。

問題28 解答：3
解説：3．レジオネラは、入浴施設などの汚染された水から発生する微小な水滴（エアロゾル）を吸引することにより感染し、レジオネラ肺炎を引き起こす。1．B型肝炎ウイルスによる汚染血液による血液感染や垂直感染、2．マラリアは蚊など媒介動物による媒介者（ベクター）感染、AIDSはHIVの血液感染および接触感染である。

問題29 解答：4
解説：4．先天性の原因としてはマルファン症候群とよばれる結合組織異常がある。1．中膜が2層に剥離する。2．中膜の中に流れ込んだ血流を確認するために、造影剤を用いたCT検査を行う。3．スタンフォード分類のA

型は上行大動脈に解離が及ぶため、開胸による緊急手術となる。上行大動脈に解離がないB型は、内科的な治療が行われる。

問題30 解答：3
解説：動脈硬化の4大危険因子は、脂質異常症（高脂血症）、高血圧症、糖尿病、喫煙である。

問題31 解答：1
腺癌は抹消型肺癌として発生し、肺野に結節状の病巣を形成することが多い。喫煙との関連は比較的薄く、女性にも多い。扁平上皮癌は多くは肺門型肺癌として発生、男性に多い。

問題32 解答：4
解説：ブリンクマン指数は、1日の平均喫煙本数×喫煙年数で表される。指数が400以上であると肺癌のリスクが高まる。

問題33 解答：1
解説：2．自然気胸は痩型で身長の高い若年男性に多くみられる。3．原因となるブラやブレブの好発部位は、肺尖部である。4．軽度の気胸は安静で治癒するが、中等度以上では胸腔ドレナージを行う。

問題34 解答：2
解説：職業性疾患（職業病）の代表的な疾患には、じん肺症（珪肺、炭粉沈着症、アスベスト肺）がある。

問題35 解答：4
解説：黄疸とは、胆汁色素の代謝異常により血液中のビリルビンの濃度が異常に高くなった結果、ビリルビンが組織に沈着した病態である。外からみえる皮膚や目の強膜で観察できる。強膜は正常では白色で、黄疸による黄色が目立つため、患者の外表所見の重要な観察項目の1つとなっている。

問題36 解答：1
解説：1．A型肝炎ウイルスの感染経路は、排泄されたウイルスを経口摂取することによる経口感染である。2．B型肝炎ウイルスは汚染血液による血液感染や垂直感染、性行為感染（接触感染）である。3．C型肝炎ウイルスは血液感染が大部分を占め、垂直感染や性行為感染（接触感染）は非常に少ない。4．D型肝炎ウイルスは血液感染である。

問題37 解答：3
解説：B型肝炎ウイルスはスクリーニング検査の導入により血液感染は減り、性行為感染（接触感染）が主な感染経路である。感染後急性肝炎を発症し、1〜2％が劇症肝炎に至る。不活性化ワクチンにより予防される。C型肝炎ウイルスは血液感染が多く、性行為感染（接触感染）は非常に少ない。感染後の症状は軽く、劇症化は極めて

少ない。持続感染により約70％が慢性肝炎を発症する。ウイルスに対するワクチンの開発には至っていない。

問題38　解答：3、5
解説：1．好発部位は食道中部が最も多い。2．放射線感受性はよく、放射線療法と化学療法、手術療法を組み合わせた治療が行われる。4．食道癌の約90％が扁平上皮癌である。

問題39　解答：3、4
解説：肝硬変は肝臓のさまざまな機能が失われた状態である。タンパク質代謝の老廃物であるアンモニアの血中濃度の上昇がその指標となる。症状としては肝臓における産生障害により血液中のアルブミンが減少し、腹水や浮腫を生じる。

問題40　解答：3
解説：3．B型肝炎は血液感染や垂直感染、性行為感染（接触感染）である。1．結核は空気感染（飛沫核感染）、2．A型肝炎は経口感染、4．インフルエンザウイルス感染症は飛沫感染である。

問題41　解答：3
解説：右季肋部はみぞおちの右側の肋骨の内側で、胆石症による急性胆嚢炎の場合、鋭く・差し込む強い上腹部痛（疝痛）が周期的に反復して起こる。

問題42　解答：3
解説：3．クルーケンベルグ腫瘍とは、胃癌が卵巣に播種して起きる。一見したところ原発性の卵巣腫瘍のような充実性の腫瘤。1．ウイルムス腫瘍は腎芽腫ともよばれ、5歳以下の小児の腎臓に発生する悪性腫瘍。2．シュニッツラー転移は胃癌がダグラス窩や直腸膀胱窩に転移したもの。ウィルヒョウ転移は、胃癌が左静脈角部リンパ節へ転移したもの。

問題43　解答：1、2
解説：クローン病は腸管に潰瘍を形成する慢性炎症性疾患で、好発年齢は10〜30歳台に多く、好発部位は回腸下部と大腸である。クローン病では、腹痛、下痢、体重減少、発熱、肛門病変などの症状がみられる。

問題44　解答：2、4
解説：潰瘍性大腸炎では、直腸病変に始まり口側へと連続性に広がる。10年以上の長期罹患では大腸癌が発生する場合がある。粘血便と腹痛が特徴的である。遺伝性はない。縦走潰瘍が特徴的な疾患は、クローン病である。

問題45　解答：1
解説：血液中のヘモグロビン濃度が基準値より低くなった状態を貧血という。貧血では、ヘモグロビン濃度が成人男性13g/dL以下、成人女性 12g/dL以下を目安にする。

問題46　解答：1
解説：一般的にみられる症状として易疲労感、動悸、呼吸困難感、息切れや顔色不良と顔面蒼白などがある。

問題47　解答：4
解説：4．ヒトT細胞白血病ウイルス1型（HTLV-1）の感染により発症する。1．血友病はX染色体劣性（潜性）遺伝病である。2．鉄欠乏性貧血は、血液中の鉄が減少することで発症する。3．再生不良性貧血は、血球全般の合成が阻害され、汎血球減少症の状態を呈する。

問題48　解答：4
解説：末梢血中のヘモグロビン（Hb）濃度（g/dL）が低下した状態を貧血という。

問題49　解答：1、2
解説：鉄欠乏性貧血では動悸などの通常の貧血の症状に加えて、舌炎、口角症、匙状爪（スプーン爪）なども発現する。

問題50　解答：3
解説：3．激しい背部痛と肋骨脊柱角の叩打痛が特徴とされる。腎盂腎炎は、尿道の短い女性に多く発生する。一般に大腸菌（グラム陰性）が原因菌として多く、感染は通常、外陰部から尿道を経て膀胱炎の状態から、尿管を逆流して腎臓に及ぶ。腎臓の片側が多いが両側性もある。細菌培養には最初の1/3〜1/2の尿は取らずに中間尿を取り尿道の常在菌の混入を防ぐ。

問題51　解答：4
解説：透析導入の原因となった病気（原疾患）の1位は、糖尿病性腎症で、全体の約45％、2位は慢性糸球体腎炎で20％、腎硬化症が12％。多発性嚢胞腎は2〜3％、ループス腎炎などは1％未満と頻度が少ない。

問題52　解答：2
解説：糖尿病は、インスリンの作用不足のために血糖値が上昇する病態である。ヘモグロビンA1c（HbA1c）、早朝空腹時血糖や経口ブドウ糖負荷試験（OGTT）が診断指標となる。1．尿酸値は痛風、2．赤血球沈降速度はさまざまな炎症性疾患、3．プロトロンビン時間は凝固因子の異常などの診断指標となる。

問題53　解答：4
解説：1．褐色細胞腫は副腎髄質細胞由来の機能性腫瘍である。2．腺腫の腫大によりトルコ鞍は破壊・拡大される。3．視野障害は、両耳側半盲をきたす。

問題54　解答：1、4
解説：2．髄液検査では、IgGの上昇を認める。3．視力低下の原因は視神経の炎症である。5．中枢神経系に2か所以上（空間的多発）の脱髄巣がみられる。

問題 55　解答：3
解説：胸腺腫や胸腺過形成などの胸腺の異常を合併するため、胸腺が重症筋無力症の発生に関与していると考えられている。

問題 56　解答：2、4
解説：1．視床下部から分泌される性腺刺激ホルモン（ゴナドトロピン）の早期分泌亢進による。3．下垂体機能亢進症である。前葉から分泌される成長ホルモンの過剰分泌により、四肢末端、長管骨末端部の肥大、鼻・口唇などの肥大、巨大舌などの症候を示す。5．副腎皮質から分泌される糖質コルチコイドの過剰分泌による。

問題 57　解答：3
解説：全身の筋力低下、易疲労性を特徴として、とくに眼瞼下垂、複視などの眼の症状を起こしやすい。自己抗体により神経筋接合部にあるアセチルコリン受容体を破壊したり、アセチルコリンの結合をブロックするためである。胸腺腫がある場合は、手術療法として胸腺摘出が行われる。重症筋無力症のクリーゼは呼吸困難である。気道確保（気管内挿管、気管切開）や人工呼吸器管理などの緊急処置が必要となる。抗コリンエステラーゼ薬は中止する。

問題 58　解答：1
解説：滑膜にリンパ球や形質細胞の浸潤があり、フィブリノイド壊死を伴う。また血管炎を合併した状態は悪性関節リウマチとよばれ、予後不良である。

問題 59　解答：2
解説：1．男女比は約2〜3：1で男性に多くみられ、好発年齢は20〜40歳台である。3．好発高位はL4／5、L5／S1間である。4．第一選択は安静。消炎鎮痛剤や筋弛緩剤を投与し、神経ブロックなどで痛みを和らげる。

問題 60　解答：1、2
解説：3．前立腺肥大ではゴムのような硬さを認める。石のような硬さは前立腺癌に認める所見である。4．男性ホルモンの作用によって前立腺の肥大が増悪するため、抗男性ホルモン薬を用いる。5．前立腺特異抗原は前立腺癌に対して有用なマーカーである。成人男性4.0ng/mL以下が基準値である。50〜100ng/mLの場合90％以上が前立腺癌である。

問題 61　解答：2
解説：2．細胞診は、最も侵襲性が高い。穿刺吸引細胞診は病変部に直接細い針を刺し、注射器で吸い出した細胞を顕微鏡で観察する方法である。